女性ホルモン美バランスの秘訣

成城松村クリニック院長
松村圭子　著

大泉書店

はじめに

最近、あらためて実感していることは、

「女子はホルモンに翻弄《ほんろう》されている」ということ。

かくいう私自身も、20代の頃はホルモンに振り回されっぱなしでした。

ホルモンの変動をもろに受け、

月経前に無性にイライラしたり周囲に八つあたりしたり……。

年齢を重ねていくうちに、

少しずつゆるめるところと締めるところの

バランスがとれるようになり、ホルモンとうまく

付き合えるようになったのではないかと思います。

インターネットなどで様々な情報に
簡単にアクセスできるようになった現代。
情報が氾濫《はんらん》して正しい知識だけでなく誤った知識も得てしまったり、
いったい何が正しいのかがわからなくなってしまったりと、
情報自体に振り回されて惑わされている人も少なくありません。
〝正しい知識の不足〟によって悩むことのないよう、
本書を活用して不安も不調も上手に解消し、
ホルモンとうまく付き合って日々ハツラツと
すごしていただけることを願っています。

成城松村クリニック
院長　松村圭子♥

女の一生を左右する

女性ホルモンとは？

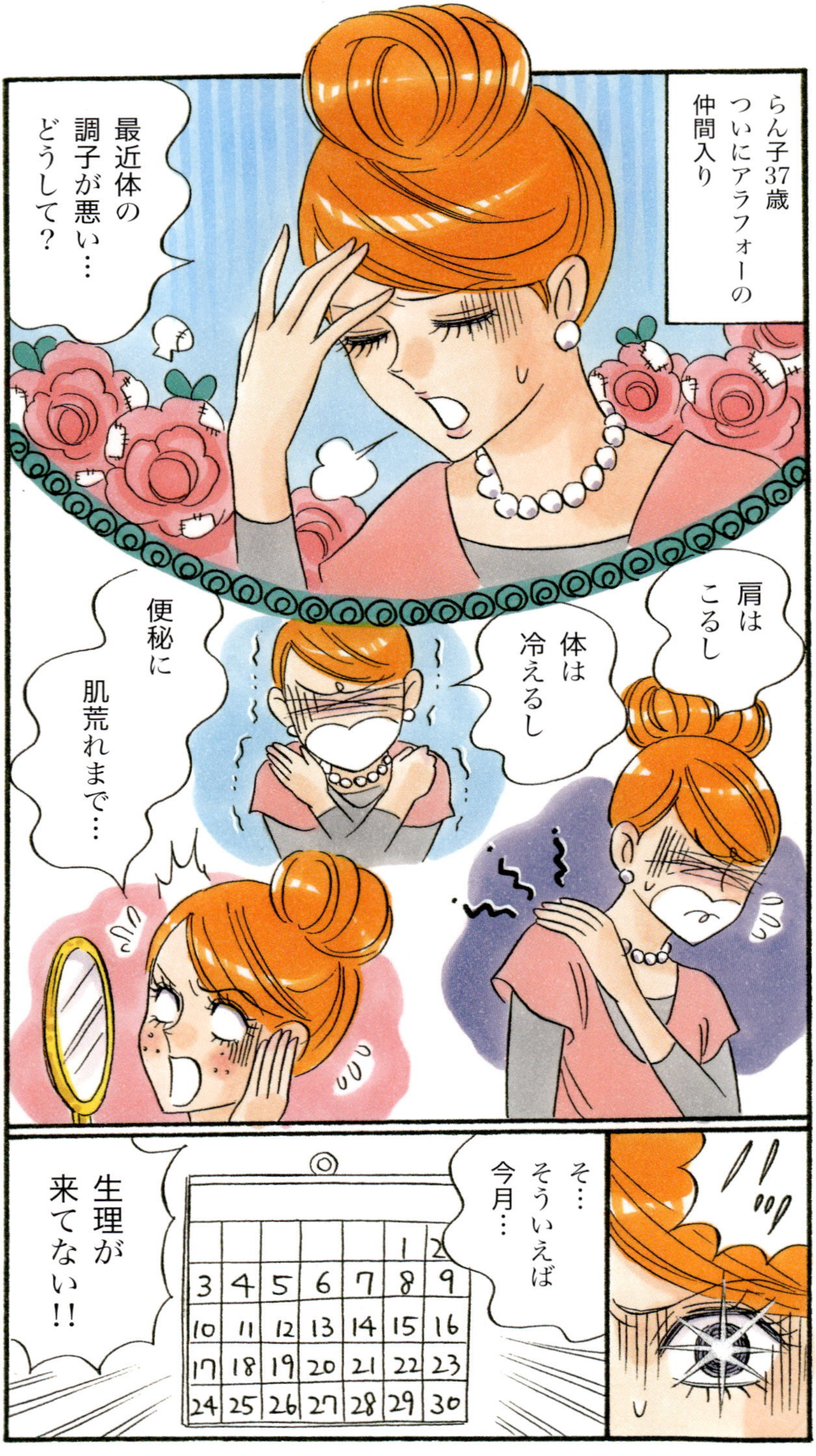
らん子37歳
ついにアラフォーの
仲間入り
最近体の
調子が悪い…
どうして？
肩は
こるし
体は
冷えるし
便秘に
肌荒れまで…
そ…
そういえば
今月…
生理が
来てない!!

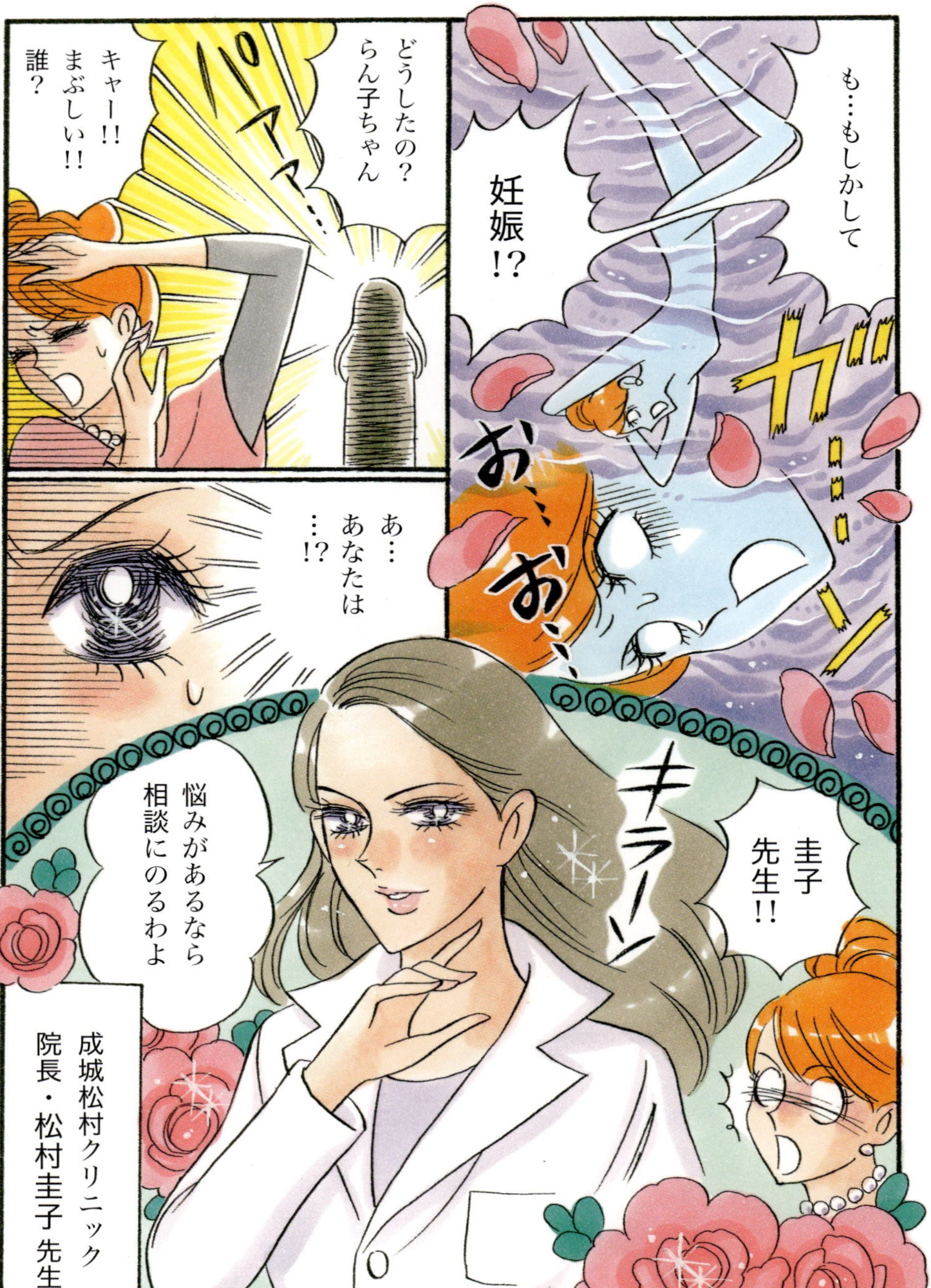
も…もしかして
妊娠!?
ガーン!
お…お…
パァァ…
どうしたの?
らん子ちゃん
キャー!!
まぶしい!!
誰?
あ…
あなたは
…!?
キラーン
圭子
先生!!
悩みがあるなら
相談にのるわよ
成城松村クリニック
院長・松村圭子 先生

女性ホルモン格言 1

体に不調を感じたら「女性ホルモンの乱れ」を疑うべし!

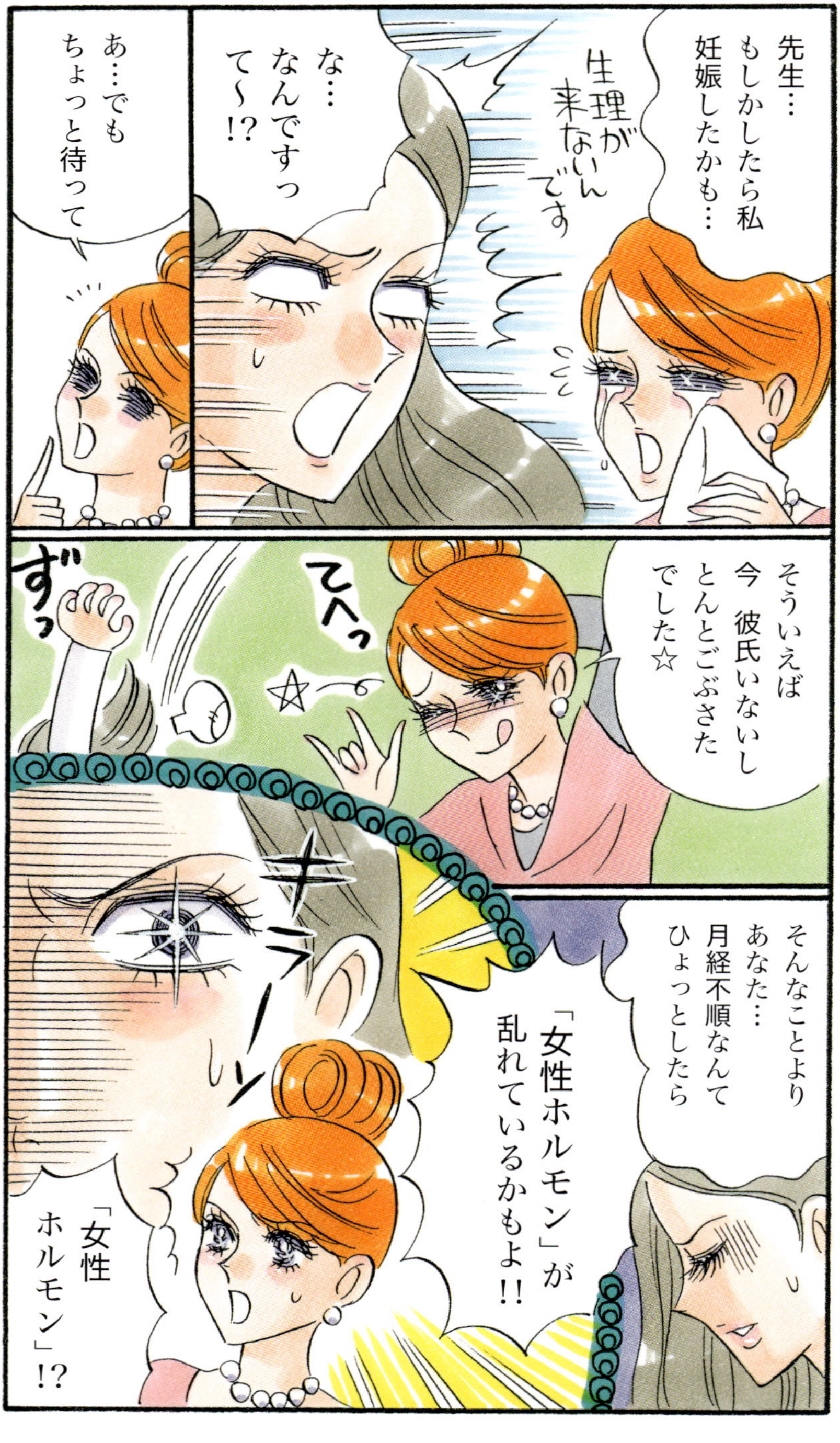
先生…もしかしたら私妊娠したかも…
生理が来ないんです
な…なんですって~!?
あ…でもちょっと待って
そういえば今 彼氏いないしとんとごぶさたでした☆
てへっ
ずっ
キラーン
そんなことよりあなた…月経不順なんてひょっとしたら
「女性ホルモン」が乱れているかもよ!!
「女性ホルモン」!?

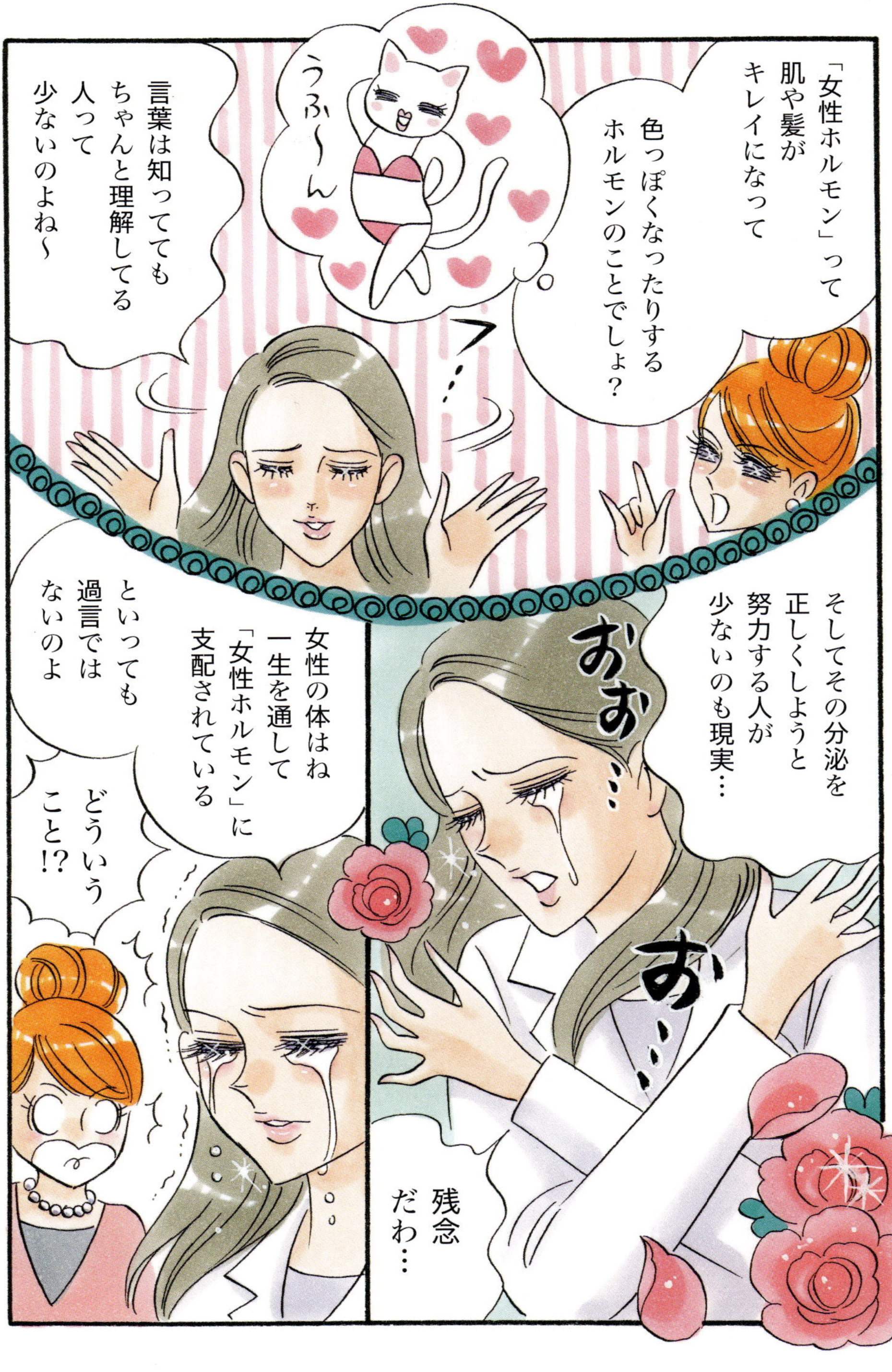
「女性ホルモン」って肌や髪がキレイになって色っぽくなったりするホルモンのことでしょ？
うふ～ん
言葉は知っててもちゃんと理解してる人って少ないのよね～
フ・・・
そしてその分泌を正しくしようと努力する人が少ないのも現実…
おお・・・
お・・・
残念だわ…
女性の体はね一生を通して「女性ホルモン」に支配されている
といってもいいくらいではないのよ
どういうこと!?

女性ホルモン格言 2

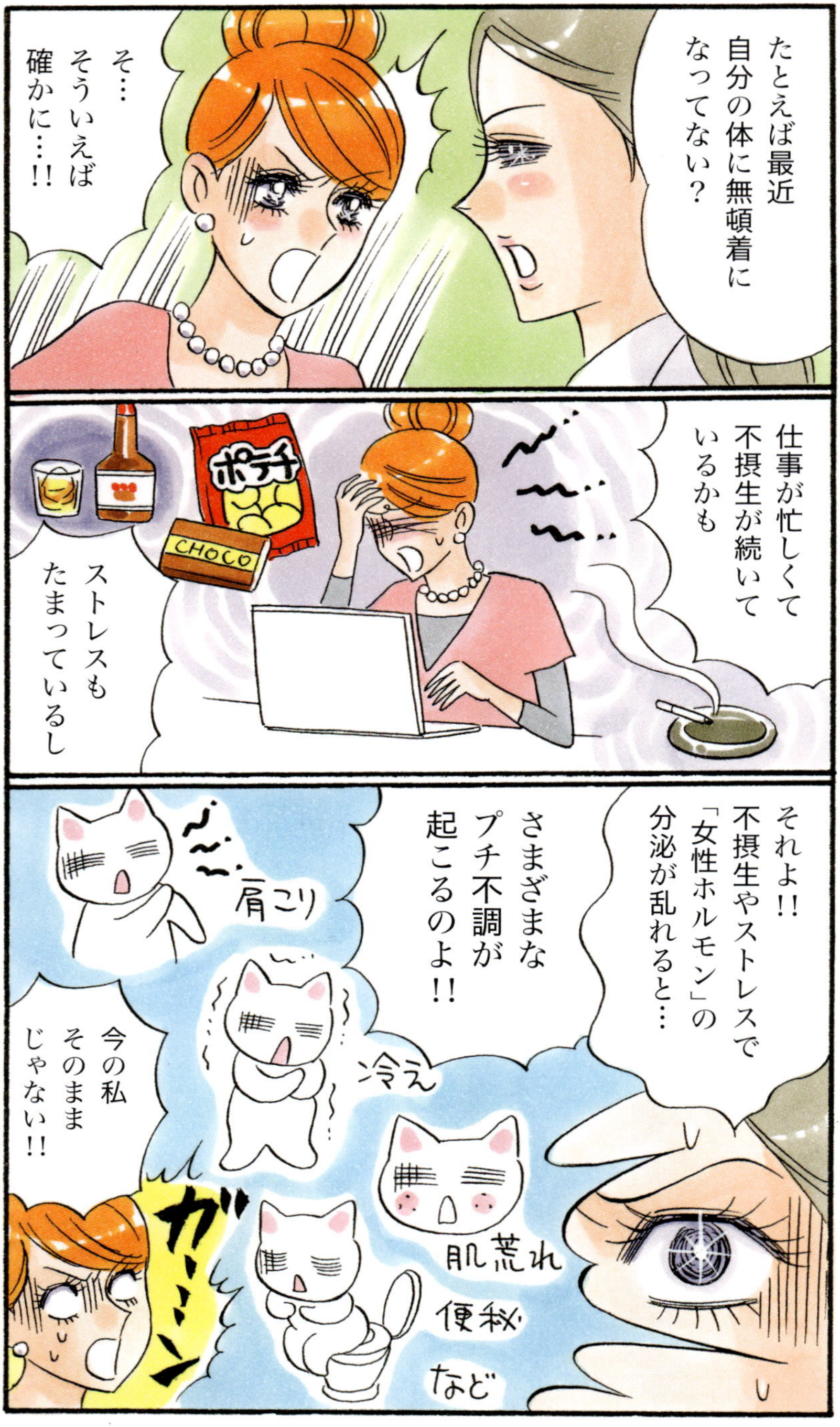

たとえば最近
自分の体に無頓着に
なってない?
そ…
そういえば
確かに…!!
仕事が忙しくて
不摂生が続いて
いるかも
ポテチ
CHOCO
ストレスも
たまっているし
それよ!!
不摂生やストレスで
「女性ホルモン」の
分泌が乱れると…
さまざまな
プチ不調が
起こるのよ!!
肩こり
冷え
肌荒れ
便秘
など
今の私
そのまま
じゃない!!
ガーン

女性ホルモンの乱れに気づいたら、放置するべからず!

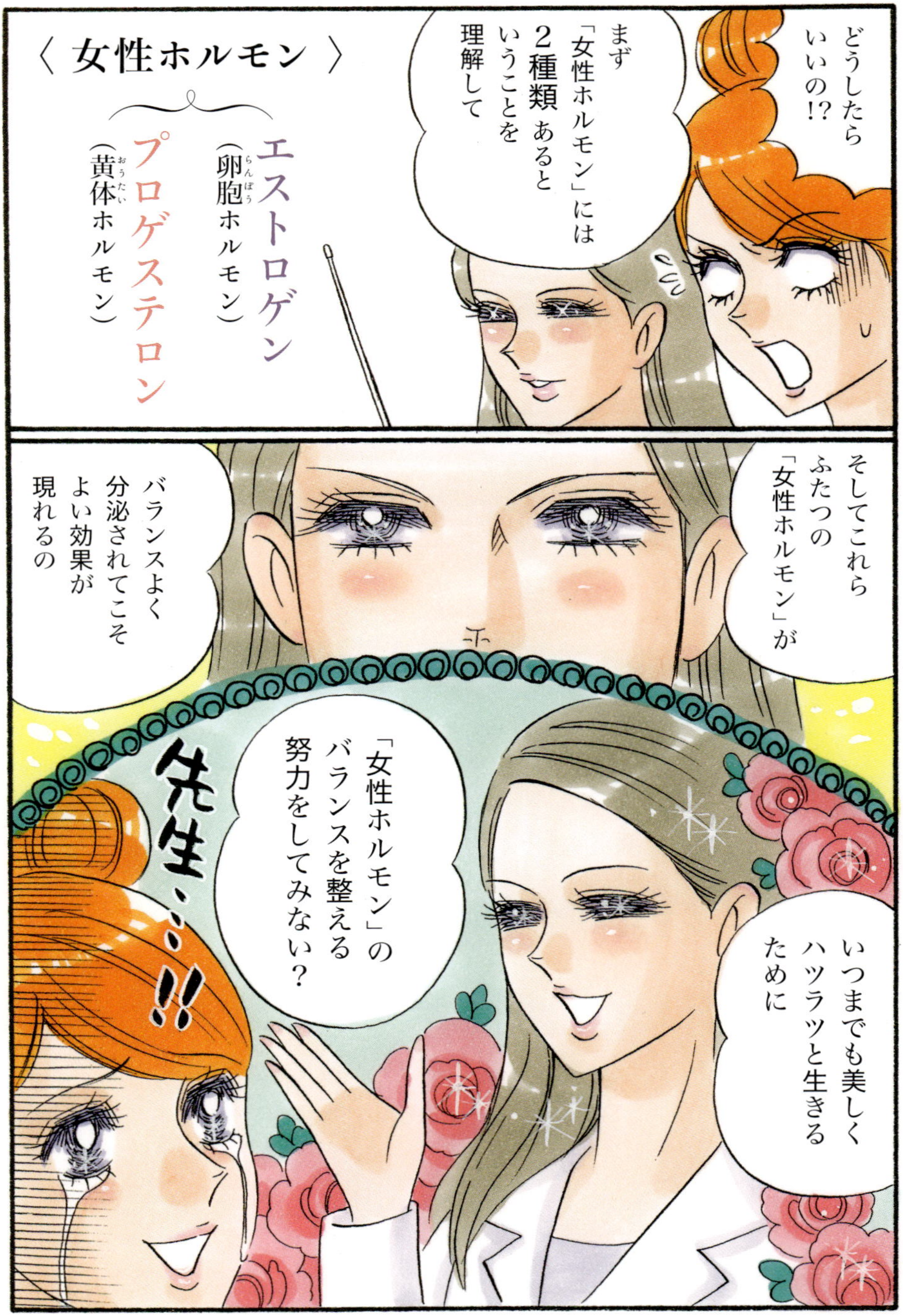
どうしたらいいの!?
まず「女性ホルモン」には2種類あるということを理解して
〈女性ホルモン〉
エストロゲン
（卵胞《らんぽう》ホルモン）
プロゲステロン
（黄体《おうたい》ホルモン）
そしてこれらふたつの「女性ホルモン」が
バランスよく分泌されてこそよい効果が現れるの
いつまでも美しくハツラツと生きるために
「女性ホルモン」のバランスを整える努力をしてみない？
先生…!!

あなたは大丈夫？

女性ホルモン診断テスト

♥ 生活習慣編

- □ 運動は苦手、またはほとんどしない
- □ 寝る直前までパソコンや携帯電話をいじっている
- □ シャワーですませることが多い
- □ 朝食はとらない
- □ ３日以上便秘なのはあたり前
- □ スナック菓子や甘いお菓子が好き
- □ 夕方以降にコーヒーや紅茶を飲む
- □ 週に３回以上はコンビニランチを食べている
- □ タバコを吸う
- □ 朝起きるのがつらい
- □ 睡眠時間は一日５時間以下
- □ 自分の月経周期や体調の変化を記録していない
- □ 月経前に肌荒れやイライラがひどい
- □ 疲れやすい、疲れがなかなかとれない
- □ 婦人科検診を以前いつ受けたか覚えていない

いくつあてはまるかしら！

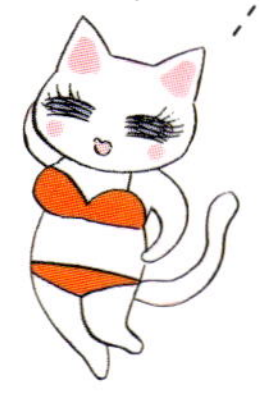

【診断結果】

自分にあてはまる内容にチェックしてみましょう。あなたのホルモンバランスの状態がわかります。

○ 0～5個

ホルモン分泌は
バランス良好

心身ともに健康的なあなたはホルモンバランスも乱れにくいでしょう。本書で女性ホルモンの知識を増やして、さらにホルモン美人を目指してください。

△ 6～15個

ホルモン分泌は
バランスがくずれる手前

肩こりや冷え性などのプチトラブルが起こっていませんか。女性ホルモンが乱れ気味の傾向にあるようです。自分の体を見直してみましょう。

× 16～30個

ホルモン分泌は
バランスがくずれている可能性大

不調が慢性化し、いつも体がだるいと感じていませんか。ひとつひとつ改善できることからはじめましょう。症状が深刻なら、早めに婦人科を受診して。

♥ メンタル編

- □ 休日でも仕事のことを考えている
- □ 失敗したときに強く自分を責める
- □ むしょうにイライラすることがある
- □ 悩みをあまり人に相談できない
- □ 仕事を人に任せることができない
- □ 仕事が自分に合っていないと思いながら働いている
- □ 責任感が強い
- □ 人から「真面目だね」といわれる
- □ 負けず嫌い
- □ 他人の言動が気になる
- □ 妙に落ち込んでふさぎ込むことがある
- □ 仕事や友人との人間関係で悩んでいることがある
- □ 怒りや不安で眠れないことがある
- □ 最近、あまり笑っていないなと思うことがある
- □ 「年のせいだ」と諦めていることが多い

contents

女性ホルモン美バランスの秘訣

3 女性ホルモン コントロール法

4 女性ホルモンと食生活

contents

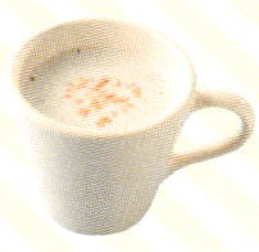

本書の決まり

- 112ページ以降に紹介しているレシピは作りやすい分量を表記しています。
- レシピのエネルギー量は基本的に1人分です。
- 野菜の基本的な下ごしらえ（洗う、皮をむくなど）は省略しています。ただし、特別な下ごしらえが必要な場合は、作り方に表記しています。
- 材料の表記は1カップ=200ml、大さじ1=15ml、小さじ1=5mlです。
- 電子レンジの加熱時間はとくに表示がない場合、すべて600Wです。機種によっては性質が異なりますので、ようすを見て時間や温度を調節してください。

a male sex hormone

1

ホルモンとは

知っているようで知らない！

そもそも、ホルモンって何？

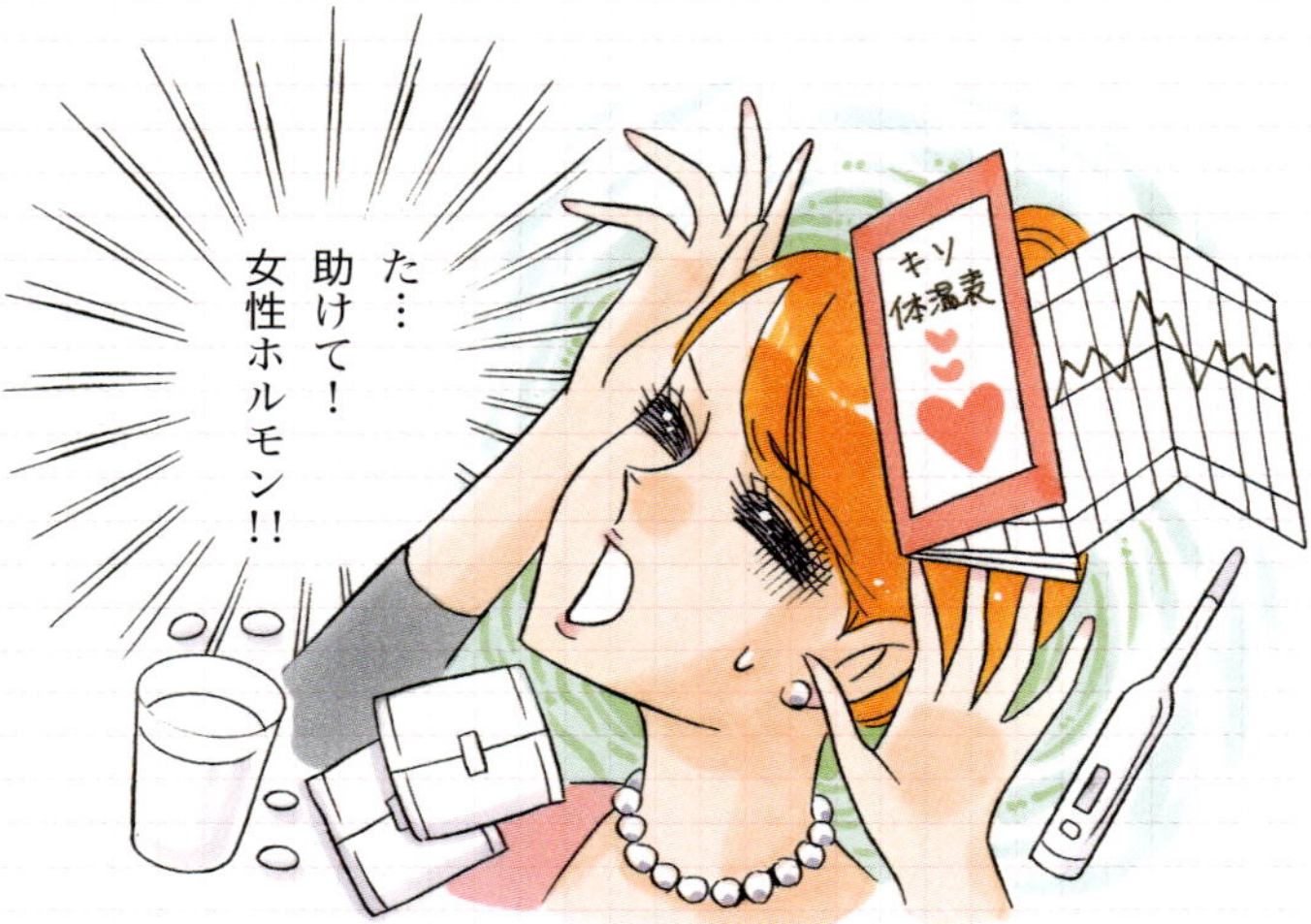

？ホルモンは何をしてくれるの？どうして大切なの？

ホルモンは体内の情報伝達《じょうほうでんたつ》物質《ぶっしつ》のひとつです。「刺激する」という意味のギリシア語「ホルマオ」に由来します。目には見えませんが、１００種類以上もあるといわれます。

体の様々な臓器《ぞうき》や内分泌器《ないぶんぴつき》官《かん》から分泌されたホルモンは各部位に届き、健康維持のために働きます。そのため、ホルモンの分泌や伝達がうまくいかないと体に不調や病気が起こります。

ホルモンは種類によって時間をかけて作用するものや、素早く作用するものがありますが、どちらも人間にとって必要不可欠な存在です。

情報伝達物質

ホルモン

様々な臓器から分泌され、情報が伝わることで効果が出る。

神経

情報を瞬時に伝える。怪我《けが》をしたときに痛いと感じるのは神経の働き。

フェロモン

体の外へ情報を発し、ほかの個体へ働きかける。異性をひきつけるなどの作用がある。

※人間においてはフェロモンを感知する機能は退化している。

ホルモン

生きていくのに欠かせない
人間の健康を維持する物質

生殖活動を促す

消化・吸収を助ける

自律神経《じりつしんけい》を整える

男らしい、
女らしい体を作る

血圧を下げる

食欲を抑える

血糖値を下げる

代謝を整える

免疫力《めんえきりょく》をつける

血管を丈夫にする

体のどこで作られてどう働くの？

ホルモンの多くは視床下部《ししょうかぶ》、下垂体《かすいたい》、甲状腺《こうじょうせん》、副腎《ふくじん》、すい臓《ぞう》、卵巣《らんそう》、精巣《せいそう》などの内分泌器官で作られ、放出されます。

ホルモンの働きの真髄は「調節」にあります。たとえば、食事によって血糖が上がったら、下げる効果をもつインスリンが放出されます。十分に下がったらその量が減ります。逆に血糖が下がりすぎたときは、上げる働きをもつホルモンが放出されます。

ホルモンは量を増減させることで、血糖だけでなく、呼吸や血圧、代謝など、様々な生命活動を正常な状態に保てるように調節してくれています。

加齢でホルモンが低下する？若いうちは大丈夫？

ホルモンの分泌量は加齢にともなって低下していきます。とくに女性ホルモンの量は、閉経期を機に大きく変わります。体に不調が出ないようにゆるやかにすることはできても、ホルモンの減少は避けることのできないのが現実です。

最近はまだ若いのにホルモンが減少し、体に不調をきたしている人が多くなっています。

その主な原因は、無理なダイエット、偏った食事、睡眠不足、運動不足、ストレス、喫煙、体の冷えといった、毎日の生活習慣が大きく関わっています。

なんと100種類以上！

体内でできるホルモン

【視床下部《ししょうかぶ》】

下垂体からのホルモン分泌を促進するホルモンと、抑制するホルモンを作り出し分泌を調節している。

ホルモン分泌基本の流れ

視床下部

▼

下垂体

▼

各臓器へ

▼

視床下部へフィードバック

【下垂体《かすいたい》】

(前葉《ぜんよう》)

- 成長《せいちょう》ホルモン
- 甲状腺《こうじょうせん》刺激ホルモン
- 副腎《ふくじん》皮質《ひしつ》刺激ホルモン
- 卵胞《らんぽう》刺激ホルモン
- 黄体形成《おうたいけいせい》ホルモン
- プロラクチン

(後葉《こうよう》)

- オキシトシン
- バソプレッシン

下垂体から分泌されたホルモンは血流にのって目的の臓器に運ばれる。

【副腎《ふくじん》】

(皮質《ひしつ》)

- グルココルチコイド
- ミネラルコルチコイド
- 性ホルモン

(髄質《ずいしつ》)

- アドレナリン
- ノルアドレナリン
- ドーパミン

皮質では女性にとっても貴重な男性ホルモンが作られる。髄質からのホルモンは交感神経（こうかんしんけい）の刺激を受けて分泌される。

【すい臓《ぞう》】

- インスリン
- グルカゴン

インスリンは血糖値を下げる唯一のホルモン。グルカゴンは逆に血糖値を上げる働きをもつ。

【脂肪組織《しぼうそしき》】

- レプチン
- アディポネクチン

レプチンは食欲を抑え、基礎代謝を高める。アディポネクチンは血管の健康を守る働きがある。

【 甲状腺《こうじょうせん》 】

- トリヨードサイロニン
- サイロキシン
- カルシトニン

一般的に「甲状腺ホルモン」というときは、上のふたつを指す。交感神経の働きを高める役割がある。

【 副甲状腺《ふくこうじょうせん》 】

- 副甲状腺ホルモン

ビタミンDや甲状腺からのカルシトニンとともに血液中のカルシウム濃度を調節する。

【 消《しょう》化《か》管《かん》 】

- ガストリン
- コレシストキニン
- セクレチン
- ソマトスタチン

消化管は消化を促進または抑制するホルモンを分泌する。代表的な上記を含め、10種類以上が知られている。

【 卵巣《らんそう》 】

- エストロゲン
- プロゲステロン

このふたつのホルモンが女性ホルモン。エストロゲンは女性らしい体作りに働き、プロゲステロンは妊娠維持に働く。

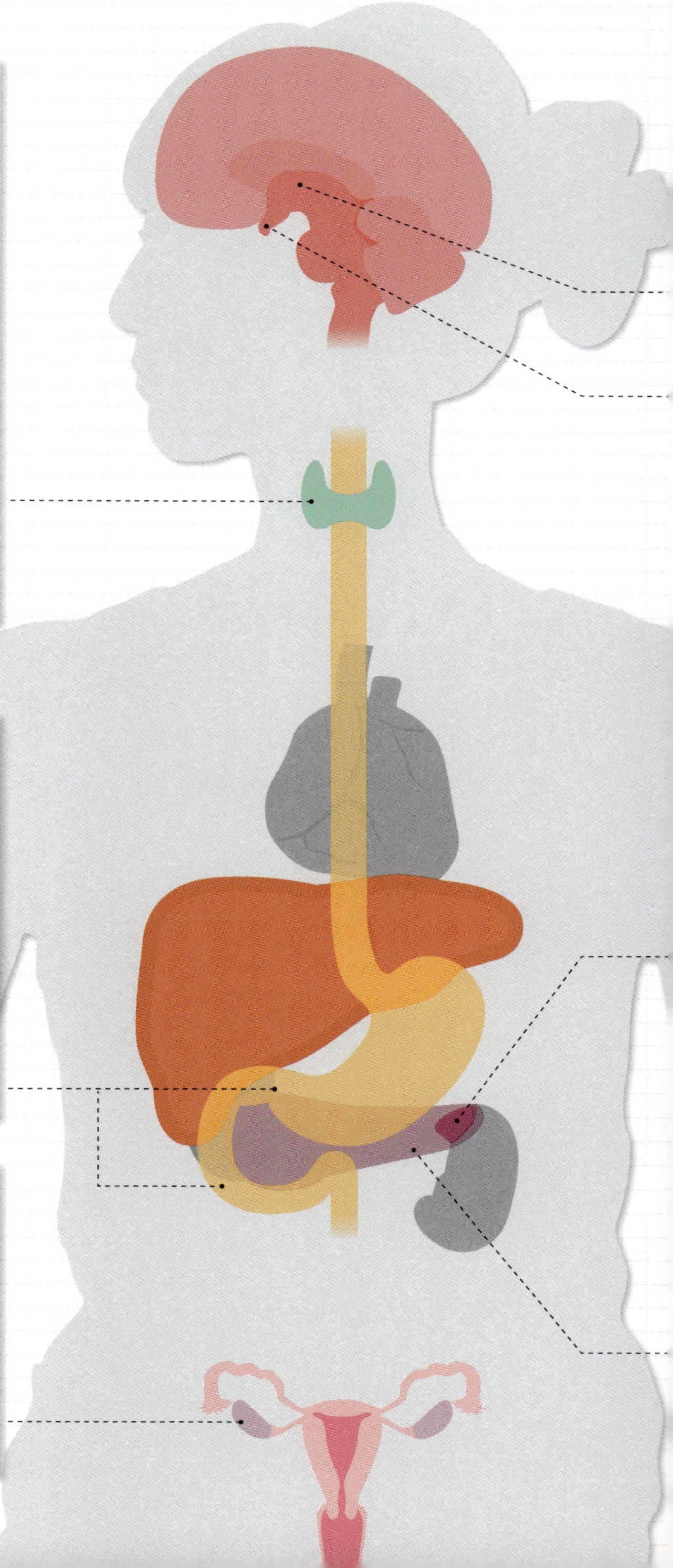

たくさんありすぎてわからない！　どれが大切？

女性がケアしたいホルモン

女性ホルモン

- エストロゲン
- プロゲステロン

女性の一生を支えるホルモン

卵《らん》巣《そう》で作られる女性ホルモンにはエストロゲンとプロゲステロンの2種類があり、月経周期に合わせて変動しながら分泌されます。

エストロゲンは乳房《にゅうぼう》を豊かにしたり、肌や髪の毛をつややかにしたりといった美容に嬉しい効果のほか、骨や血管を丈夫にするなどの作用があります。

プロゲステロンは妊娠に備えて体温を上げたり、子《し》宮内膜《きゅうないまく》をふかふかにしたりするなどの働きを担います。

どちらも女性らしい体作りに欠かすことのできないホルモンです。

幸せホルモン

- ドーパミン
- セロトニン
- ノルアドレナリン

イライラをしずめて幸福感をもたらすホルモン

ドーパミンはドキドキしたり、ワクワクしたりなど興奮したときに分泌され、意欲を出してくれる作用があります。

セロトニンは興奮した状態を抑えて、心に安らぎを与える作用があり、思いきり笑うと分泌が高まるといわれます。ノルアドレナリンは緊張したときなどに分泌され、注意力や集中力をアップさせます。

3つの分泌がうまくいき、効果を得られると自律神経《じりつしんけい》の働きも安定して、人は「幸福感」を感じることができます。

ホルモン分泌の司令塔　脳の“視《し》床《しょう》下《か》部《ぶ》”

脳の視床下部は、自律神経と様々なホルモンの調節をするための司令塔です。ストレスによってダメージを受けると、下で紹介する大切なホルモンの分泌にも影響が及びます。

アンチエイジングホルモン

- 成長ホルモン
- メラトニン

若々しさを保つ大切なホルモン

成長ホルモンは思春期に身長をのばす働きで知られています。睡眠中に分泌が高まり、骨や筋肉、肌のコラーゲンなどの組織の強化に作用します。このホルモンは大人にも必要です。

メラトニンは夜に分泌され、質のよい睡眠を誘う作用があるので、成長ホルモンのサポート役といえるでしょう。

メラトニンによって成長ホルモンの分泌が安定すると老化の進行をゆるやかにすることができます。そのため、アンチエイジングにとても効果を期待できます。

ダイエットホルモン

- インスリン
- レプチン
- グレリン

食欲をコントロールしてくれるホルモン

インスリンはすい臓《ぞう》から、レプチンは脂肪《しぼう》組織《そしき》から、グレリンは胃から分泌されます。

インスリンは血糖値を低下させる働きが、レプチンとグレリンは脳の食欲中枢《しょくよくちゅうすう》に働きかけて「満腹感」「空腹感」のサインを出し、食欲をコントロールしてくれる働きがあります。

インスリンは分泌量が高まると糖を脂肪に変えてため込みます。その結果太りやすくなることもあるため、過剰な分泌を抑えるようにすることがダイエットには効果的です。

女性ホルモンと男性ホルモンの違いとは？

女性と男性の体や性格に違いがあるのは、ホルモンの影響です。女性も微量ですが、卵巣《らんそう》や副腎《ふくじん》から男性ホルモンも分泌されていて、体に作用しています。

女性ホルモン

分泌されるホルモン

〈 エストロゲン 〉
〈 プロゲステロン 〉

↓

作られる部位 卵巣

主な働き

- 女性らしい体を作る
- 胸の発育を促す
- 肌のうるおいとハリを保つ
- 物忘れを予防する
- 妊娠の維持を助ける
- 血糖値を調節する　など

分泌が低下すると起こる症状や病気

- 月経不順《げっけいふじゅん》
- ホットフラッシュ（のぼせ・ほてり）
- 脂質代謝の異常
- うつ・物忘れ
- 骨量の減少
- 頻尿《ひんにょう》・尿失禁《にょうしっきん》　など

男性ホルモン

分泌されるホルモン

〈 テストステロン 〉

↓

作られる部位 精巣《せいそう》

主な働き

- 骨や筋肉量を保つ
- 内臓脂肪の増加を防ぐ
- 運動機能を向上させる
- リーダーシップを発揮する
- 競争心を高める
- 性欲を高める　など

分泌が低下すると起こる症状や病気

- 骨や筋肉量の低下
- メタボリックシンドローム
- うつ
- 睡眠障害
- 精力減退
- ED（勃起不全《ぼっきふぜん》）　など

a male sex hormone

2

女性ホルモンの基礎知識

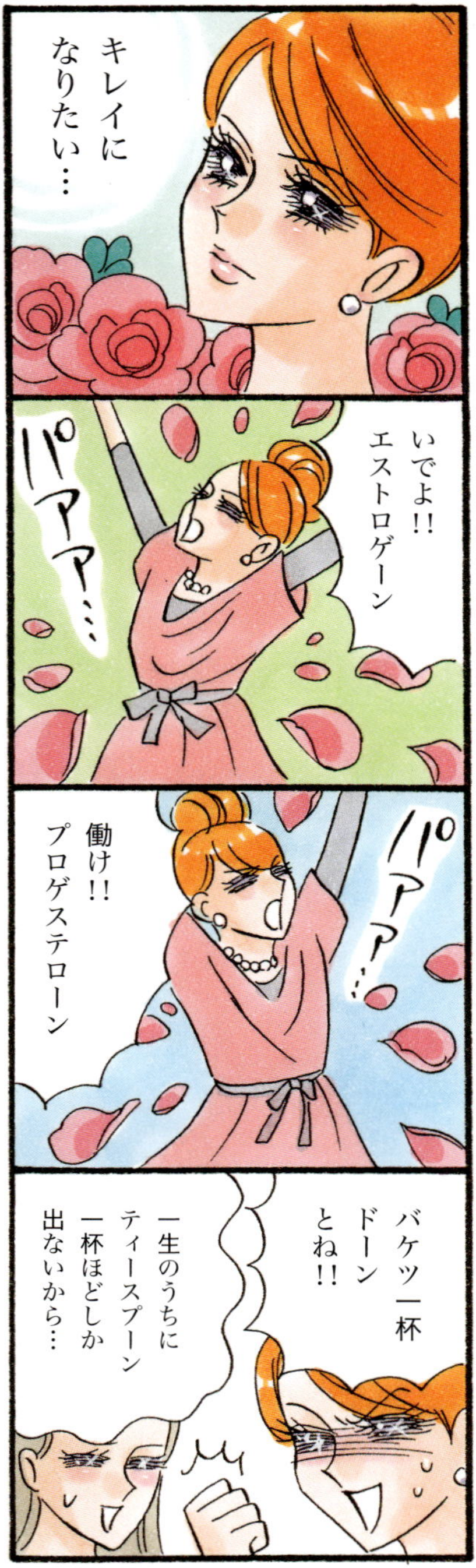
キレイに
なりたい…
いでよ!!
エストロゲーン
パアア…
働け!!
プロゲステローン
パアア…
バケツ一杯
ドーン
とね!!
一生のうちに
ティースプーン
一杯ほどしか
出ないから…

女性ホルモンを味方にすれば

美しい女性になれます!

量が多ければ
よいというものではありません!
バランスを整えるのがポイントです。

「女性ホルモン」にはエストロゲン（卵胞《らんぽう》ホルモン）とプロゲステロン（黄体《おうたい》ホルモン）の2種類があります。

女性の体が男性とは違って肌がやわらかだったり、しなやかな髪だったりするのは、女性ホルモンの影響です。女性ホルモンは、美と健康を保つために大切なのです。

エストロゲンは通称「美のホルモン」と呼ばれ、乳房《にゅうぼう》を豊かにしたり、骨を強くしたり、肌のハリや弾力を保つ働きがあります。プロゲステロンは通称「母のホルモン」と呼ばれ、妊娠に備えた体を作ります。

女性はこのふたつのホルモンの作用がバランスよく働いてこそ健康で、そして美しくいることができるのです。

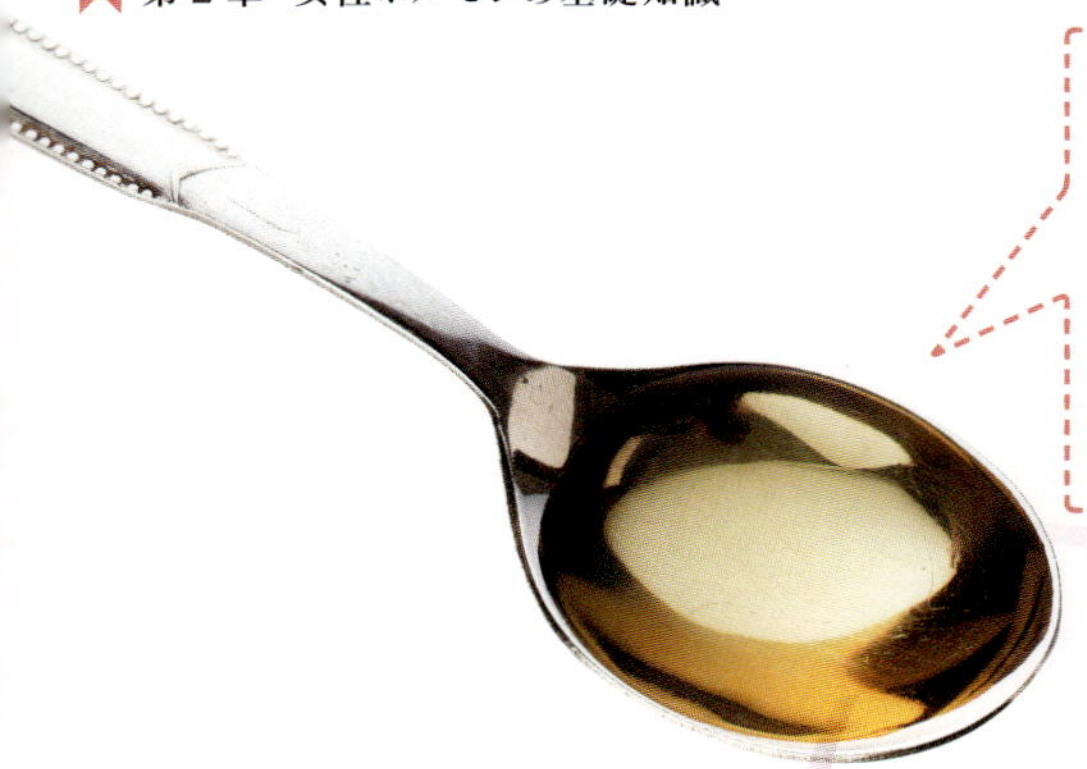

一生の間に分泌される
女性ホルモンは
わずか**ティースプーン一杯**ほどの量です！

２種類の女性ホルモン

母のホルモン
プロゲステロン
（黄体ホルモン）

美容には
ちょっと困る
でも重要なホルモン

体温を上げたり、子宮内膜（しきゅうないまく）をふかふかにしたりといった妊娠や出産に関わる働きを担うホルモン。作用が強くなると便秘や吹き出ものができやすくなるなど美容には嬉しくない働きもある。

美のホルモン
エストロゲン
（卵胞ホルモン）

思春期から閉経まで
女性らしさを
保ちます

肌や髪の新陳代謝を促してハリやつやを保ったり、ウエストを引き締めて女性らしい体にしたりなど美容に嬉しい効果を発揮する。また、骨や血管を強くするといった生命維持に関わる働きもある。

女性ホルモン分泌のしくみ

女性ホルモンは脳の視床下部の指令により、卵巣から分泌される。

【視床下部《ししょうかぶ》】
↓
【下垂体《かすいたい》】　女性ホルモン分泌のサイン
↓
性腺刺激ホルモン
↓
【卵巣《らんそう》】
↓
女性ホルモン
・エストロゲン
・プロゲステロン
↓
【子宮《しきゅう》】

〈フィードバック〉

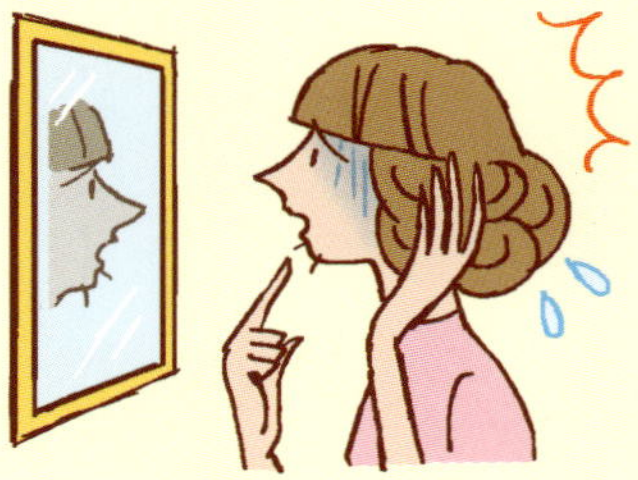

若い人でも要注意　女性の「オス化」進んでいます！

あごから2～3本の濃いヒゲが生えてきた、月経が止まったといった悩みをもつ女性が急増中です。これは女性ホルモンのバランスが乱れて男性ホルモンの作用が相対的に強くなったため。男性並みにバリバリ働く女性に多く、ストレスや不規則な生活などが原因です。

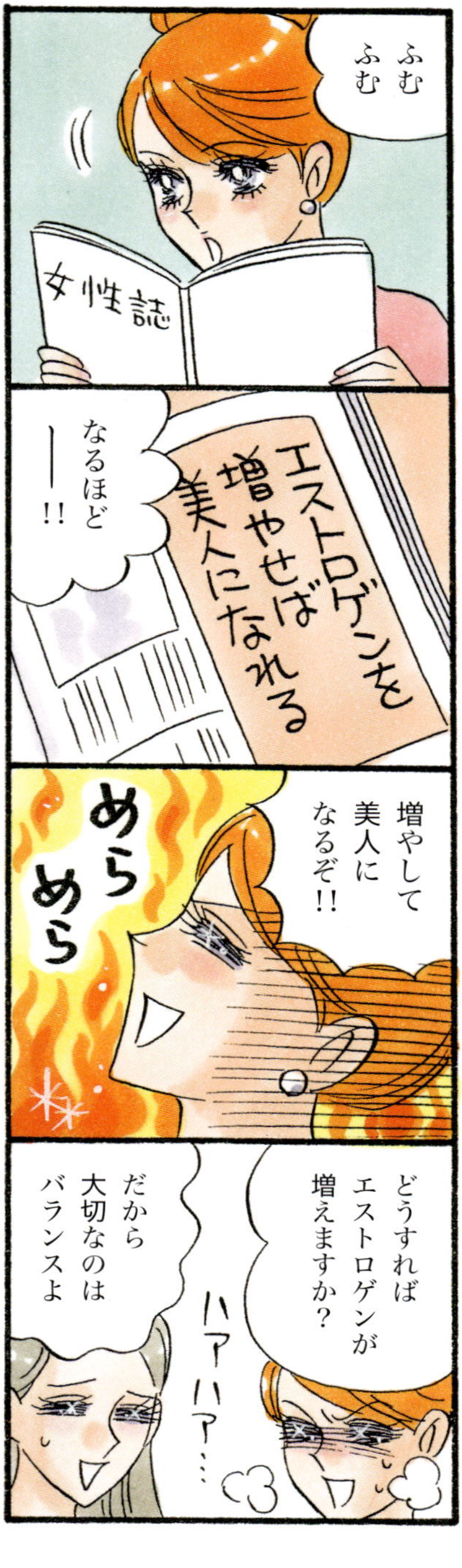
ふむ
ふむ
女性誌
エストロゲンを
増やせば
美人になれる
なるほど
──!!
増やして
美人に
なるぞ!!
めら
めら
どうすれば
エストロゲンが
増えますか?
ハアハア…
だから
大切なのは
バランスよ

正しく理解している?

女性ホルモンのありがち勘違い

情報社会ゆえ、女性ホルモンに関する噂はたくさん! ウソとホントをしっかり見極めましょう。

「エストロゲンを増やせば美人になれる」。よく女性誌の特集で見かける言葉です。実はこれ、大きな間違いであることを知っていましたか。

エストロゲンは確かに肌のハリやバストアップに効果がありますが、過剰になると乳がんや子宮体《しきゅうたい》がんのリスクが高まるというデメリットもあります。これに歯止めをかけてくれるのがプロゲステロンです。

現代女性はエストロゲンの不足だけでなく、「エストロゲン優位」の状態にも陥りがちです。女性ホルモンのバランスがくずれた状態を放っておくと、様々な不調や病気につながります。

うわべだけの情報に惑わされず、女性ホルモンの役割をしっかりと理解しましょう。

×　サプリメントを飲めば女性ホルモンは維持できる

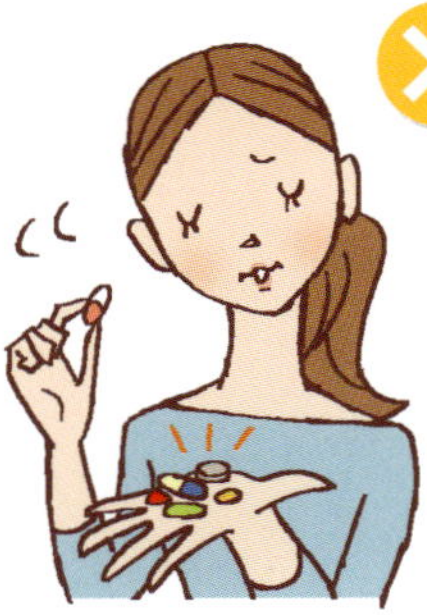

とりすぎは逆効果！自前のホルモンを分泌させて

外からホルモン様物質を摂取しすぎると、本来のホルモンの作用が鈍る。若いうちからの摂取は考えもの。

×　セクシーな人は女性ホルモンが出ている！

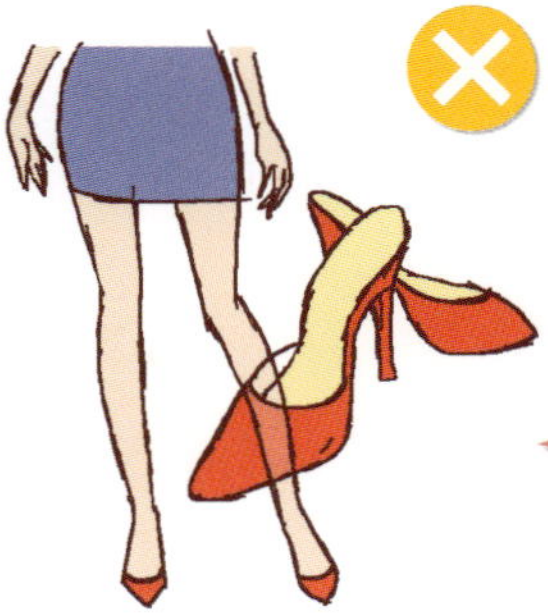

見た目だけの美しさに関係しているのではありません

セクシーに見えるミニスカートやハイヒールは冷えや血行不良を起こし、女性ホルモンを乱す原因に。

×　月経があるうちはいつでも妊娠できる

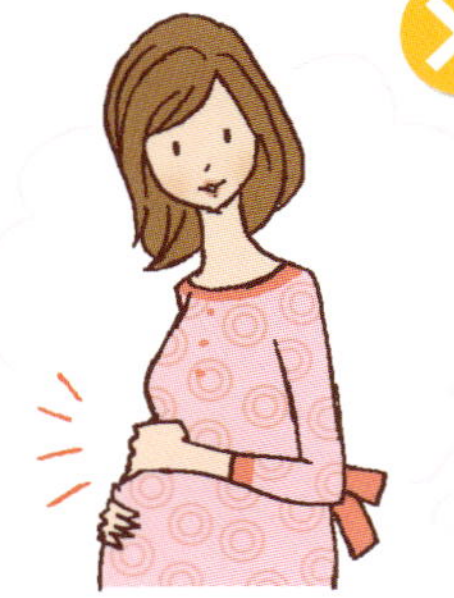

月経があるだけではダメ　ホルモンバランスが大切

月経があっても女性ホルモンがうまく分泌されていないこともある。無排卵（むはいらん）になると不妊症の恐れも。

△　セックスすれば女性ホルモンが出る！

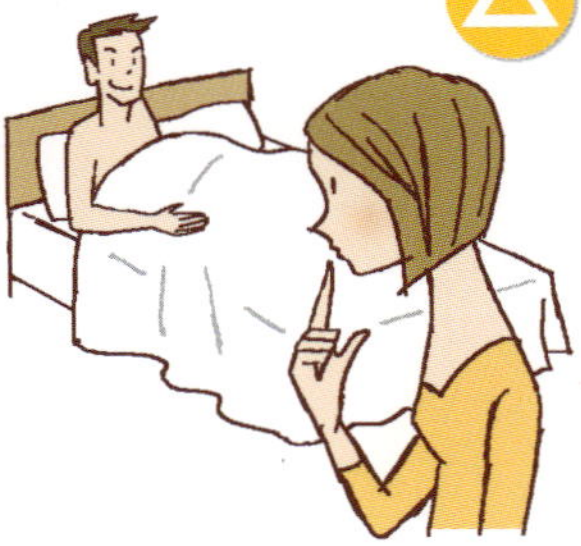

心が通じ合っていなければ意味がありません

セックスという行為がストレスになっているような、愛のないセックスはかえって逆効果。

意外と知らない？女性ホルモンは「卵巣《らんそう》」から分泌！

女性ホルモンは子宮《しきゅう》から分泌されると思っている人もいるようですが、正しくは「卵巣」から出ています。分泌されたあと血液にのって様々な部位へ届き、作用を発揮します。もちろん、妊娠・出産に関わる子宮へも大きな役割を果たします。

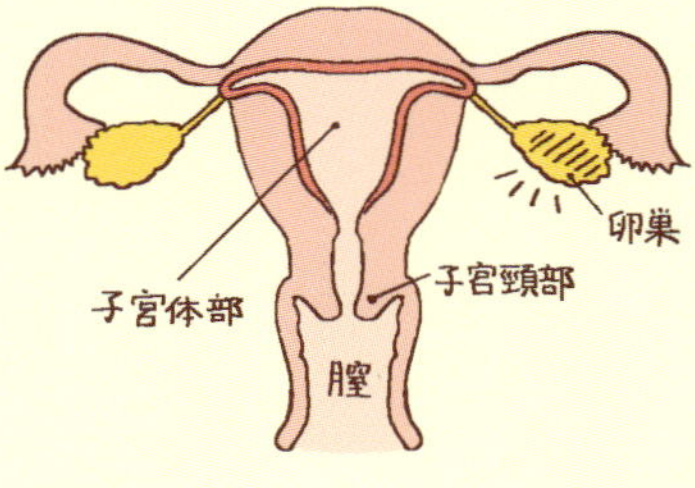

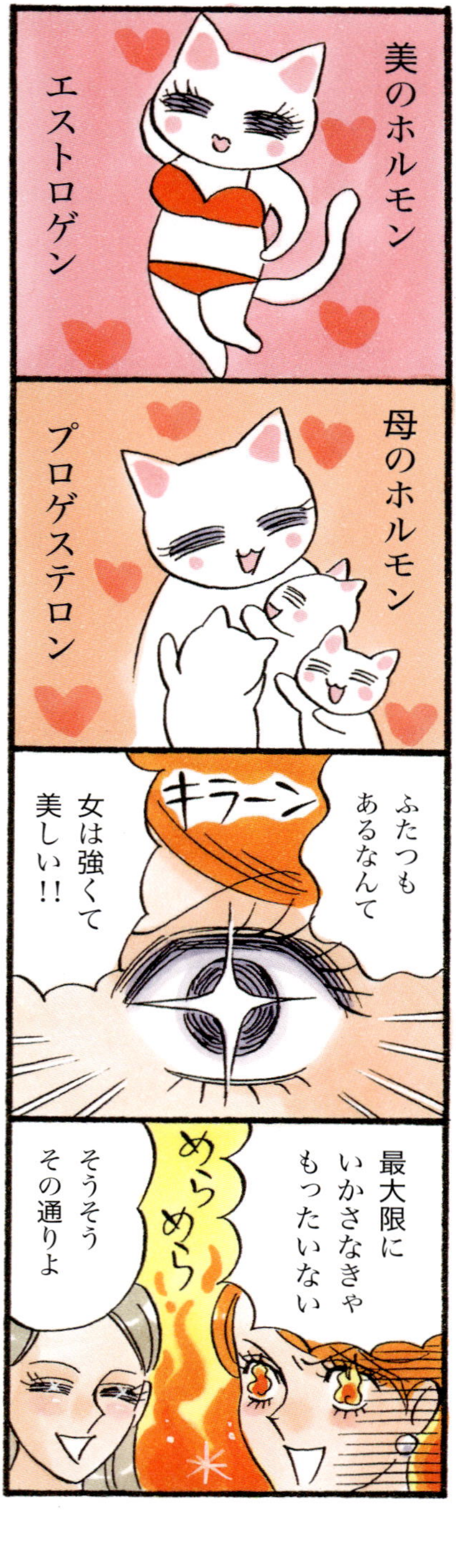
美のホルモン
エストロゲン
母のホルモン
プロゲステロン
キラーン
ふたつもあるなんて
女は強くて美しい!!
めらめら
最大限にいかさなきゃもったいない
そうそうその通りよ

あれも、これも！

女性ホルモンの効果です

エストロゲンとプロゲステロン。
それぞれの働きをよく理解して
ホルモン美人に近づきましょう。

卵巣《らんそう》が脳の視床下部《ししょうかぶ》・下《か》垂体《すいたい》からホルモン分泌の指令を受けると、卵胞《らんぽう》が育ち、その過程で卵胞からエストロゲンが分泌されます。排卵したあとの卵胞は「黄体《おうたい》」という状態になり、そこからプロゲステロンが分泌されます。

どちらのホルモンも女性の体において大切な役割を果たしています。

女性ホルモンは思春期から分泌がさかんになり、20代後半でピークに達します。その後は分泌量が減り、閉経後の卵巣からの分泌量はほぼゼロに。そのため、閉経前後には更年《こうねん》期症状として様々な不調が現れます。

また、若くてもこれらのホルモンバランスがくずれると不調が起こります。

2種類の女性ホルモンの効果

妊娠を維持する体を作る

【 プロゲステロン 】

（黄体ホルモン）

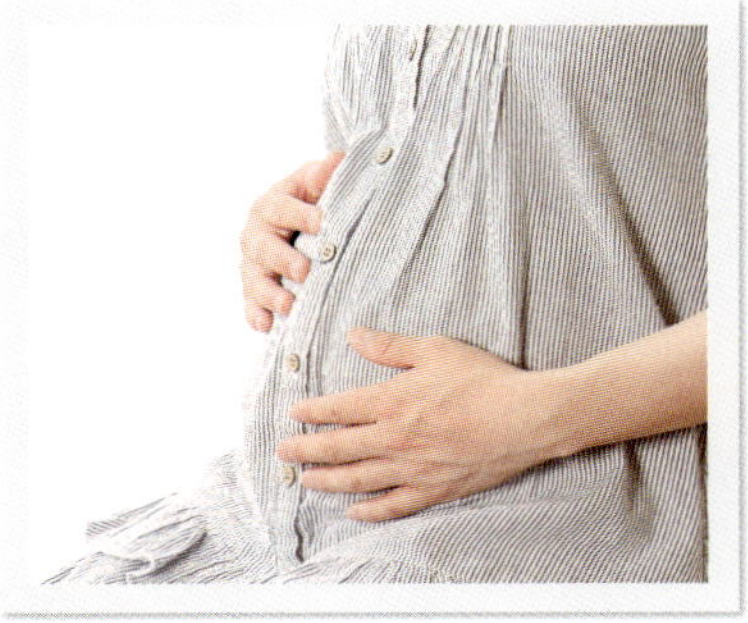

プロゲステロンの働き

- 体温を上げ、妊娠したときの状態を維持する
- 子宮内膜や子宮筋《しきゅうきん》の働きを調節する
- 乳腺《にゅうせん》を発達させる
- 体内の水分量を調節する
- 利尿《りにょう》作用を促す
- 血糖値を調節する
- 腸のぜん動運動を抑える
- 食欲を促す
- 眠気を促す　　など…

美しさを司る

【 エストロゲン 】

（卵胞ホルモン）

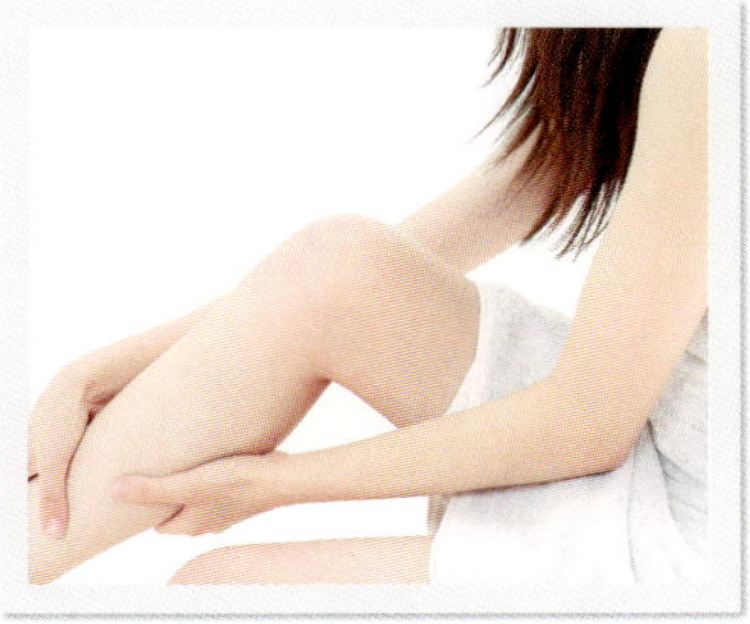

エストロゲンの働き

- 卵胞を成熟させる
- 受精卵が着床《ちゃくしょう》しやすくなるよう子宮内膜《しきゅうないまく》を厚くする
- 髪のツヤをよくする
- 肌のうるおいを保つ
- 胸の発達を促す
- 骨を強くする
- 善玉コレステロールを増やして、悪玉コレステロールを減らす
- 代謝を促す
- 血管を強くする　　など…

ごく少量の男性ホルモンも女性には必要？

「テストステロン」という男性ホルモンは、微量ではありますが女性の体でも分泌されています。テストステロンには骨格や筋肉の発達を促したり、性欲を高めたりといった作用があり、男性ほどではないにせよ、女性の体にも必要なホルモンなのです。

ただ、女性ホルモンが低下してしまうと、男性ホルモンの作用が相対的に強まって体毛が濃くなったり、皮脂の分泌が過剰になって背中などにニキビができることもあります。しかし、基本的には女性にとっても丈夫で健康な体作りに欠かせないホルモンです。

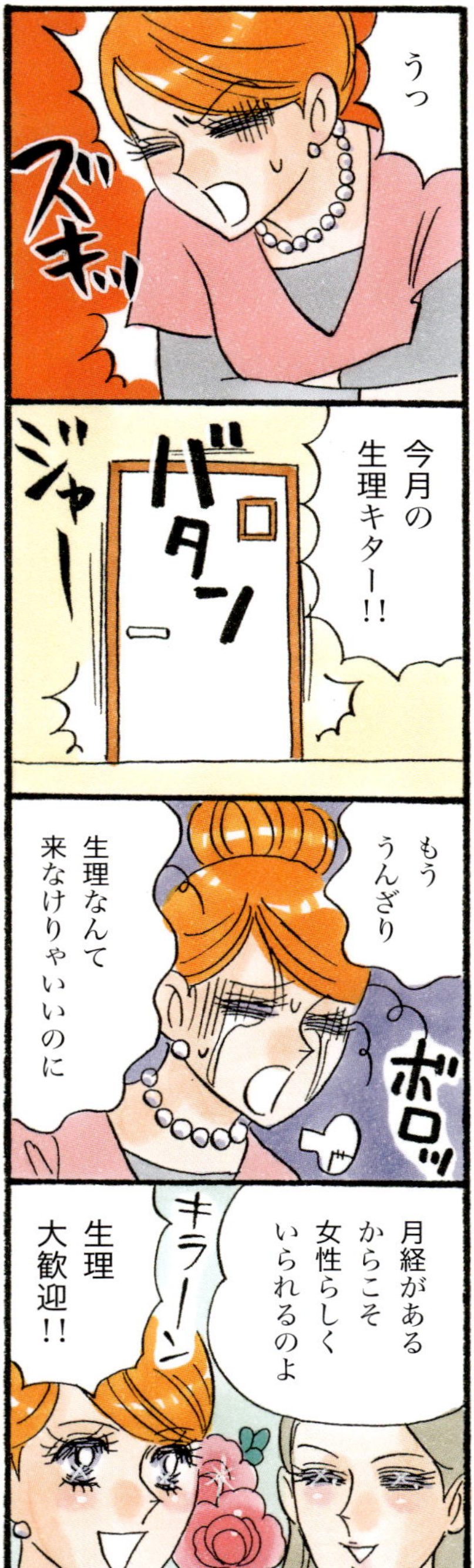
うっ
ズキッ
今月の生理キターー!!
バタン
ジャー
もううんざり
生理なんて来なけりゃいいのに
ボロッ
月経があるからこそ女性らしくいられるのよ
キラーン
生理大歓迎!!

28日周期と体の変化

月経周期が大切なワケとは？

毎月、毎月、厄介だな…と思っていませんか？
でも、月経があるからこそ
女性らしく美しい体を保つことができるのです。

エストロゲンの働きによって厚くなった子宮内膜《しきゅうないまく》は、妊娠が成立しなかった場合、プロゲステロンの低下とともにはがれ落ち、出血が起こります。これが月経のしくみです。

月経周期は月経開始日から次の月経のはじまる前日までの日数をさし、基本は28日周期とされています。個人差はありますが25～38日以内なら問題ありません。ふたつの女性ホルモンが正常に働いていれば、規則的に月経が起こります。

忙しいゆえに現代女性には「そういえば前回いつ来たっけ？」と、月経に関して無頓着な人が多いようです。

月経周期は体のバロメーターです。もっと関心をもつようにしましょう。

月経周期と体の変化

（ベストバランスの28日周期）

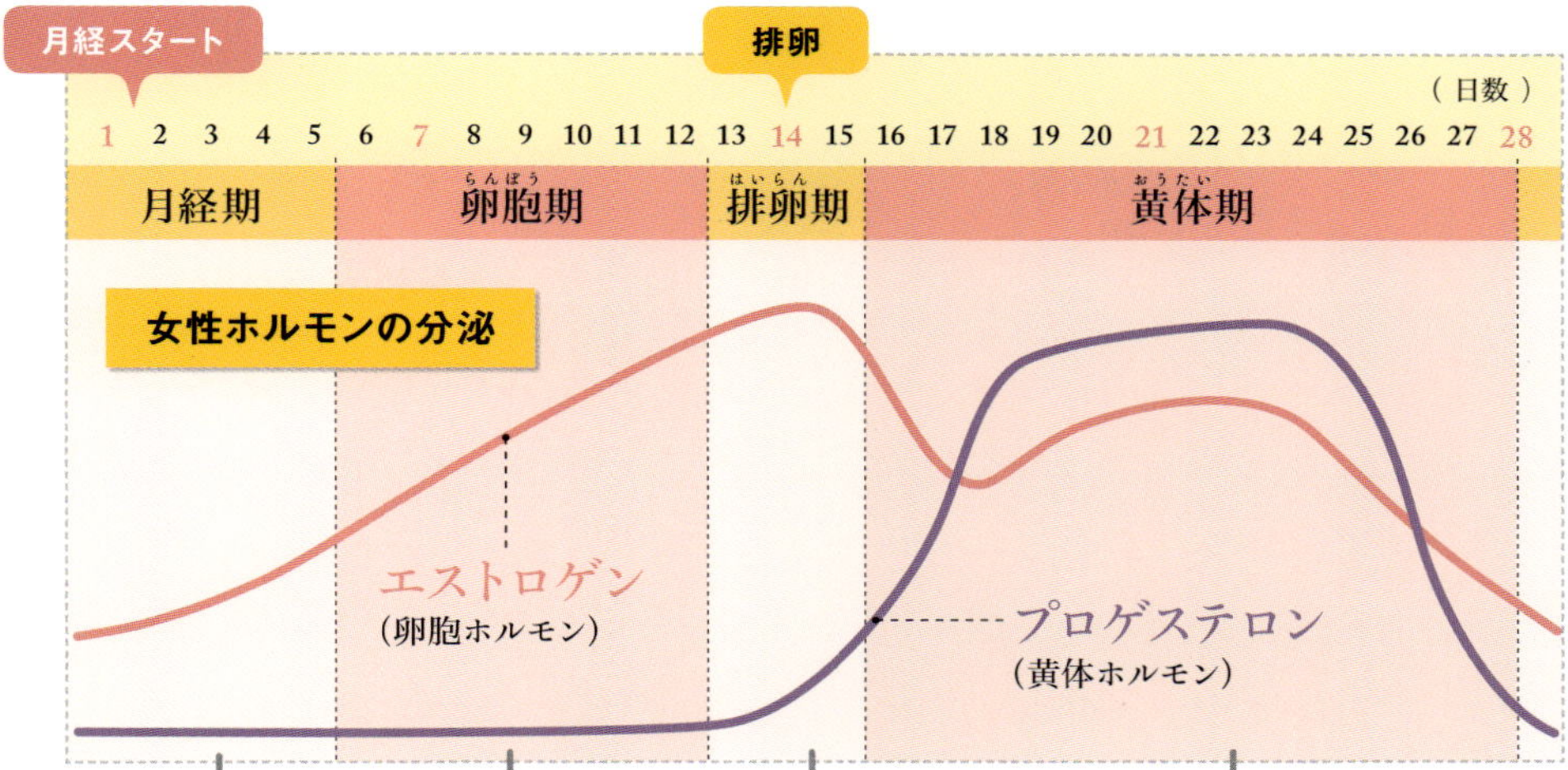
月経スタート
排卵
（日数）
1 2 3 4 5 6 7 8 9 10 11 12 13 14 15 16 17 18 19 20 21 22 23 24 25 26 27 28
月経期
卵胞《らんぽう》期
排卵《はいらん》期
黄体《おうたい》期
女性ホルモンの分泌
エストロゲン
（卵胞ホルモン）
プロゲステロン
（黄体ホルモン）

月経期とは

妊娠が成立しなかったために黄体が退化し、子宮内膜がはがれて出血する。ホルモン分泌量が低下し、体調が悪くなることも。

卵胞期とは

エストロゲンの分泌が高まり、原始卵胞（げんしらんぽう）が成熟卵胞へ成長し、子宮内膜が厚くなる。体調が最もよくなる時期。

排卵期とは

成長した卵胞から卵子が飛び出して排卵し、卵管（らんかん）に吸い上げられる。最も妊娠しやすい時期。

黄体期とは

卵胞が黄体となり、プロゲステロンが分泌される。子宮内膜がふかふかになって着床しやすい状態だが、妊娠しないと黄体が退化。

〈体にもこんな変化が！！〉

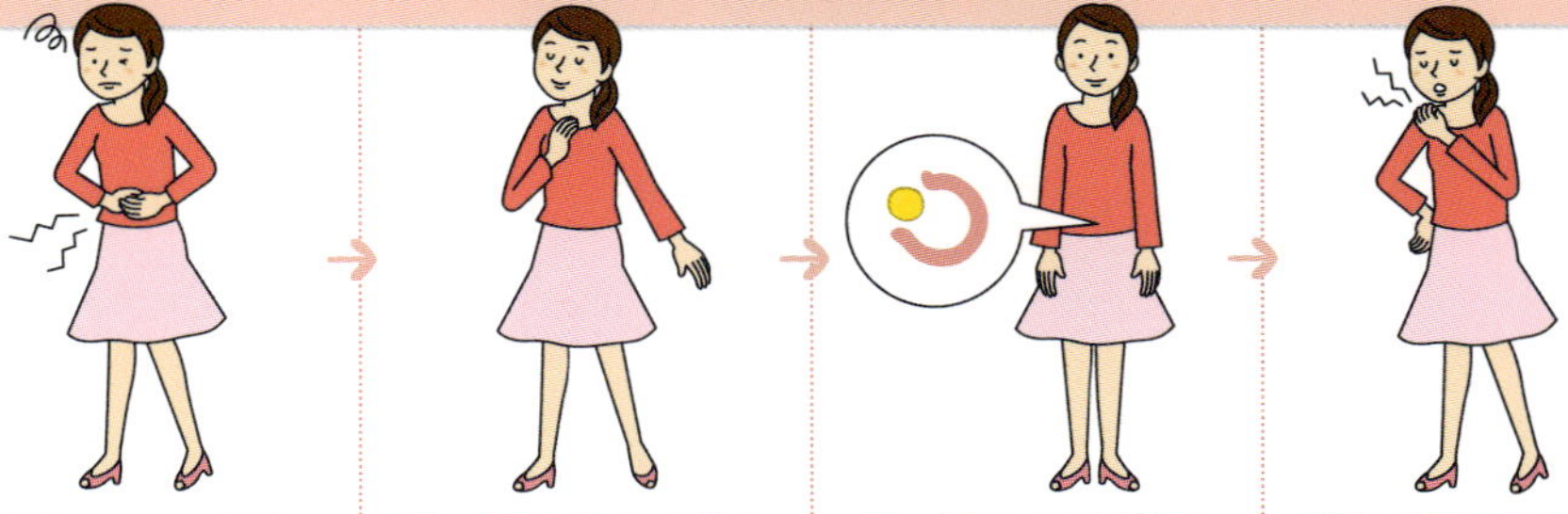

下腹痛、イライラなどの不調が起こる。

肌の調子がよく、気持ちも前向きになる。

卵の白身のような透明なおりものが増える。

眠気、便秘などの不調が起こる。

このバランスがくずれると不調・病気に発展！

自分のリズムがわかる
基礎《きそ》体温《たいおん》で情報キャッチ！

基礎体温をつけて
月経周期を把握できるようになると
体調や肌の変化に気づけるようになります。

基礎体温とは運動や飲食などの影響を受けていない安静時の体温です。女性は女性ホルモンによって微妙に体温が変化し、その変化から様々な情報を得られます。

基礎体温は小数点第2位まで表示される専用の体温計で測定し、表に記録します。正常な場合は28日の月経周期をベースに「低温期《ていおんき》」と「高温《こうおん》期《き》」の二相に分かれます。

エストロゲンの影響を受ける月経～排卵《はいらん》までは「低温期」、プロゲステロンの影響を受ける排卵後～次の月経前日までは「高温期」となり、このサイクルをくり返します。

グラフが二相に分かれなかったり、低温期と高温期の体温差が少ない場合は、無排卵や黄体機能不全《おうたいきのうふぜん》が疑われます。

はかるだけでなく記録も！ 婦人体温計

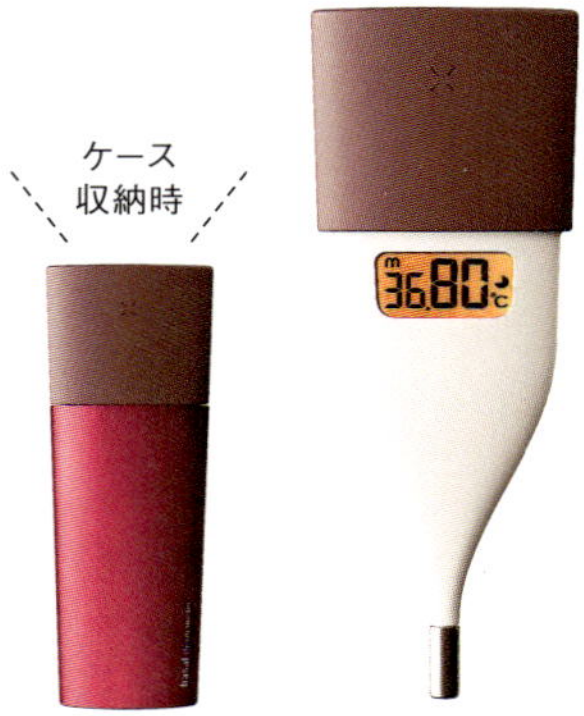

通常は5分の検温が約10秒でできるので、忙しい現代女性に役立つ。グラフをパソコンやアプリで確認可能。体調の管理や次回の月経開始日の推定などもできる。/ オムロンヘルスケア

基礎体温のはかり方 3つのルール

1 起床直後のなるべく同じ時刻に

2 起き上がる前の安静な状態で

3 舌の下ではかる

朝起きてすぐに婦人体温計を舌の下に入れ、横になった状態で測定する。最低でも3か月は記録をつけて月経周期を把握して。はかるのが面倒なら、せめて月経開始日をスケジュール帳などに記録し、月経周期を把握しよう。

基礎体温のグラフ例

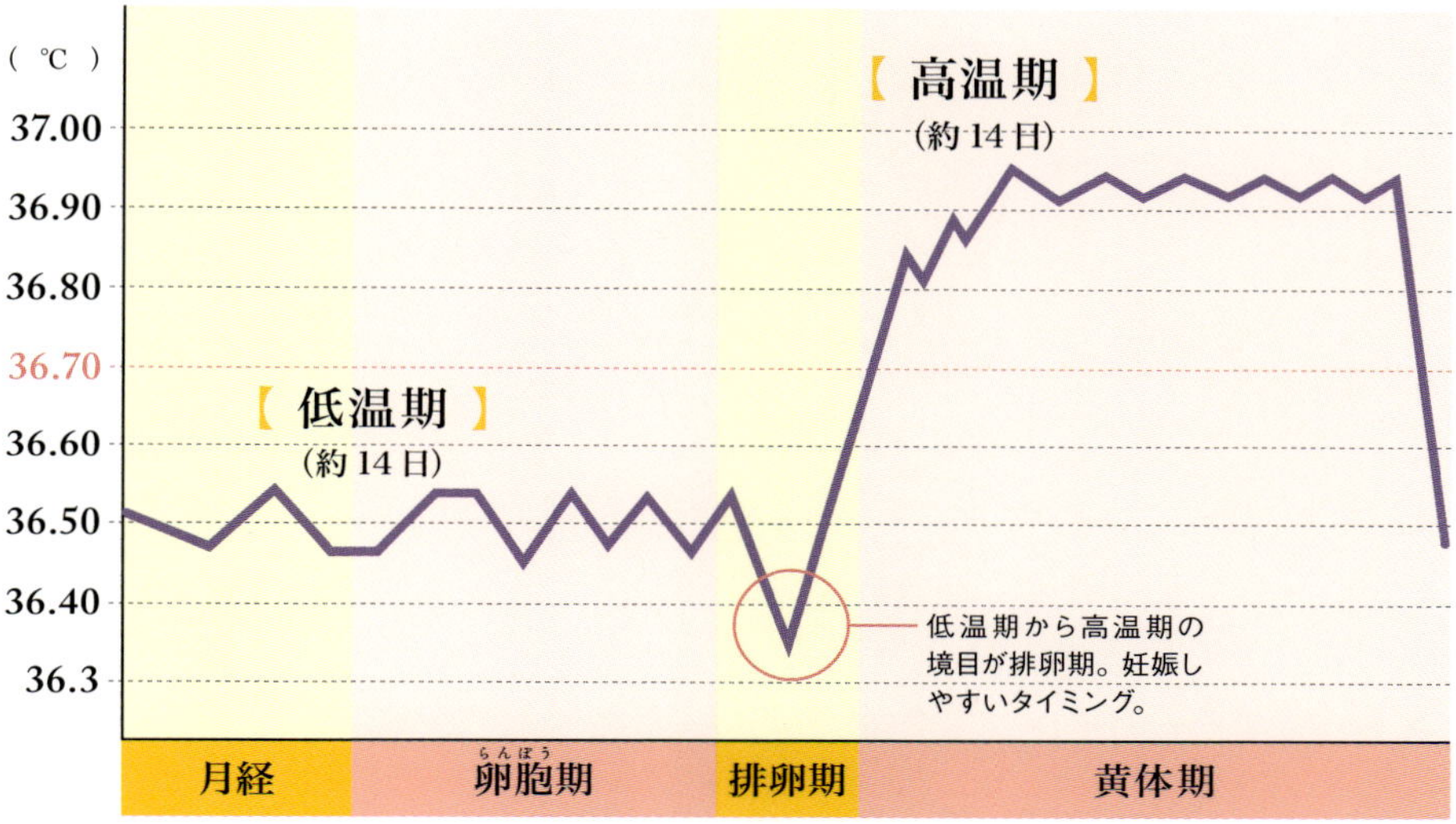
（℃）
37.00
36.90
36.80
36.70
36.60
36.50
36.40
36.3
【高温期】
（約14日）
【低温期】
（約14日）
低温期から高温期の
境目が排卵期。妊娠し
やすいタイミング。
月経
卵胞《らんぽう》期
排卵期
黄体期

“グラフからこんなことがわかります”

病気や異常

グラフが二相に分かれていなかったり、高温期が短かったりする場合、無排卵や黄体機能不全が考えられる。

妊娠の可能性

高温期が20日以上続く場合は妊娠の可能性が高いので受診の目安に。排卵期は妊娠する可能性が高い。

肌・精神状態

ホルモンが急変動する高温期後半は肌の状態が悪くなったり、イライラしたりする。事前にわかると対策が立てられる。

ダイエット時期

卵胞期はエストロゲンの分泌が高まって代謝がよくなる。運動などを積極的に行うと効果的にダイエットできる。

こんなグラフは受診を！

【黄体機能不全タイプ①】

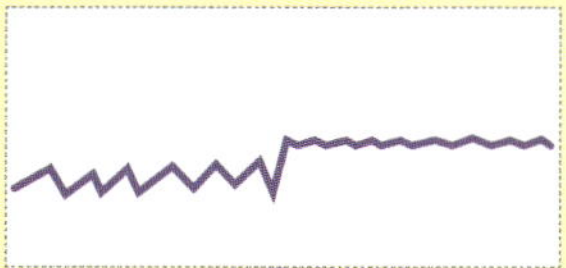

低温期と高温期の体温差が0.3℃未満。妊娠しにくい。

【黄体機能不全タイプ②】

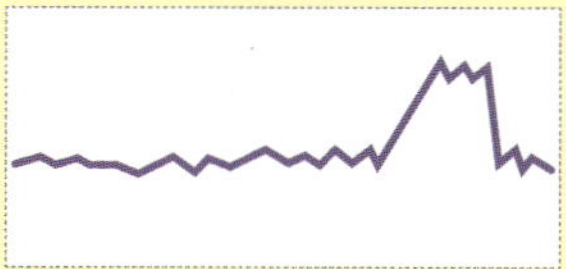

高温期の日数が９日以下と短い。タイプ①同様、妊娠しにくい。

【無排卵タイプ】

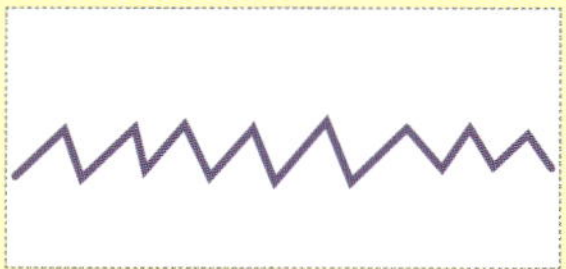

体温が二相に分かれず、一相性になっている。排卵していない状態。

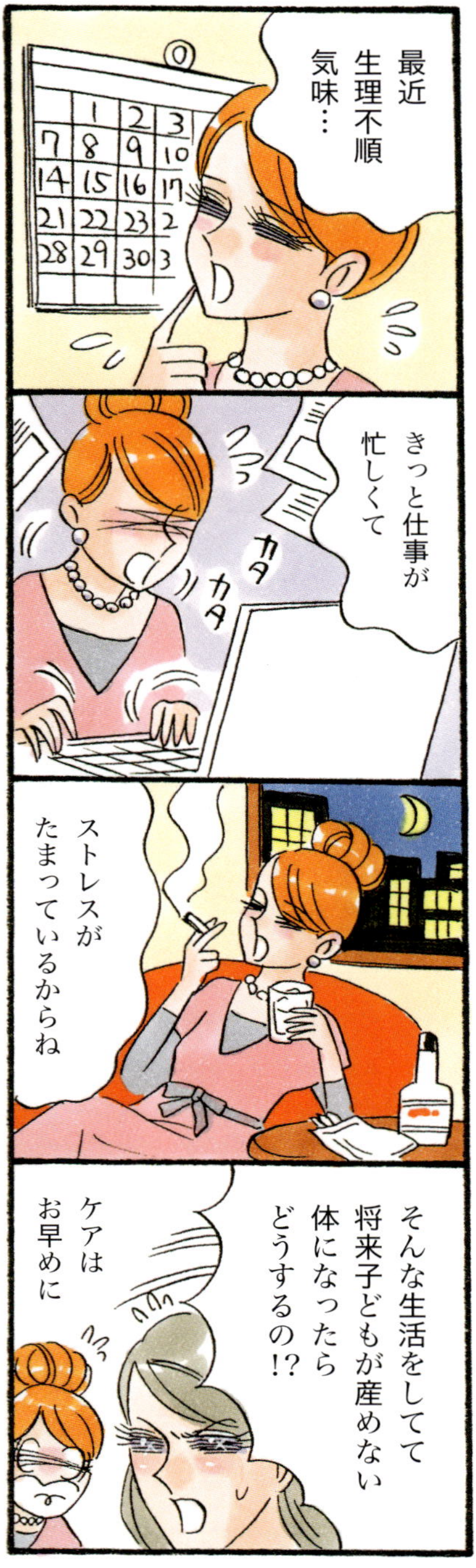
最近
生理不順
気味…
きっと仕事が
忙しくて
カタ
カタ
ストレスが
たまっているからね
そんな生活をしてて
将来子どもが産めない
体になったら
どうするの!?
ケアは
お早めに

現代女性の10人にひとりは不妊症？

いつか産みたい そのとき大丈夫？

まだ妊娠の予定はないからと体のケアを怠っていませんか。ちょっとした不調でも放置しておくと一生産めない体になってしまう危険も。

30歳をすぎて妊娠を望んでもなかなかうまくいかず、不妊治療を行うという人は年々増えています。月経があるうちはいつでも妊娠できると思ったら大間違いです。

エストロゲンは卵胞《らんぽう》の発育を促し、子宮内膜《しきゅうないまく》を厚くします。排卵後、受精卵が着床《ちゃくしょう》しやすくするため、プロゲステロンが子宮内膜をふかふかにします。このように、ふたつの女性ホルモンの作用がうまくいってこそ妊娠が成立します。また、エストロゲンとプロゲステロンの分泌のバランスも大切です。

現代女性はホルモンバランスをくずして、不調や月経不《げっけいふ》順《じゅん》になっても放置しがち。のちのち後悔しないために、早いうちのケアが必要です。

女性ホルモンと妊娠の関係

昔の女性

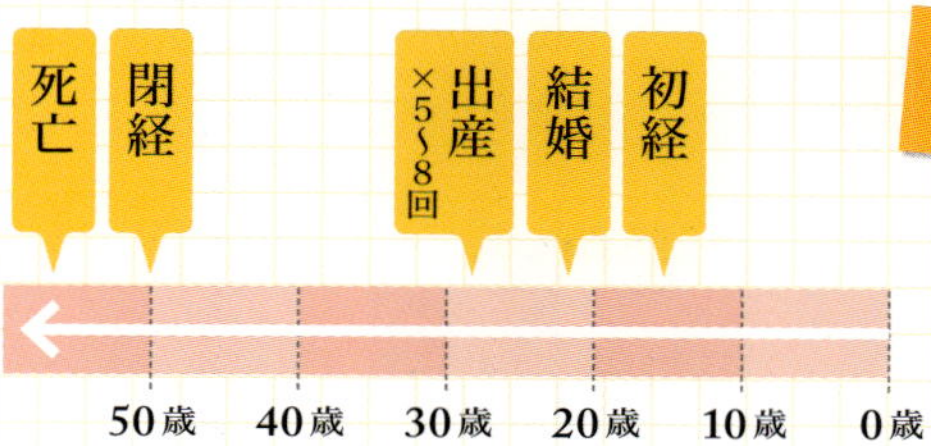
死亡
閉経
出産 ×5～8回
結婚
初経
50歳
40歳
30歳
20歳
10歳
0歳

出産回数
5～8回

一生の月経回数
約50回

初経が遅く出産回数が多かった頃の女性は、一生の月経回数が少ない。出産年齢も早かったため妊娠しやすかった。また、和食メインの食生活も妊娠しやすい体を支えていた。

現代女性

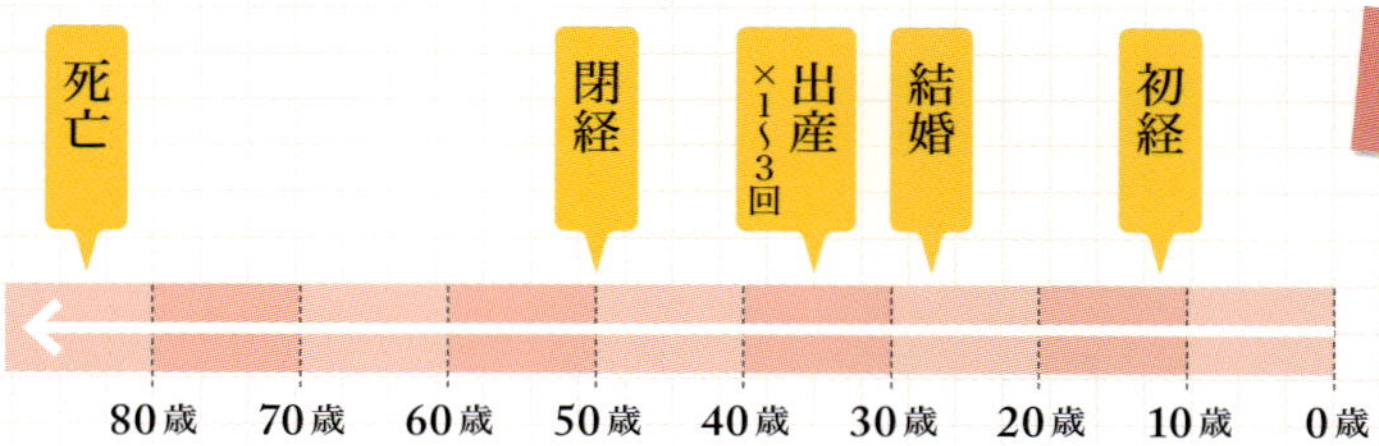
死亡
閉経
出産 ×1～3回
結婚
初経
80歳
70歳
60歳
50歳
40歳
30歳
20歳
10歳
0歳

出産回数
1～3回

一生の月経回数
約450回

昔にくらべて寿命がのびたが、閉経の平均年齢や原始卵胞（げんしらんぽう）の数は同じ。晩婚・晩産化が進んだため、妊娠しにくい状態に。さらに偏食やストレスなどによってホルモンバランスが乱れ、妊娠しにくい体へ。

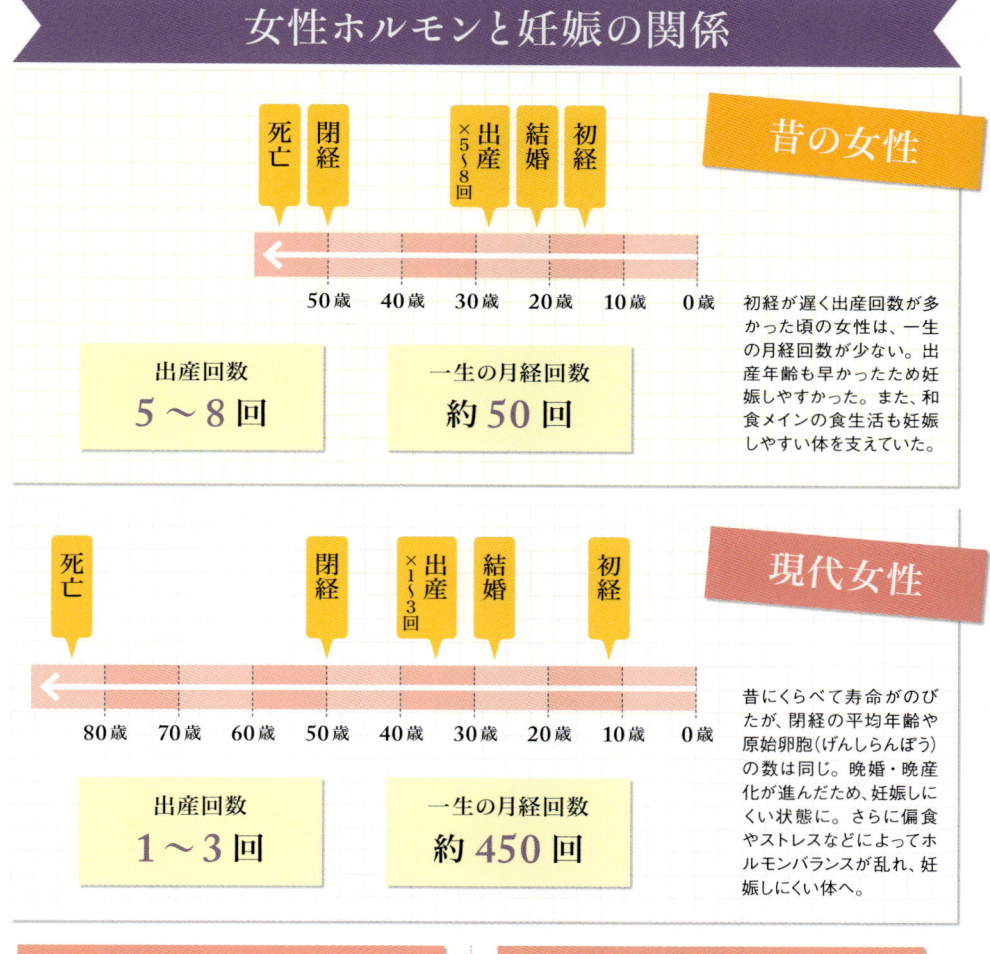

妊娠しにくい状態

エストロゲンがうまく分泌されず
卵胞が育たない
↓
排卵がない／卵胞が小さい
↓
プロゲステロンがうまく分泌されず
子宮内膜がふかふかにならない

ホルモンバランスがくずれると、たとえ月経や排卵があっても妊娠しにくい体質になる。

妊娠しやすい状態

エストロゲンがしっかり分泌されて
卵胞がしっかり育つ
↓
正常に排卵《はいらん》がある
↓
プロゲステロンがしっかり分泌され
子宮内膜がふかふかになる

ふたつの女性ホルモンがバランスよく分泌されていると、着床しやすく、妊娠維持もされやすい。

女性ホルモンのピークは？

女性の一生とホルモン量の関係

女性ホルモンの分泌量は
20代後半がピークです。
分泌量の変化とともに体にも様々な症状が。

女性の一生は「小児《しょうに》期」、「思春《ししゅん》期」、「性成熟《せいせいじゅく》期」、「更《こう》年《ねん》期」、「老年《ろうねん》期」と5段階に分けられます。

小児期の間は女性ホルモンの分泌はほとんどありません。成長し、妊娠に備えて女性らしい体になってくる思春期頃から分泌が増え、閉経に向かって減少していきます。分泌量が最も多くなるのはだいたい20代後半頃です。

30代になると徐々に分泌量が減りはじめます。40代に入ると「プレ更年期」と呼ばれ、更年期症状に似たような不調が現れることがあります。

年齢とともに女性ホルモンが減少するのは自然の摂理です。体の変化に気づいて、うまく付き合えるように早くから準備しておきましょう。

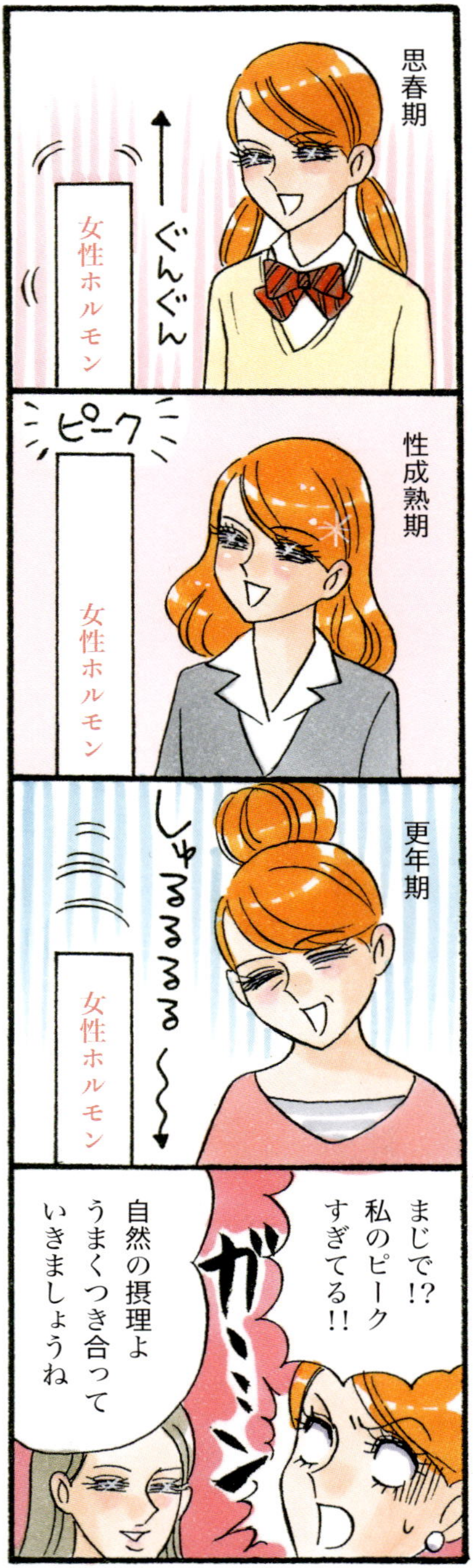

思春期
ぐんぐん
女性ホルモン
ピーク
性成熟期
女性ホルモン
更年期
しゅるるるる〜〜
女性ホルモン
まじで!? 私のピークすぎてる!!
ガーン
自然の摂理よ うまくつき合っていきましょうね

年齢と女性ホルモン分泌量の変化

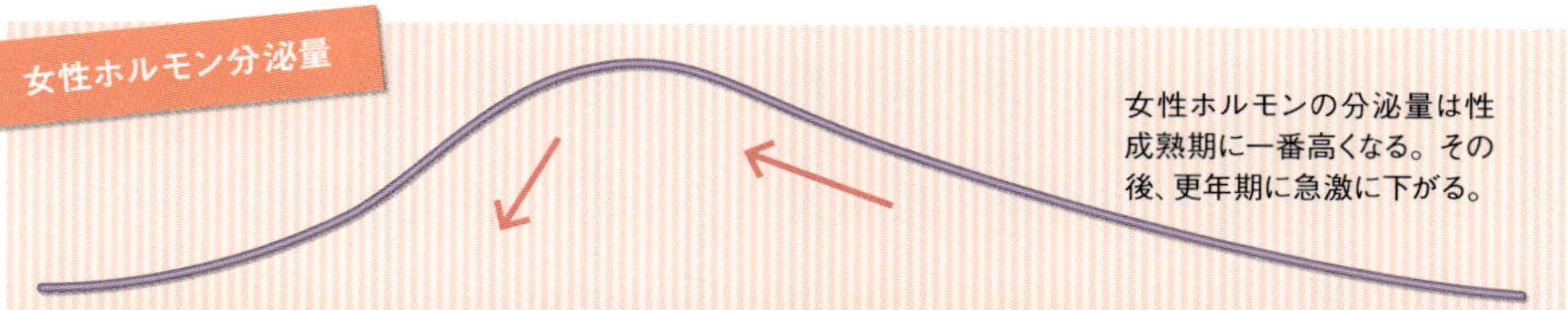

女性ホルモンの分泌量は性成熟期に一番高くなる。その後、更年期に急激に下がる。

更年期（閉経　平均 50 才）	性成熟期	思春期（初経　平均 12 才）	小児期
45歳以降になると女性ホルモンの分泌量が低下していき、不調が多くみられるようになる。やがて閉経を迎える。	女性ホルモンの分泌量が増え、バランスも安定してくるので、妊娠・出産がしやすい体になる。	女性ホルモンの分泌がはじまって、月経が起こるようになる。胸がふくらみはじめ、徐々に女性らしい体つきになる。	女性ホルモンはまだ働かないので、男の子と同じような体つき。身長や体重はどんどん増えて成長していく。

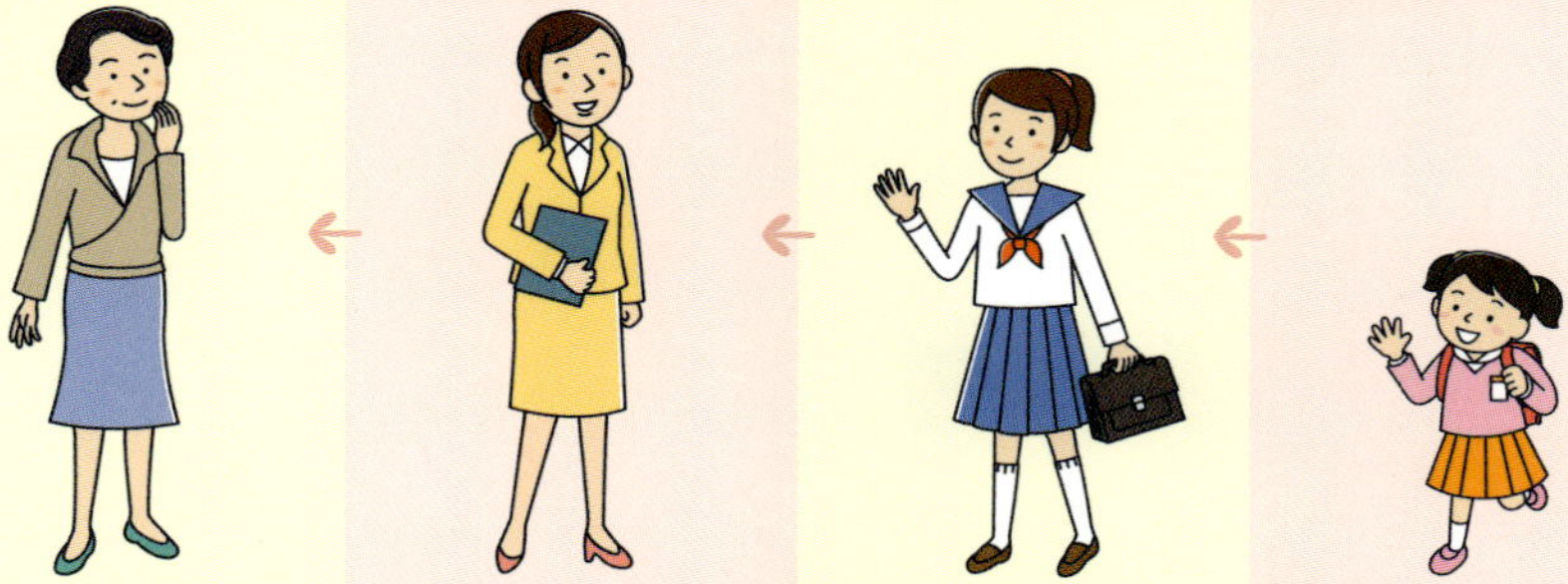

更年期症状が起こる頃

【 女性ホルモン活発時期 】

女性ホルモンの分泌がなくなる更年期以降はどうなるの？

ほとんどの女性が55歳を迎える頃には月経が完全に止まり、閉経しています。この時期以降を「老年期」と呼び、更年期症状はおさまってきますが、体が老化していくため、白髪が目立ったり、病気のリスクが高まったりします。

現代女性の寿命はのび、更年期以降は第二の人生ともいえるでしょう。更年期をうまく乗り越えるためにはＨＲＴ《エイチアールティー》（50ページ参照）がおすすめです。この治療は骨粗鬆症《こつそしょうしょう》や動脈硬化《どうみゃくこうか》といった病気の進行を抑えてくれる効果があり、若々しさと元気をキープしてくれます。

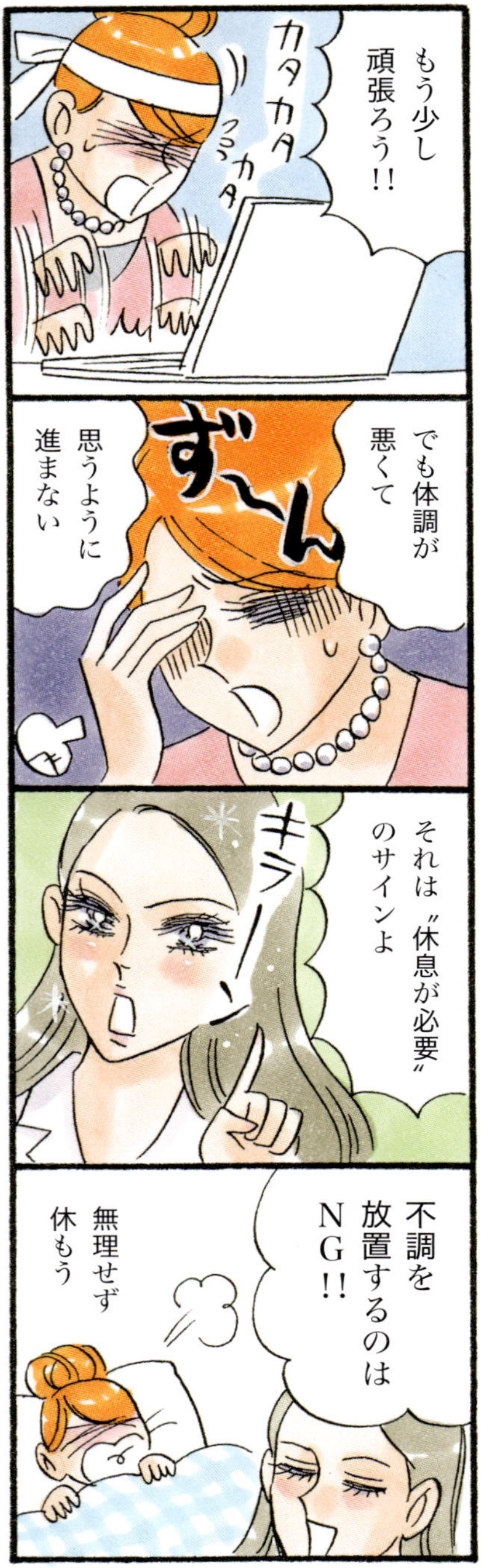
もう少し頑張ろう!!
カタカタ
カタカタ
でも体調が悪くて思うように進まない
ず〜ん
それは"休息が必要"のサインよ
キラーン
不調を放置するのはNG!!
無理せず休もう

若い人にも危険がいっぱい！
女性ホルモン減少のSOS

肩こりや冷え性といった不調は体からのサイン。長く続いて諦めモードになっていませんか。放っておくと大きな病気に発展することも！

現代女性がホルモンバランスを乱す原因は、ずばりストレスです。ホルモン分泌の指令を出す脳がストレスにより ダメージを受けることで、卵《らん》巣《そう》に指令を出せず、女性ホルモンがうまく分泌されないという状態が起こります。

頭痛や冷え性、肩や首がこるといった症状はある程度我慢してやりすごし、深刻に考えていない人が少なくありません。しかし、このような不調は「疲れた！　休息が必要だよ」という体からの無言のSOSなのです。

不調を放置しがちな現代女性には、月経痛《げっけいつう》や月経不順《げっけいふじゅん》、無排卵《むはいらん》などの病気が増えています。不調を感じたら、54ページ以降を参考にこまめにケアしましょう。

女性ホルモンと体調の変化

なんと現代女性の
３人にひとり!?

ホルモンが出ている状態

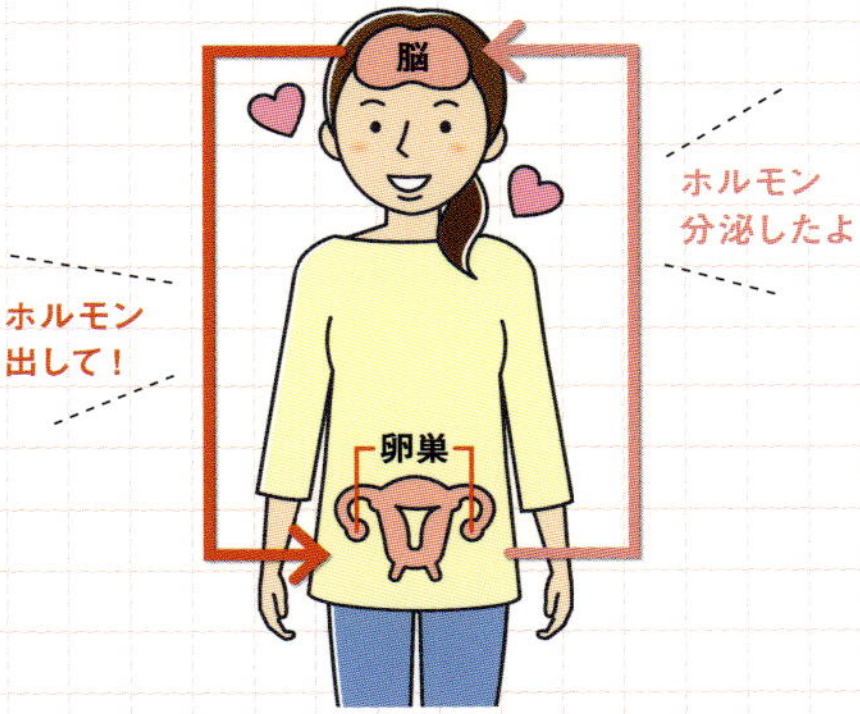
脳
ホルモン
分泌したよ
ホルモン
出して！
卵巣

- 卵巣機能正常
- 月経周期正常
- 体が冷えない
- 内臓脂肪がつきにくい
- 女性らしい体
- 肌・髪がつややか

うまく分泌
されないと…

ホルモン分泌異常状態

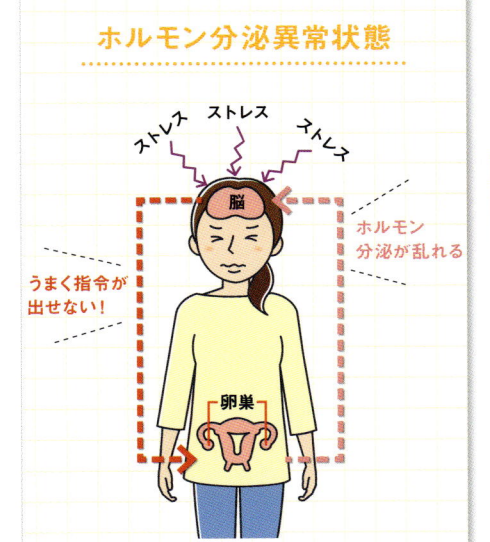

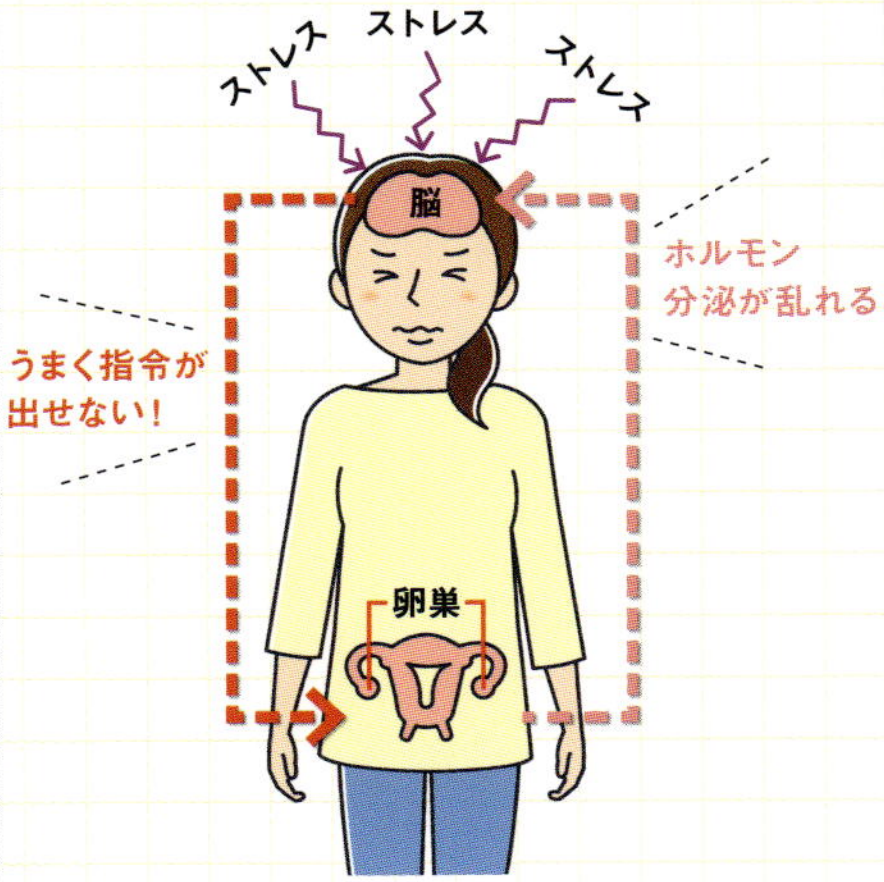
ストレス
ストレス
ストレス
脳
ホルモン
分泌が乱れる
うまく指令が
出せない！
卵巣

SOS が体から出ます

ストレスなどによって脳がホルモン分泌の指令をうまく出せなくなると、女性ホルモンのバランスが乱れて、体の様々な部分に不調が現れる。

- 月経不順
- 不妊症
- 体が冷えやすい
- 肩こり・首こり
- むくみ
- 肌荒れ・乾燥

加齢により分泌量が少なくなる

更年《こうねん》期の状態

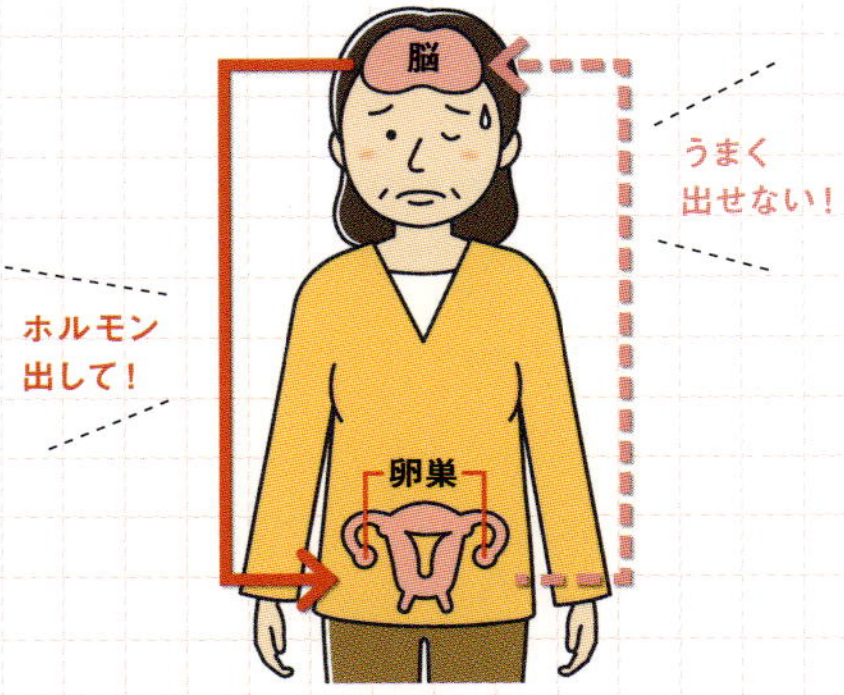
脳
うまく
出せない！
ホルモン
出して！
卵巣

- 更年期症状が起こる
- 月経不順
- 抜け毛・薄毛が目立つ
- 太りやすい
- 体力が落ちる
- 骨量の減少

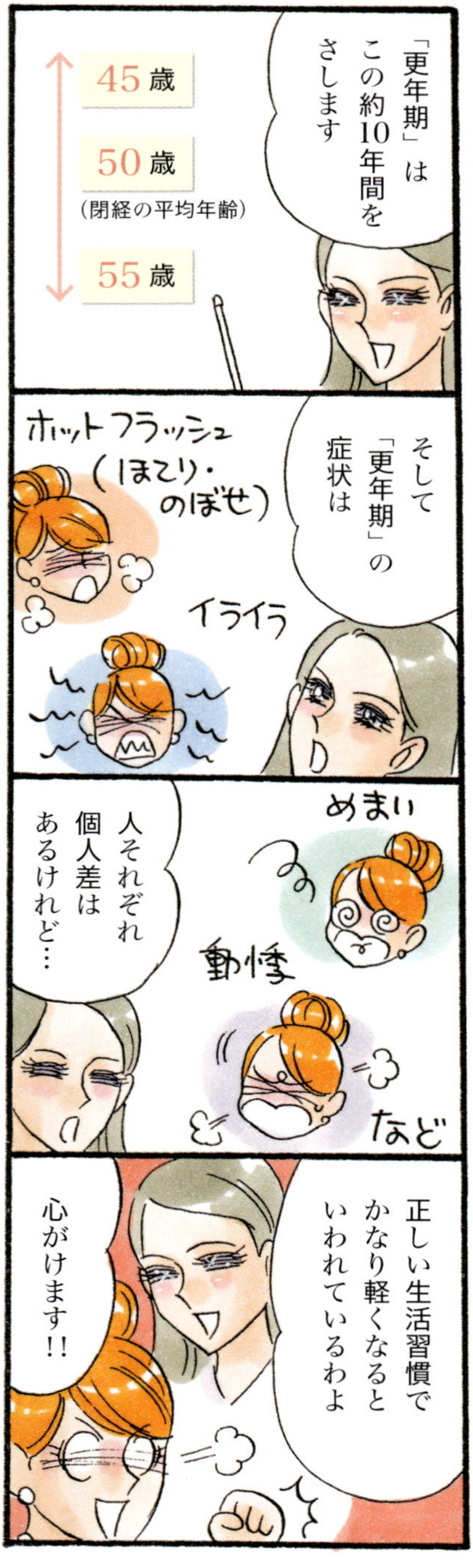
「更年期」は
この約10年間を
さします
45歳
50歳
（閉経の平均年齢）
55歳
そして
「更年期」の
症状は
ホットフラッシュ
（ほてり・のぼせ）
イライラ
人それぞれ
個人差は
あるけれど…
めまい
動悸
など
正しい生活習慣で
かなり軽くなると
いわれているわよ
心がけます!!

女性ならいつかは訪れる

更《こう》年《ねん》期との付き合い方

40代後半から
一気に心身に不調が現れたら
それは更年期のはじまりです。

更年期とは45〜55歳頃の閉経をはさんだ約10年間です。月経周期が不規則になったり、経血《けいけつ》の量が減ったり、逆に突然増えたりといった症状が現れたら、更年期のはじまりと思ってよいでしょう。

更年期には女性ホルモンの分泌量が急激に減少するので、心と体がうまく対応できません。そのため、ホットフラッシュ（ほてり・のぼせ）やイライラ、めまい、動悸《どうき》といった様々な症状が現れ、日常生活に支障をきたすほどの状態を「更年期障害」といいます。

更年期の症状は個人差がありますが、正しい生活習慣を心がけるだけでも軽くなるといわれています。ひどいようなら症状を緩和する治療を受けることを考えましょう。

更年期症状が起こるしくみ

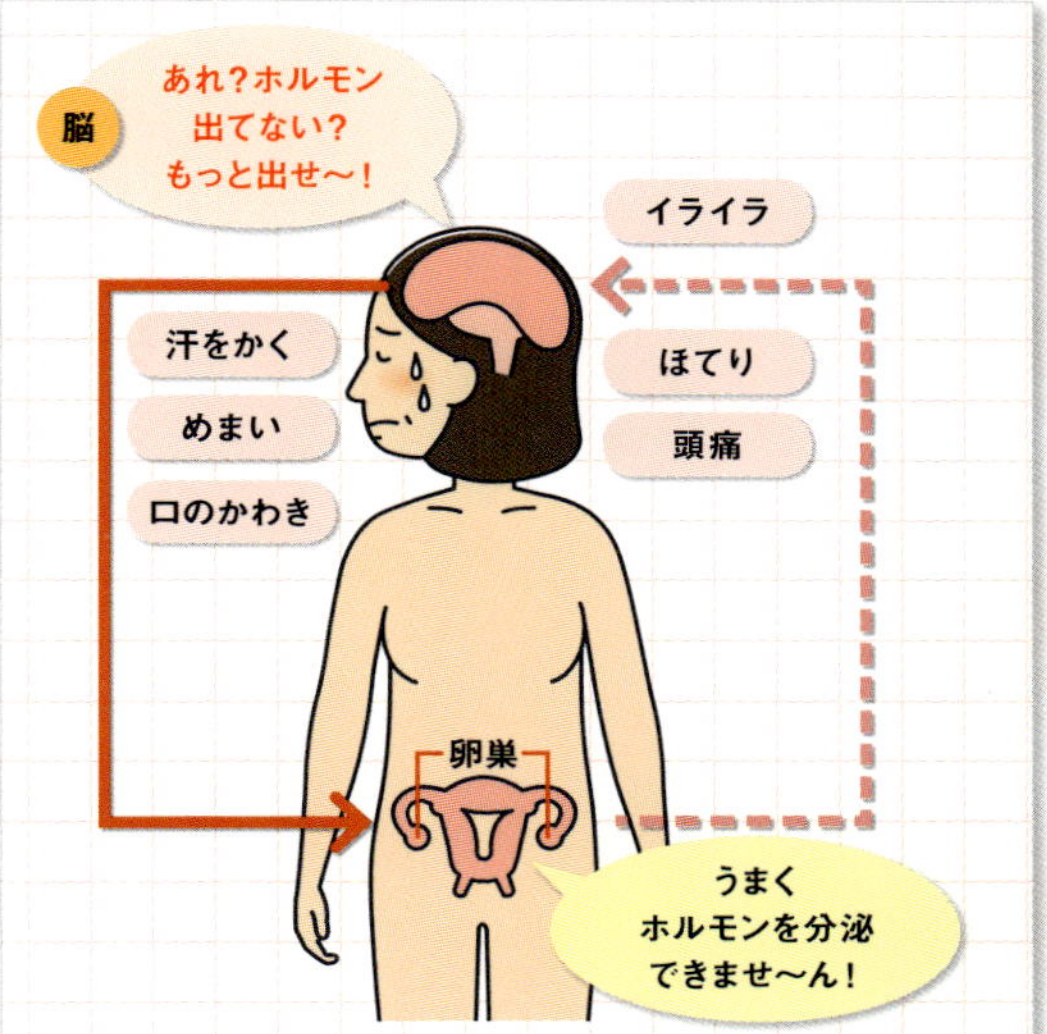
脳
あれ？ホルモン
出てない？
もっと出せ〜！
イライラ
汗をかく
ほてり
めまい
頭痛
口のかわき
卵巣
うまく
ホルモンを分泌
できませ〜ん！

卵巣機能が低下すると脳からの指令に応えられなくなる。しかし、脳からは分泌の指令がさかんに行われるため、ホルモンバランスがくずれた状態になり、更年期症状が起こる。

年齢を重ねる

↓

卵巣《らんそう》機能低下

↓

ホルモンバランスがくずれる

↓

更年期症状

↓

こんな症状が起こります

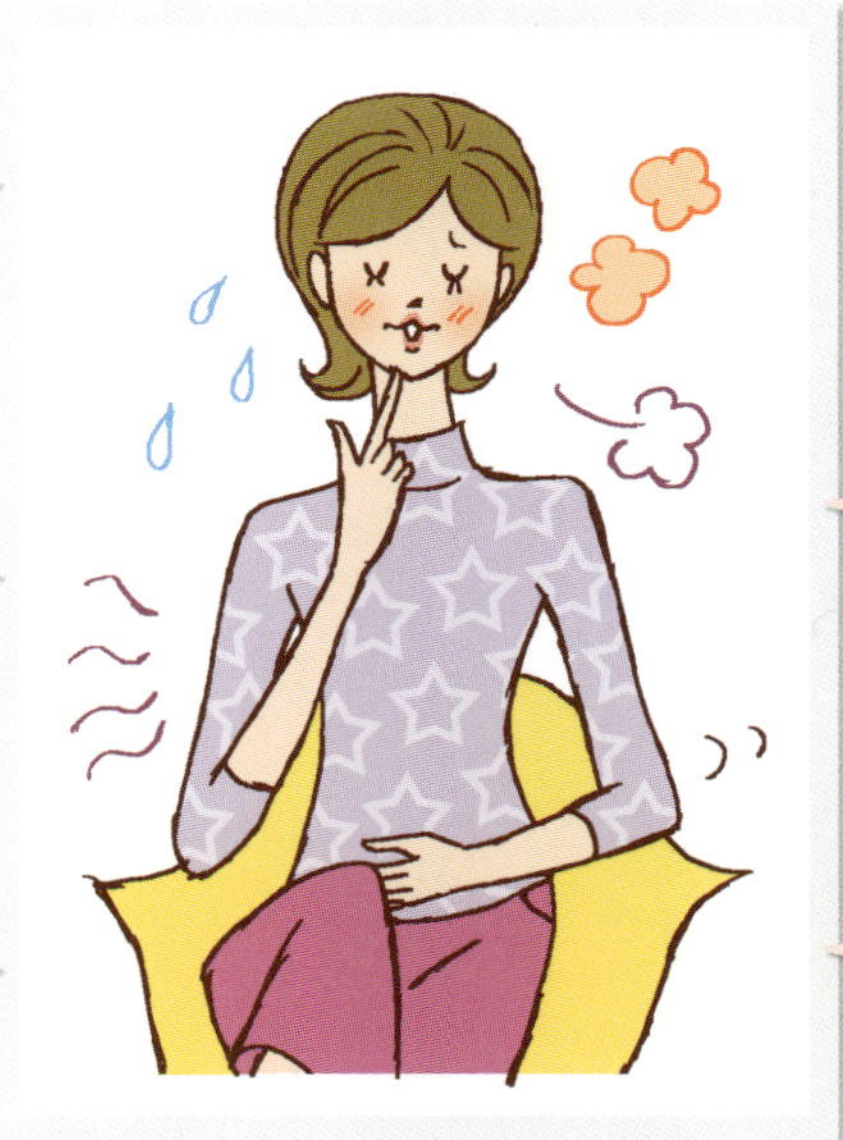

自律神経系《じりつしんけいけい》

自律神経が乱れると体温調節がうまくできず、ほてりやのぼせ、冷えなどが起こる。

消化器系《しょうかき》

便秘・下痢といった排便に関係する症状や吐き気、食欲不振、胃もたれなどが起こる。

精神神経系

頭痛やめまい、不眠、イライラなどの症状が起こる。ひどくなるとうつ病を発症するケースもある。

泌尿器系《ひにょうき》

泌尿器の粘膜が萎縮したり薄くなったりするため、頻尿（ひんにょう）や尿失禁（しっきんしょう）が起こる。

運動器系《うんどうき》

軟骨のうるおいがなくなり、関節がスムーズに動かせなくなって肩やひざの痛みなどが起こる。

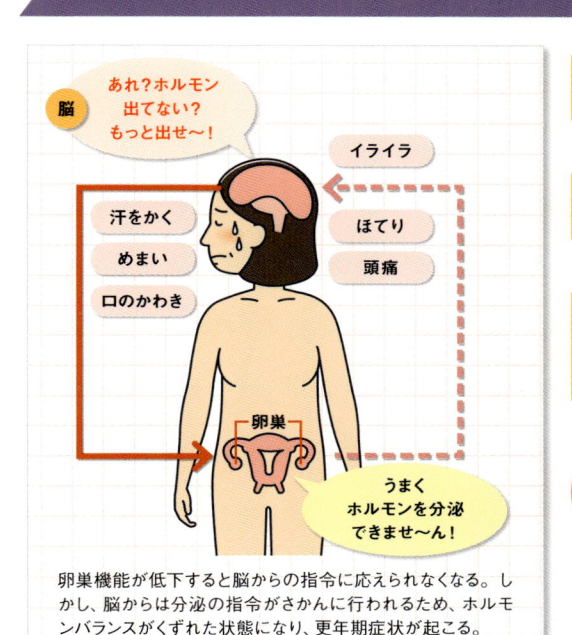

女性ホルモンが関係する
プチ不調20

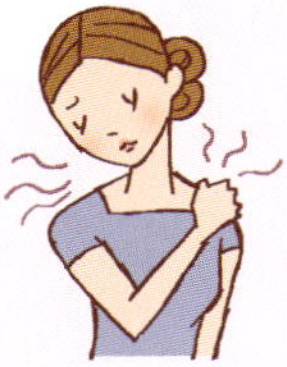

日頃からケアして女性ホルモンを復活

仕事をしている人であればパソコン作業やプレッシャー……。主婦であれば育児や夫のサポートで自分のことは後回し……。立場や生活習慣、体質、性格によって体に現れる症状は様々です。

女性ホルモンのバランスがくずれるとどんな症状が出るのか、その原因と解消方法を紹介します。

「これくらい大丈夫、いつものことだから」とやりすごさず、体からのSOSをキャッチして向き合いましょう。

1 首こり・肩こり

〈慢性化すると吐き気なども〉

筋肉の疲れと血行不良が原因です。運動不足や長時間のパソコン作業、ストレスなどによる女性ホルモンのバランスの乱れも血行を悪くする要因です。体を温めたり、動かしたりして解消するよう努めて。

2 冷え性

〈中からも外からも温めて〉

女性ホルモンや自律神経《じりつしんけい》のバランスの乱れによって、血液循環が悪くなるために起こります。冷えを放っておくと、むくみや便秘などの不調にもつながります。薄着は避け、半身浴をして体を芯から温めましょう。

3 頭痛

〈ホルモンの影響も〉

月経前や月経中に痛みが強くなる頭痛は、ホルモンの増減が脳に影響を与えるためです。市販薬でおさまらないなら、受診しましょう。肩こりなどから起こる頭痛の場合は、疲れがたまらないように注意を。

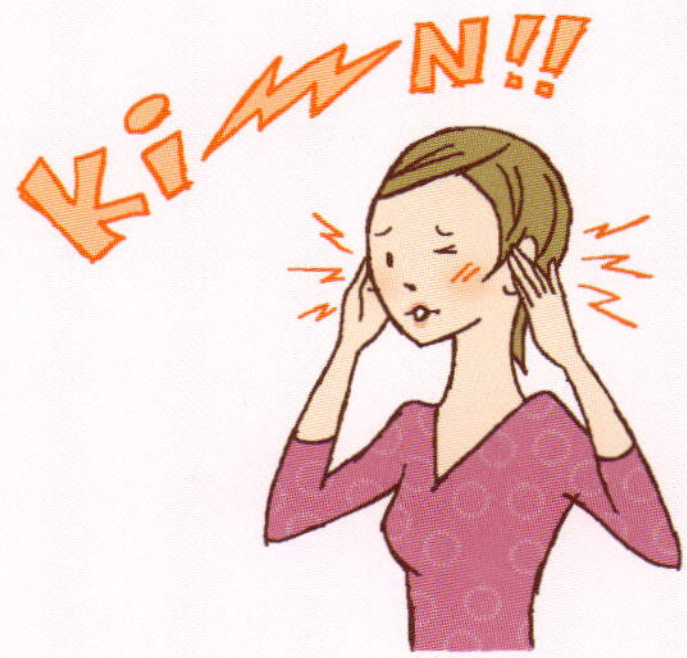

4 むくみ

〈マッサージなどで血行改善を〉

むくみは血液循環が悪くなり、余分な水分がたまった状態です。冷えや代謝の低下、疲れがたまったときによく起こります。また、月経前は水分をため込みやすい状態になるので、とくにケアしましょう。

5 目の下のくま

〈一番の原因は血行不良〉

女性ホルモンのバランスのくずれや、パソコン作業での目の酷使、疲労がたまった状態が続くと目の下にくまができ、疲れた印象に。運動やマッサージなどで血行をよくするようにしましょう。

6 めまい

〈原因はストレスや疲れ〉

女性ホルモンのバランスが乱れ、自律神経の働きが悪くなると、脳の血流が悪くなります。そのため、フワフワと体が浮くような感覚や、疲れたときにフラッとする症状が現れます。質のよい睡眠が効果的です。

7 耳鳴り

〈リラックスタイムを設けて〉

女性ホルモンのバランスが乱れ、自律神経の働きが悪くなるとキーンというような音の耳鳴りがすることがあります。疲れやストレスが主な原因なので、体を休め、ストレスの解消に努めましょう。

8 のぼせ

〈体を冷やさないよう調節を〉

エストロゲンの急激な減少で自律神経が乱れると、血管が拡張してのぼせることがあります。とくに更年《こうねん》期に多い症状で、冷えをともなうことがほとんど。下半身は冷やさないように注意しましょう。

9 便秘・下痢

〈ホルモンの影響かも〉

プロゲステロンは腸のぜん動運動を抑える働きがあり、月経前には便秘になりがちです。また、月経がはじまると腸管の動きが活発になり下痢をしやすくなります。お腹まわりを冷やさないようにしましょう。

10 貧血

〈女性の40%は貧血予備軍!?〉

女性に貧血が多いのは、ダイエットによる栄養不足や毎月の月経で鉄分が失われるためです。放っておくと、冷え性にもつながります。貧血予防にはタンパク質やビタミンC、鉄分をしっかり摂取するようにしましょう。

11 吹き出もの・肌荒れ

〈月経前の吹き出ものに注意〉

プロゲステロンが多く分泌される月経前は、皮脂の分泌がさかんになり、額や口まわりに吹き出ものができやすくなります。また、ホルモンバランスが乱れると新陳代謝が悪くなり、肌荒れが起こります。よく睡眠をとりましょう。

12 くすみ・シミ

〈UVケアは欠かさずに〉

エストロゲンの分泌が低下すると肌の新陳代謝も低下し、メラニン色素をスムーズに追い出すことができず、シミができやすい状態になります。くすみは血行不良が主な原因です。生活習慣を見直してみましょう。

13 乾燥・かゆみ

〈肌の水分不足が起こります〉

エストロゲンの分泌が低下すると、肌の新陳代謝も低下し、肌のうるおいや弾力が失われます。そのため、肌が乾燥してかさつき、化粧のノリが悪くなったり、かゆみが出たりすることも。洗顔などはやさしく行いましょう。

14 たるみ・シワ

〈たるみとシワは紙一重〉

エストロゲンの減少のほか、紫外線、肌の乾燥や筋力低下などが積み重なると、肌の弾力が落ちてたるみ、年齢を重ねると深いシワとなります。UVケアをしっかり行うほか、顔の筋肉を意識して動かして。

15 抜け毛・薄毛

〈エストロゲン減少のサイン〉

豊かな髪を保っているのはエストロゲンの働きです。更年《こうねん》期に分泌量が減ったり、ストレスで女性ホルモンが乱れたりすると、ヘアトラブルが起こります。規則正しい生活習慣を心がけ、睡眠時間を十分確保して。

16 イライラ

〈ついカッとなりやすい〉

女性ホルモンのバランスの乱れが自《じ》律神経《りつしんけい》に影響を及ぼし、ささいなことでイライラしたり、情緒不安定になったりします。とくに月経前は女性ホルモンの急変動からイライラしがちに。ゆったりすごすようにしましょう。

17 落ち込み

〈長引くなら医師に相談を〉

ささいなことで泣き出す、何をしてもつまらなく感じるなど。女性ホルモンの乱れによって、脳の神経《しんけい》伝《でん》達物《たつぶつ》質《しつ》・セロトニンがうまく分泌されなくなっている可能性があります。ゆっくり休んで心を安定させましょう。

18 集中力の低下

〈休むことが必要です〉

疲労がたまると女性ホルモンのバランスが乱れ、自律神経の働きが鈍ります。やる気がなくなり、記憶力や集中力の低下といった症状がみられたら、自分を責めずに休息をとるように心がけましょう。

19 不眠

〈自律神経の働きを正常に〉

女性ホルモンの乱れによって自律神経がうまく働かないと、交感神経《こうかんしんけい》から副交感神経《ふくこうかんしんけい》に切りかわらず、眠りの質が悪くなります。寝る前はコーヒーなどカフェインは避け、リラックスしてすごすようにしましょう。

20 眠気

〈睡眠の質を大切に〉

月経前はプロゲステロンの作用によって日中眠くなることがあります。月経に関係せず常に眠いと感じるなら自律神経の乱れかもしれません。部屋を暗くして、質のよい睡眠をとるように心がけて。

女性ホルモンが関係する

病気10

体の異変に気づいたら早めに婦人科へ受診を

ちょっとした不調を我慢してやりすごしたり、病院に行くほどではないだろうと自分の体を過信してはいませんか。

不調が続いてつらく感じたら病気の可能性も考えられます。ぜひ婦人科を受診しましょう。また、定期的に婦人科検診を受けて、自分の体の状態を把握しておくことも大切です。

1 月経《げっけい》不順《ふじゅん》

〈自分の月経周期をチェック〉

正常な月経周期は25〜38日です。周期がこれより短い、もしくは長い状態を「月経不順」と呼びます。

ストレスがたまると脳から卵巣《らんそう》への指令が出せなくなり、月経が不規則になります。生活習慣を見直して改善をしても、2か月以上月経がない、2週間で月経が来るというような状態なら早めに婦人科を受診しましょう。

【症状】

- 月経周期が24日以下もしくは39日以上

2 無《む》排卵《はいらん》周期《しゅうき》症《しょう》

〈不妊症の恐れあり〉

排卵障害《はいらんしょうがい》のひとつです。規則的に月経はあっても排卵が起こっていない状態です。卵子が排出されないので、妊娠が成立しません。基礎体《きそたい》温《おん》（32ページ参照）をつけると、低《てい》温期《おんき》と高温期《こうおんき》の二相に分かれず、一相性のグラフになります。

ストレスが原因のことが多いので、生活習慣の改善を。妊娠を望む場合、婦人科で排卵誘発治療を行います。

【かかりやすい人】

- ストレスが多い
- 喫煙者
- 無理なダイエットを行っている
- 肥満　など

3　PMS《ピーエムエス》（月経前症候群《げっけいぜんしょうこうぐん》）

〈病気という意識をもって〉

月経のはじまる3〜10日くらい前からイライラしたり、頭痛や腹痛があったり……。このような症状は月経に向けて女性ホルモンが急変動することが原因のひとつとされています。

症状がひどくて起き上がるのもしんどい、イライラして人にあたってしまうというように日常生活がつらいと感じたら、婦人科を受診しましょう。

【症状】

- 胸の張り
- 肩こり
- 便秘
- けん怠感
- 過食
- 集中力の低下
- イライラ
- 気分の落ち込み　など

現代女性に多いPMS ひどくなる前にセルフケアを

PMSは生真面目な人や責任感の強い人、ストレスの多い人ほど症状が重い傾向にあるようです。月経前は次のようなケアを心がけて。

1　基礎体温で把握

基礎体温（32ページ参照）をはかる習慣をつけると月経前の体調が悪くなる時期がわかるようになります。時期を把握しておくだけでも、気持ちが楽になり、症状が軽くなることもあります。

2　リラックスする

PMSの症状が出はじめたら、自分の好きな香りをかいだり、人と接するのを控えたり、半身浴で体を温めたりしてリラックスするように努めましょう。

4　自律神経失調症《じりつしんけいしっちょうしょう》

〈不調を感じたら疑いましょう〉

自律神経には活動時に働く「交感《こうかん》神経《しんけい》」とリラックス時に働く「副交感神経《ふくこうかんしんけい》」の2種類があり、通常、バランスをとりながら交互に切りかわります。このバランスが乱れるのが自律神経失調症です。女性ホルモンの乱れも影響するので、更年《こうねん》期はとくにかかりやすくなります。症状には個人差がありますが、原因のわからない不調が続いたら、医師へ相談を。

【症状】

- 動悸《どうき》
- 耳鳴り
- イライラ
- 頭痛
- めまい
- 口のかわき
- 多汗　など

5 脂《し》質《しつ》異《い》常《じょう》症《しょう》

〈自覚症状がないので要注意〉

血液中の悪玉コレステロールや中《ちゅう》性《せい》脂《し》肪《ぼう》が増えたり、善玉コレステロールが減ってしまう状態です。エストロゲンには血液中のコレステロール値を調節する働きがあるので、更《こう》年《ねん》期に減少することで、脂質異常症のリスクが高まります。放置すると動脈硬化《どうみゃくこうか》や脳梗塞《のうこうそく》などにつながることがあります。定期的に健康診断を行うことが大切です。

【 かかりやすい人 】

- アルコール摂取量が多い
- 家族に脂質異常症の人がいる
- 更年期以降の女性
- 肥満傾向にある
- 肉や脂っこい食事を好む
- 運動不足　など

6 痛《つう》風《ふう》

〈女性にも起こる病気です〉

痛風は体内にたまった尿酸《にょうさん》が結晶となり、関節などに沈着して発作が起こる病気です。男性の病気というイメージが強いですが、女性も更年期になると尿酸値が増えてかかりやすくなります。これは尿酸の排泄《はいせつ》を促進する働きがあるエストロゲンが減少するためです。過度のアルコールは避け、肥満やストレスなどに注意して予防しましょう。

【 症状 】

- 関節がはれる
- 関節が痛い

【 かかりやすい人 】

- アルコール摂取量が多い
- 肥満
- ストレスが多い　など

7 骨《こつ》粗《そ》鬆《しょう》症《しょう》

〈骨がもろく、骨折しやすい〉

エストロゲンには骨量を保つ働きがあります。更年期になって分泌量が減少すると、骨がもろくなり、折れやすい状態になります。また、年齢を重ねるとカルシウムの吸収力が落ちてくるのも原因のひとつです。適度な運動を心がけ、極端なダイエットはしないなど若いうちから注意が必要です。

【 症状 】

- 背中から腰にかけて痛みがある
- 骨折しやすい
- 身長が低くなった　など

8 萎《い》縮《しゅく》性《せい》腟《ちつ》炎《えん》

〈更年期以降に多い病気です〉

女性の腟内は女性ホルモンによって適度な酸性に保たれ、細菌が繁殖しにくい状態になっています。

分泌量が低下すると腟の粘膜も萎縮して、かゆみや臭いのあるおりものの、不正出血などが起こります。これが萎縮性腟炎です。腟の中が傷つきやすい状態になっているので、性交時出血をくり返すこともあります。早めに医師へ相談を。

【症状】

- かゆみ
- 黄色っぽいおりもの
- 臭いのあるおりもの
- 性交痛
- 性交時出血　など

9 頻《ひん》尿《にょう》・尿《にょう》失《しっ》禁《きん》

〈骨《こつ》盤《ばん》底《てい》筋《きん》の筋力アップを〉

更年期以降、女性ホルモンの分泌低下によって膀《ぼう》胱《こう》の粘膜が萎縮し、頻尿になることがあります。尿失禁は加齢や出産、肥満などによって尿道や膀胱を支える骨盤底筋という筋肉群が弱まるために起こります。最近では若い女性にも増えてきています。58ページ以降を参考に骨盤の体操を取り入れて、骨盤底筋を鍛えるようにしましょう。

【症状】

- トイレの回数が多い
- 夜間トイレに起きる
- 尿を我慢できない
- お腹に力を入れると尿がもれる　など

10 更《こう》年《ねん》期《き》うつ病《びょう》

〈早めにカウンセリングを〉

更年期になると、女性ホルモンのバランスがくずれて不安定になります。気分が沈んだり、何もする気が起こらなかったりする状態が2週間以上続くような場合、うつ病の可能性があります。長く続くと自殺を考えるほど深刻になることも。ストレスはひとりで抱え込まずに、早めに心療内科へ行くなど対策をとりましょう。

【症状】

- 意欲の低下
- 集中力の低下
- 気分の落ち込み
- 不安感
- 不眠
- 朝起きられない
- 吐き気
- 食欲不振　など

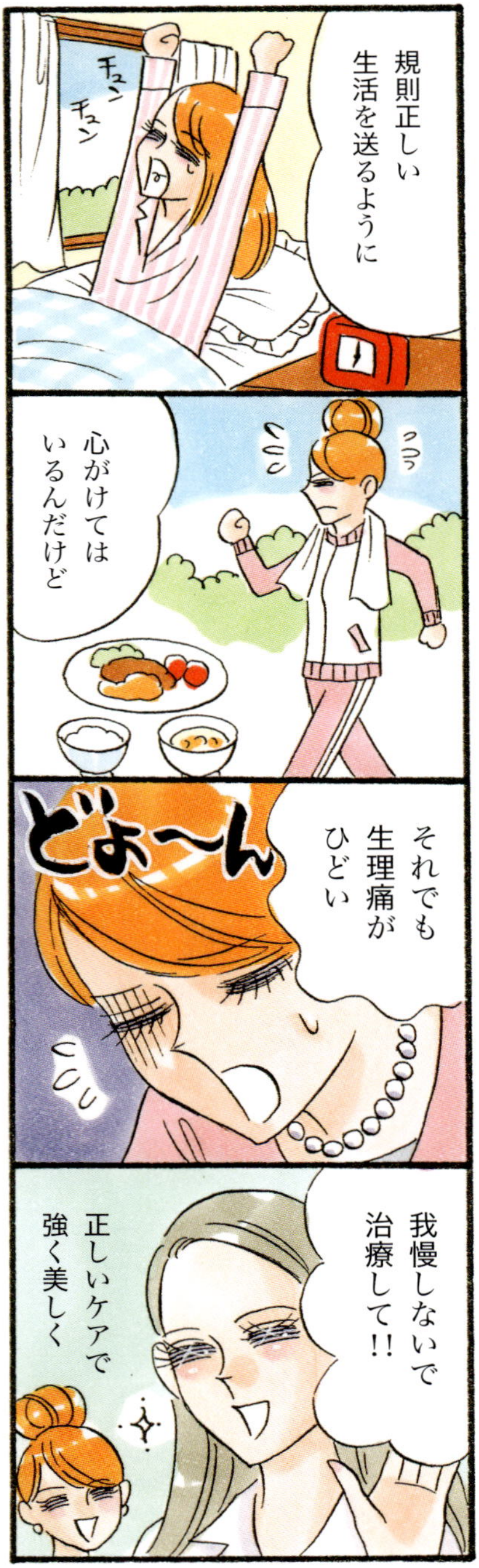
チュン
チュン
規則正しい
生活を送るように
心がけては
いるんだけど
どよ〜ん
それでも
生理痛が
ひどい
我慢しないで
治療して!!
正しいケアで
強く美しく

なかなか改善しない不調に

女性ホルモンメディカルケア

女性ホルモンに翻弄《ほんろう》され、自分らしさをなくしては人生台なし。生活習慣の見直しでも改善しないなら早めに治療を。

ホルモンバランスを整えるためには生活習慣が大切です。しかし、気をつけていても、月経痛で鎮痛剤を飲んでも効かない、月経周期が定まらない、更年《こうねん》期症状で日常生活に支障をきたしているといった状態なら、治療が必要です。

ホルモンバランスが本格的に乱れる前の「プレ更年期」世代には低用量ピルが有効です。避妊のイメージが強いピルですが、ホルモンバランスを整えて、月経不順《げっけいふじゅん》や月経痛《げっけいつう》などの不調を改善する働きがあります。

ホルモン分泌量が急激に減少する「更年期」世代には、ＨＲＴ《エイチアールティー》（ホルモン補充療法）がおすすめです。体内で作られなくなったエストロゲンを補い、根本的に不調を改善します。

月経のあるうちは「低用量ピル」

不調を感じる現代女性なんと8割も!?

低用量ピルはエストロゲンとプロゲステロンが配合された女性ホルモン薬です。内服することで脳がホルモン分泌が行われていると錯覚し、性腺《せいせん》刺激ホルモンの分泌が抑えられます。すると卵巣《らんそう》が休んだ状態となり、排卵《はいらん》が止まって子宮《しきゅう》内膜《ないまく》が薄くなり、月経痛や経《けい》血《けつ》量が抑えられます。

ピルは一日1錠を、21日間飲み続けてから7日間休んで出血を起こします。飲み続けると月経周期も安定化します。

〈 低用量ピルの効果 〉

1　PMS《ピーエムエス》（月経前症候群《げっけいぜんしょうこうぐん》）の緩和

月経にともなう下腹部の痛みやむくみなどを抑えられるほか、ニキビの軽減といった効果が期待できる。

2　排卵を止める

卵胞が発育しなくなり、排卵が抑えられる。子宮内膜が厚くならないので、万が一排卵・受精しても着床（ちゃくしょう）しにくくなる。

3　病気の予防

排卵による卵巣の損傷がないため、卵巣がんのリスクが低くなる。そのほか、子宮体がん、骨粗鬆症などのリスクの軽減も。

閉経を迎えたら「HRT」

不足してきたホルモンを補う更年期治療

HRTとは更年期に急激に減少してきたエストロゲンを補充することで、つらい更年期症状を抑える治療法です。問診、血液検査、子宮がん検診、乳がん検診などを受け、医師の判断のもと治療が行われます。

エストロゲンには更年期症状の改善のほかに、骨や血管を強くする、コレステロール値を調整するといった作用もあるため、骨粗鬆症《こつそしょうしょう》や動脈《どうみゃく》硬《こう》化《か》の予防にも役立ちます。

〈 メリット 〉

- 更年期症状の改善
- シワやくすみの軽減
- 骨粗鬆症の予防
- コレステロール値の改善

〈 デメリット 〉

- ５年以上の継続で乳がんのリスクが少し高まる
- 胸の張り
- 不正出血

乳がんのリスクが高まるといっても注意しながら定期的に検診をしていれば問題ないことが多い。

女性ホルモンの数値を調べる

ホルモン検査を受けると女性ホルモンの分泌や卵巣《らんそう》機能の状態がわかります。不調を感じる人は一度、自分のホルモンバランスの状態をチェックしてみましょう。

こんな人におすすめ！

- 無月経・無排卵《むはいらん》の人
- プレ更年《こうねん》期・更年期の症状がある人
- 不調がある人

など

唾液検査もおすすめ！

唾液を専用の容器に入れるだけなので痛みをともなわない。約3週間で診断結果が出る。

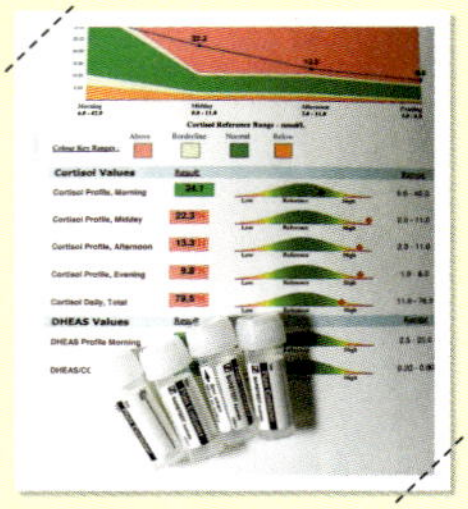

エストラジオール（エストロゲン）の基準値（血液）

卵胞期	19.5～144.2pg/mℓ
排卵《はいらん》期	63.9～356.7pg/mℓ
黄体期	55.8～214.2pg/mℓ
閉経後	32.2pg/mℓ 以下

※pg（ピコグラム）
※医療機関によって検査の基準値は異なります。

今の体の状態を細かく検査します

ホルモン検査では、エストロゲンやプロゲステロンのほか、脳から分泌される黄体形成《おうたいけいせい》ホルモンや卵胞《らんぽう》刺激ホルモン、男性ホルモンなどの数値を調べます。

数値によってホルモンの働きや卵巣の機能状態がわかり、不調改善の治療に役立ちます。

血液検査は活性化されているホルモンとそうでないホルモンの両方が計測されますが、唾液検査では活性化されているホルモンが反映されます。費用は医療機関により異なりますが3～4万円前後です。

a male sex hormone

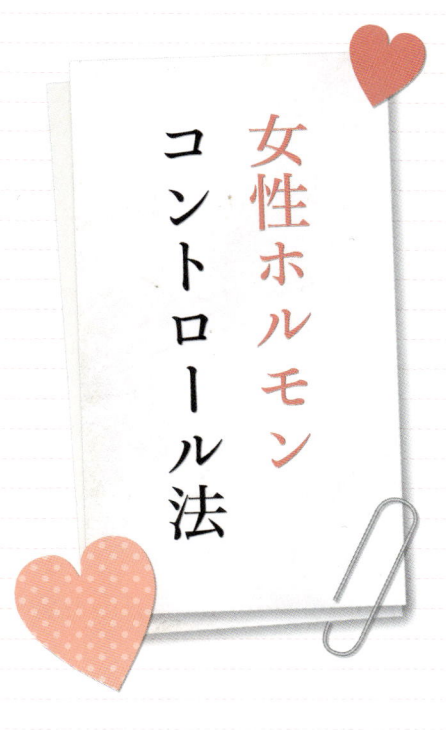

3

女性ホルモン
コントロール法

基礎がわかったら

女性ホルモンコントロールの秘訣

女性ホルモンを増やすだけじゃ意味がない！

3つのバランスが女を作る

ホルモン

体内で作られる情報伝達物質《じょうほうでんたつぶっしつ》で、体がうまく機能するように臓器《ぞうき》に働きかける。女性ホルモンは卵巣《らんそう》から分泌される。

女性ホルモンはここに属します

免疫《めんえき》

ウイルスや細菌などから体を守る働き。免疫機能が弱まると感染症やがんなどの病気になりやすくなる。

自律神経《じりつしんけい》

交感神経《こうかんしんけい》と副交感神経《ふくこうかんしんけい》のふたつからなり、体温や心拍、消化機能の調節など、人間が意識的にできない働きを司る。

3つのバランスが整うと女性ホルモンは自然とアップします！

「ホルモン」「自律神経」「免疫」の3つの機能が正常に働いているのが健康といえる状態です。

たとえば、ストレスなどによって体がダメージを受けると、ホルモンバランスがくずれて、自律神経が乱れ、免疫力が低下して病気になる可能性が高まります。このように、どれかひとつの機能が弱るとほかのふたつにも悪影響が及びます。

女性ホルモンの分泌を高めるには3つの機能を意識して、運動や食事などの生活習慣を改善することが大切です。

３つのバランスがくずれ 女性ホルモンが うまく働いていない体

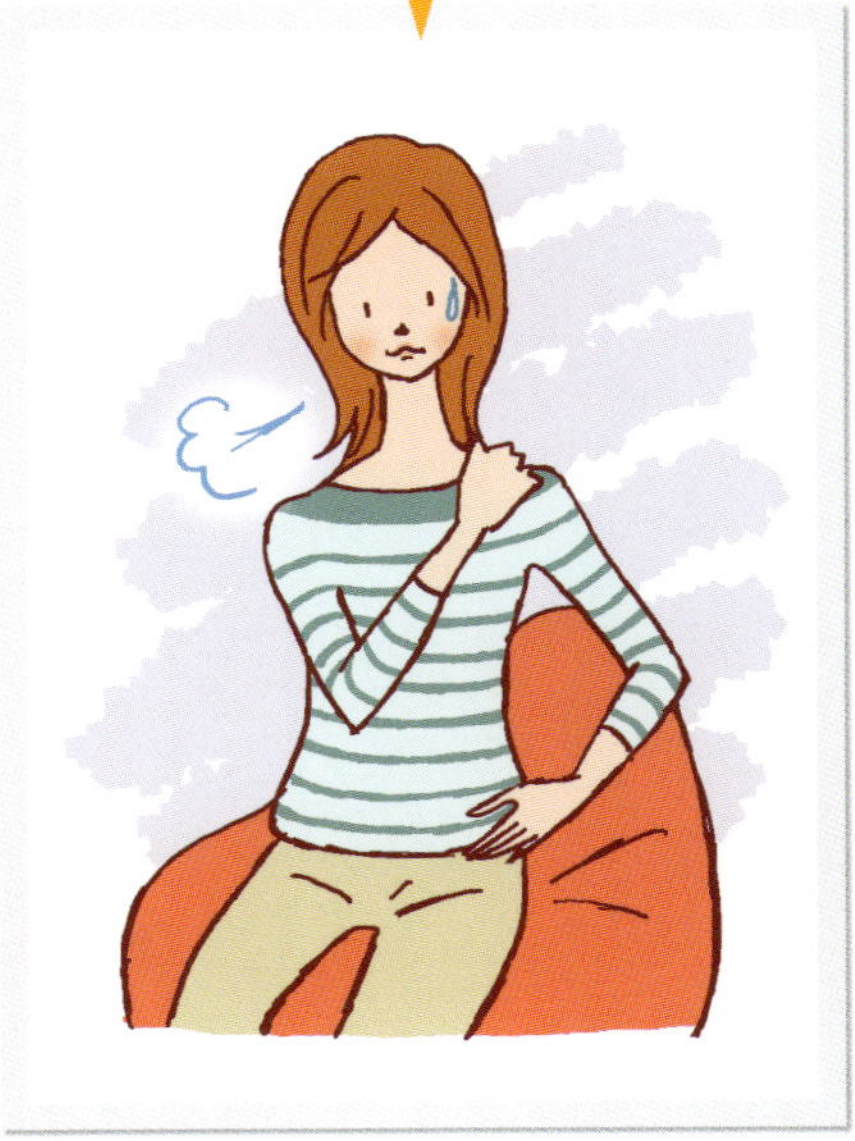

体の状態

- いつもやる気がない
- 体を動かすのがおっくう
- 月経が不順
- 肩こりや冷え性などの不調がある
- 肌荒れに悩んでいる
- 人間関係に悩んでいる
- イライラすることが多い
- 寝起きが悪い

３つのバランスが整い 女性ホルモンが 働いている体

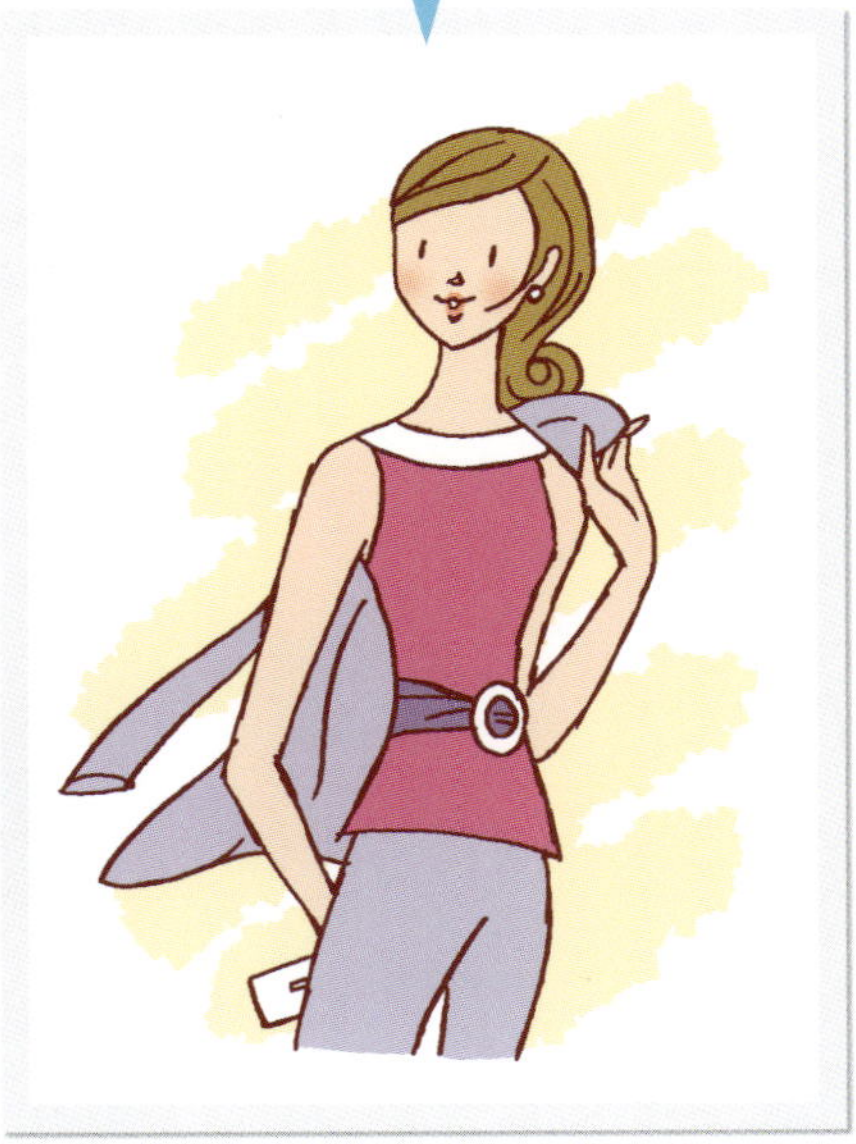

体の状態

- いつも笑顔でハツラツ
- 体を動かすのが好き
- 月経は周期通り
- 何を食べてもおいしく感じる
- ボディラインにメリハリがある
- 肌トラブルがない
- 人と接するのが好き
- 悩みはため込まない

ひとつでも あてはまったら 危険信号！

ホルモンバランスを くずす生活習慣

×寝る直前までパソコンや携帯を使っている

パソコンや携帯電話の画面からの光は交感神経《こうかんしんけい》を刺激し、自律神経《じりつしんけい》のバランスをくずしてしまいます。さらに、文字を打つなどの作業で脳が活発に働くと、熟睡することができず、睡眠の質が下がります。

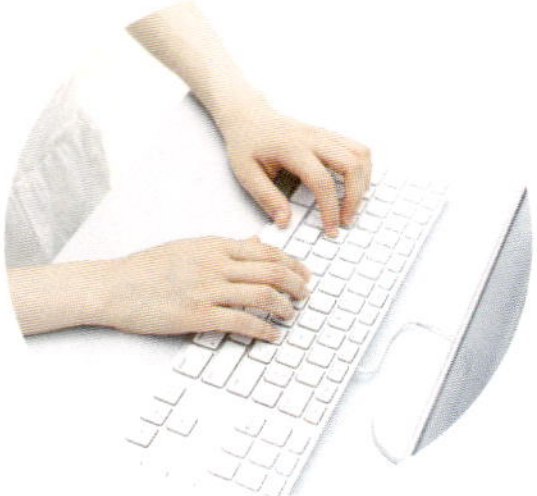

×あまり湯船につからず、シャワーが多い

シャワーでは体を芯から温めることができません。湯船につかると冷えが解消できるうえ、リラックスできるので自律神経の働きが正常化します。女性ホルモンの分泌も安定します。

×仕事のことばかり考えている

「私がやらなければ！」と責任感の強い人は私生活にも仕事を持ち込み、ストレスをためがちです。交感神経が働きすぎている傾向にあるので、ONとOFFの切りかえが必要です。

×タバコを吸っている

タバコに含まれる化学物質は血管を収縮させるため、全身の血流が悪くなり卵巣《らんそう》機能を低下させます。また、タバコはエストロゲンの働きを低下させ、月経《げっけい》不順《ふじゅん》や早期の閉経を招いてしまうこともあります。

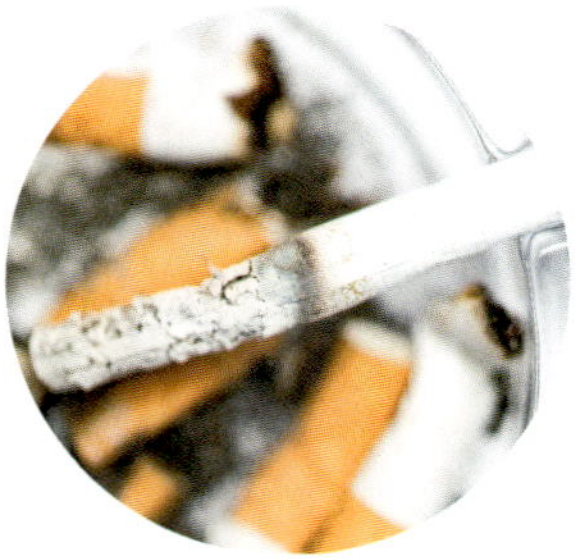

✕ 朝ごはんを抜くことが多い

朝何も食べたくない、時間がないから食べないなどの理由から朝食を抜く人が少なくないようです。朝食を抜くと自律神経がうまく切りかわらず、連動してホルモンバランスも乱れます。

✕ 甘いお菓子や飲みもの、揚げものが好き

油で揚げた食べものは活性酸素《かっせいさんそ》の発生につながり、とりすぎると代謝が悪くなったり老化が早まったりするリスクが高まります。また、甘い食べものは一見イライラがおさまりそうですが、血糖値が急激に上下するため、かえってイライラや不安感を高める原因になります。

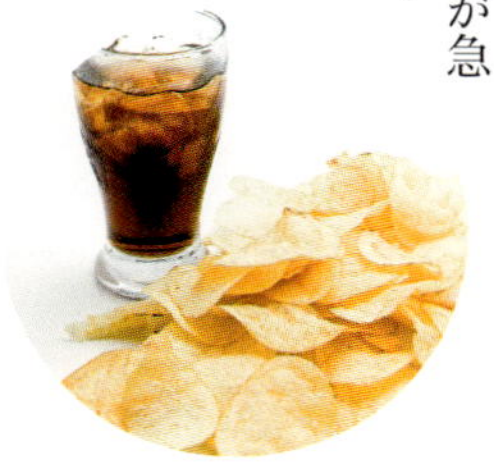

✕ 夜勤でもないのに昼夜逆転することがある

休日だからと、前日夜遅くまで起きて昼すぎまで寝るという昼夜逆転状態になっていませんか。体内のリズムがくずれると、自律神経の働きが悪くなり、ホルモンバランスも乱れます。

✕ 月経周期を把握できていない

前回いつ月経があったかわからないといった、自分の体について無頓着な状態では、病気のサインを見逃してしまいます。最低でも月経の開始と終わりの日は記録をつけて。

✕ 夕方以降にコーヒーを飲む

コーヒーに含まれるカフェインは交感神経を刺激し、脳を覚醒させて睡眠を妨げます。良質な睡眠が得られないと自律神経が乱れてしまいます。睡眠の約4時間前からは飲むのを避けたほうがよいでしょう。

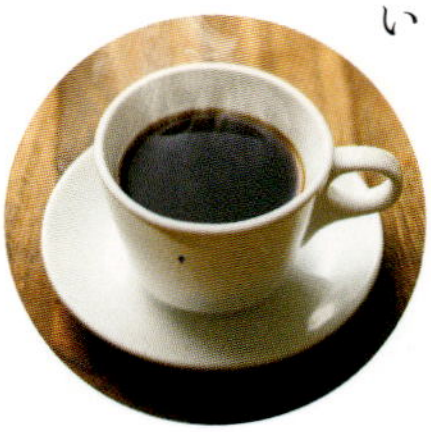

✕ セックス＝ストレス解消になっている

心の通じ合わないセックスは、結果的にストレスとなってはね返ってきます。何となく誘われたから、ストレスがたまったからなどの理由では心が満たされず、ホルモンバランスがくずれます。

運動でホルモンコントロール

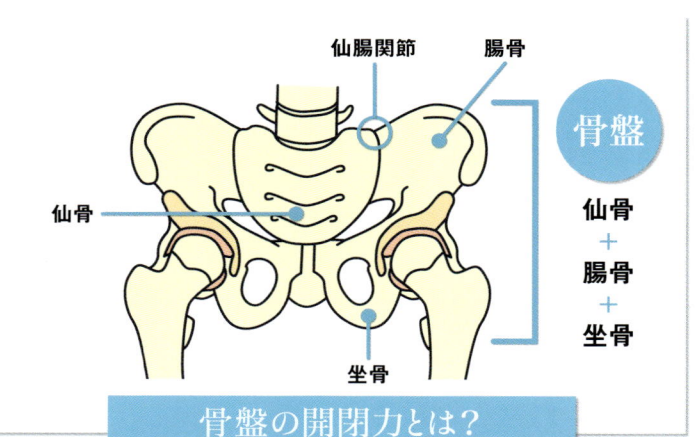

女性の体の根幹「骨盤」開閉力を身につけると女性ホルモン力アップ

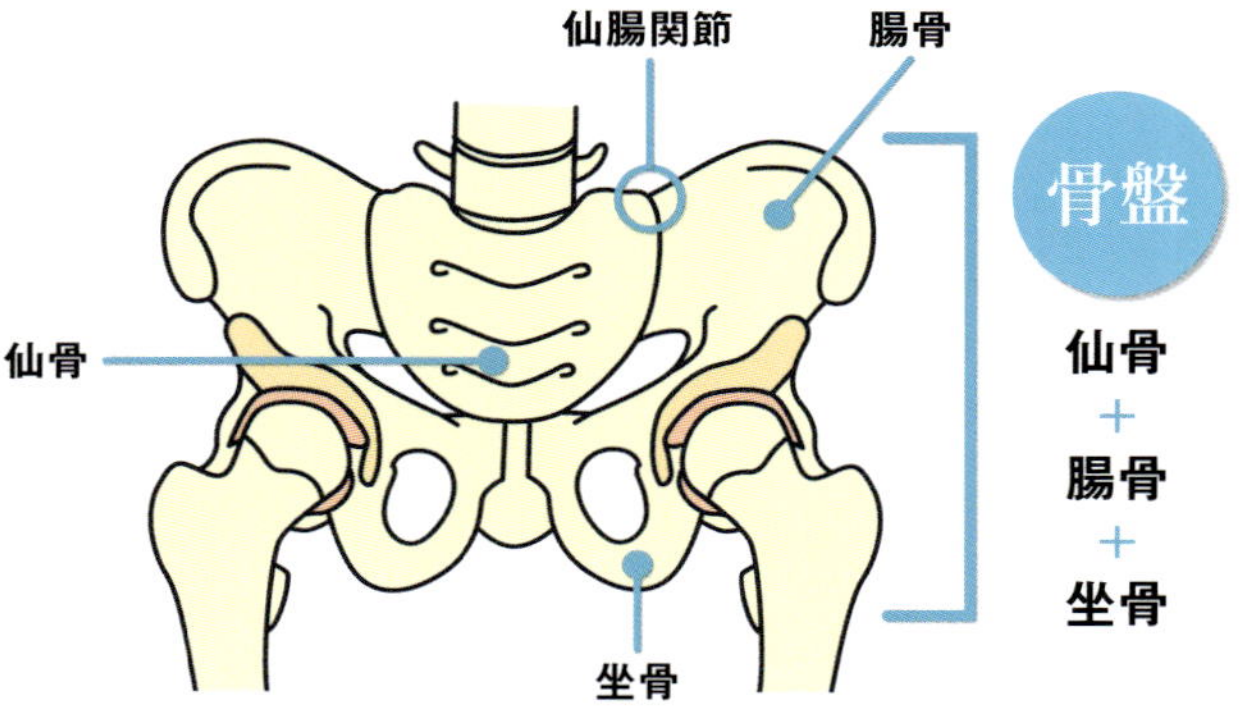
仙腸関節
腸骨
仙骨
坐骨
骨盤
仙骨
＋
腸骨
＋
坐骨

骨盤の開閉力とは？

【 閉まる 】

交感神経《こうかんしんけい》が働く日中の活動時に骨盤は閉まる。閉まるとやせやすくなるが、閉まりすぎると自律神経の働きが乱れ、女性ホルモンの分泌も乱れる。

【 開く 】

副交感神経《ふくこうかんしんけい》が働く就寝時やリラックスした状態のときには骨盤が開く。ただし、開きすぎると脂肪や水分がたまりやすく、むくみや冷えを引き起こす原因に。

骨盤のケアを意識すると女性ホルモンのバランスが整います

女性ホルモンを分泌する卵巣《らんそう》は骨盤に守られています。

骨盤は仙骨《せんこつ》と腸骨《ちょうこつ》をつなぐ「仙《せん》腸《ちょう》関《かん》節《せつ》」が筋肉の動きに連動し、一定のリズムで開閉します。この筋肉の動きを促すのが自律神経《じりつしんけい》です。骨盤の開閉を整えると自律神経の働きが整い、様々な体の不調が改善されます。

現代女性は夜遅くまで活動するため、交感神経を働かせている時間が長く、骨盤が閉まりっぱなしの状態になる傾向にあります。骨盤の開閉力を身につけると女性ホルモンのバランスが整うようになります。

運動するときに意識したい４つのこと

1
体温を上げる

運動をして筋肉を動かすと、血行がよくなり、体がぽかぽかと温まる。血液が全身に行き渡ると、卵巣や子宮にもしっかり届き、正常に機能するようになる。

2
ストレスを解消する

「気持ちよい」と感じながら体を動かすと、脳がリラックスした状態になり、全身の余分な力が抜ける。

3
リンパの流れをよくする

体をさすってリンパの流れがよくなると、体にたまった老廃物が体外に出て、むくみや冷えなどの不調が解消する。

4
骨盤を正してゆがみを直す

骨盤の位置を正しくすることで、自律神経とホルモン分泌の働きが正常化し、体の不調が改善されやすくなる。姿勢もよくなるので、引き締まった体つきに。

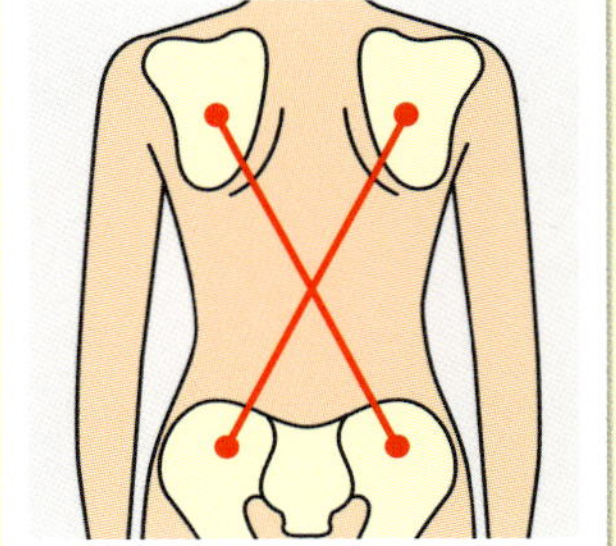

理想の体は“Xのライン”にすること

肩甲骨（けんこうこつ）と骨盤の対角線上を結んだときに、Xのラインになるように意識する。このラインが横に広がっていたり、せますぎたりしていると骨盤がゆがんでいる証拠。骨盤のケアをしていても、このバランスがくずれていると骨盤の開閉がうまくいかない。

目覚めの運動

寝起きにベッドの中でできる簡単な運動です。
すっきりとした目覚めを促し、OFF から ON に切りかえます。

1. バックツイスト × 40 回

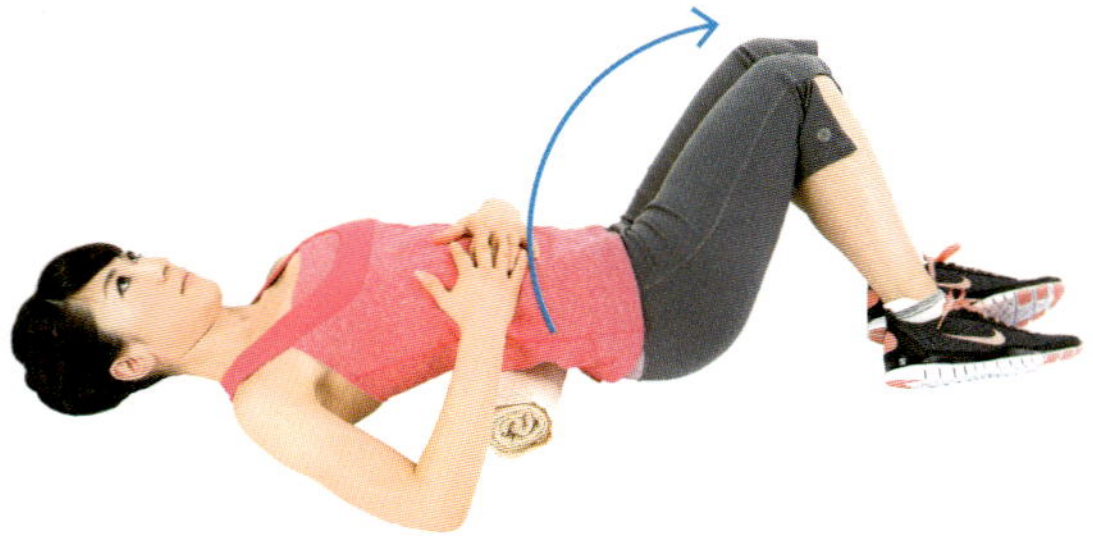

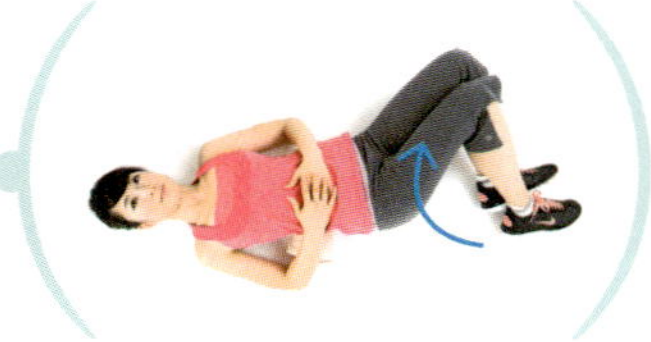

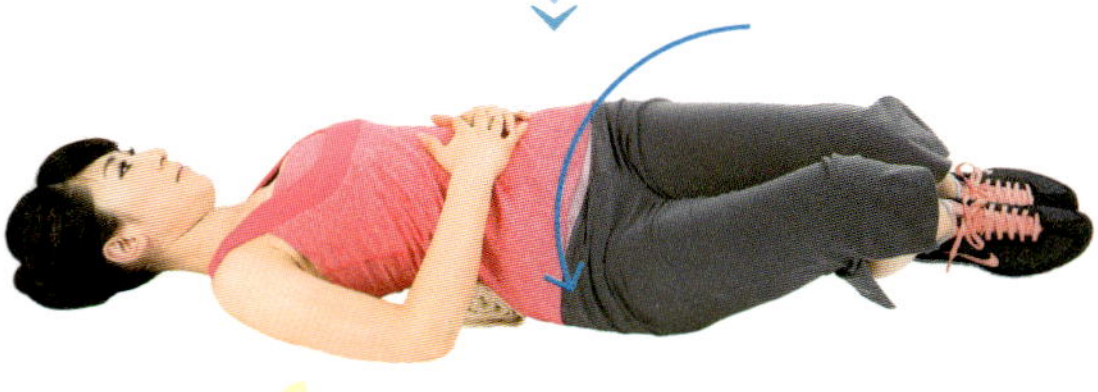

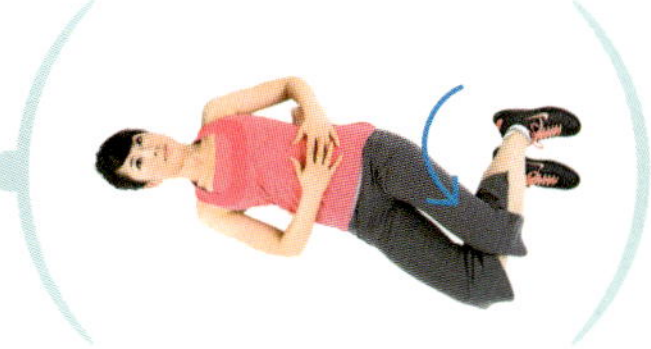

丸めたバスタオルを！
バスタオルを縦に折り、端から巻く（62ページ参照）。腰の下のちょうど骨盤上部にあたる位置に置き、安定させる。

丸めたバスタオルを腰の下に置く。仰向けになり、お腹に両手をあてる。両脚を曲げて立て、左右にゆっくりと倒すのを約40回くり返す。

ベットの中で軽く動くと全身が目覚めます

「低血圧だから朝は弱いの」となかなか目覚められない人は自律神経《じりつしんけい》が乱れている証拠です。

睡眠中は副交感神経《ふくこうかんしんけい》が働き、骨盤が開いてリラックスしています。この状態から朝は交感神経《こうかんしんけい》に切りかわり、骨盤が閉まることで体内リズムが整います。

朝からウォーキングをするのも効果的ですが、朝はなかなか体が起き上がらないこともあるでしょう。活発に動く必要はありません。上記で紹介するようにベットの中で軽く体を動かすだけでも、十分自律神経と骨盤開閉を切りかえることができます。

2. フロッグポーズ × 20回

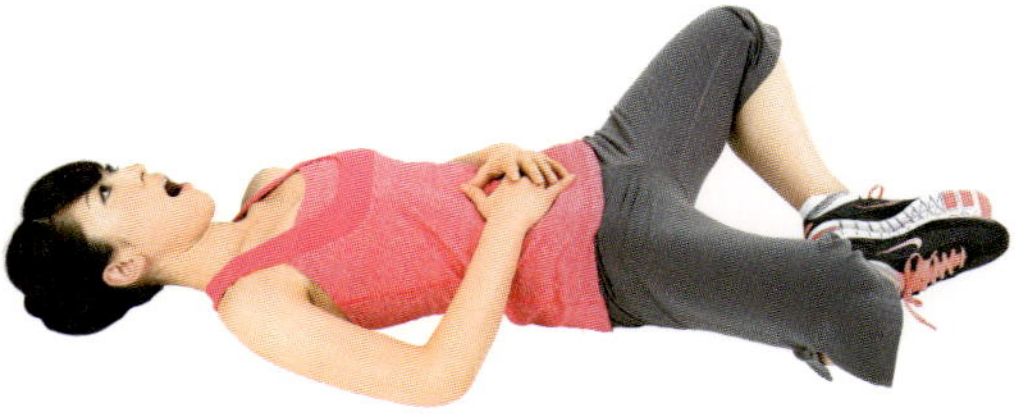

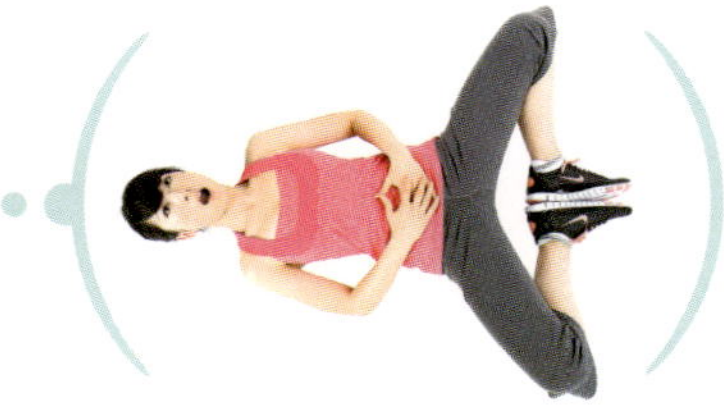

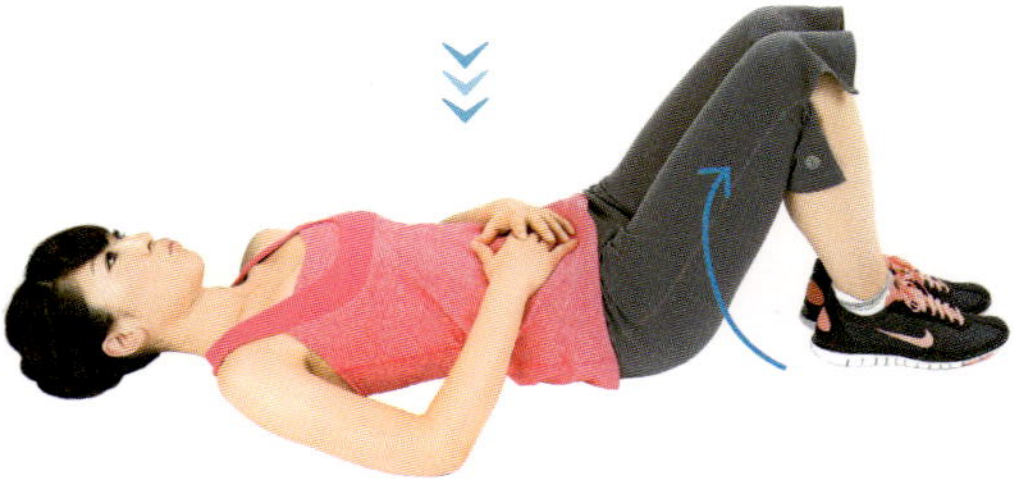

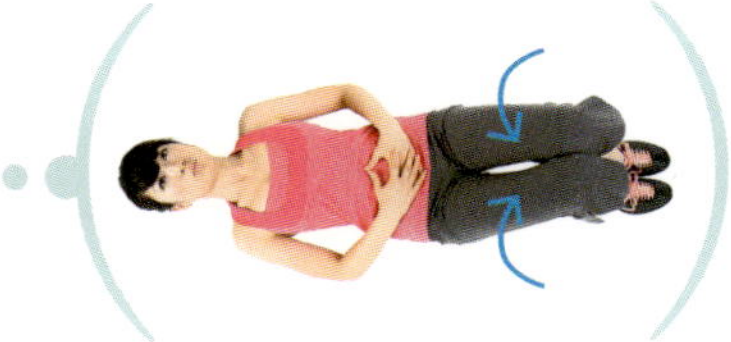

仰向けになり、お腹に両手をあてる。膝を曲げ、両足の裏を合わせて股を大きく開きながら、口を大きく開けて息を吸う。口をすぼめて息を吐きながら、股を閉じて膝を立てる。この動きを約20回くり返す。

※口まわりの口輪筋（こうりんきん）は骨盤底筋群（こつばんていきんぐん）と連動すると考えられている。そのため、ストレッチしながら、口を大きく開閉するとよい。

3. トルソーストレッチ × 3分

忙しい朝や
疲れが残る朝は
これだけでもOK！

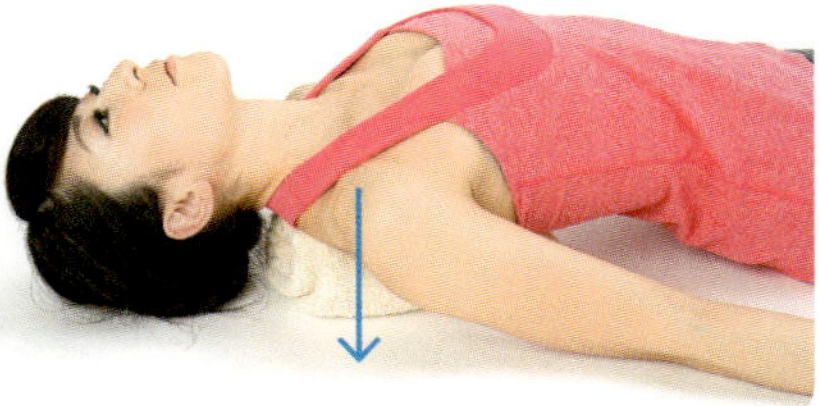

仰向けになり、丸めたバスタオル（64ページ参照）を肩甲骨（けんこうこつ）にあたるように置く。肩を床につけるように意識しながら、しばらくそのままキープする。ときどき、腕を頭側にのばしてもよい。

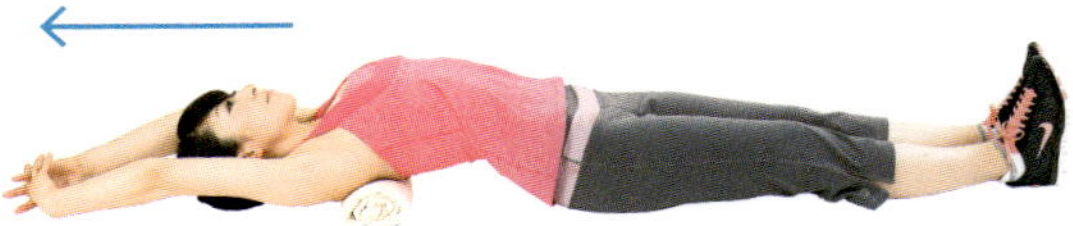

※タオルの向きは縦でも横でも好きなほうでOK。

こんなイメージをすると効果UP

- 体がのびて気持ちがよい！
- 体がじわじわと目覚めてくる！
- 今日も楽しい一日にしたい！

仕事中の運動

仕事中は作業に集中しすぎて、体に負担のかかる姿勢になりがちです。
無理な姿勢は骨盤がゆがむもとなので、ケアしましょう。

1. パソコンをしながら × 5分

椅子に深く腰かけ、姿勢を正す。両膝の間に折りたたんだバスタオルをはさんで安定させる。自分がつらく感じずに行うことができる時間行えばよい。

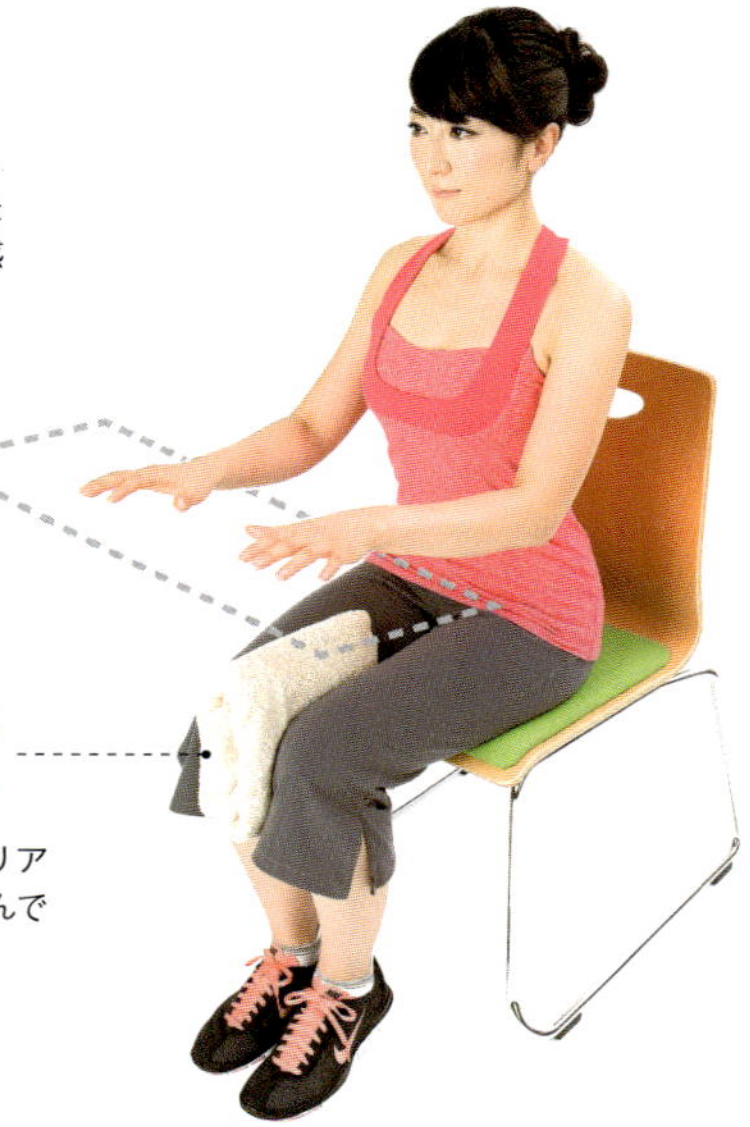

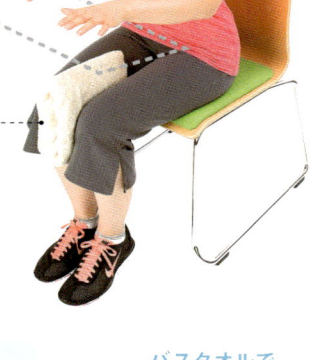

脚の間に
タオルを

ハンカチやクリアファイルをはさんでもよい。

[これでも OK]

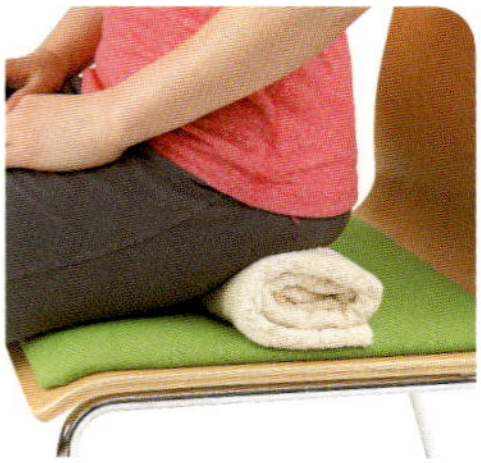

丸めたバスタオルを尾てい骨の下にあてて座る。

丸めて
クッションに

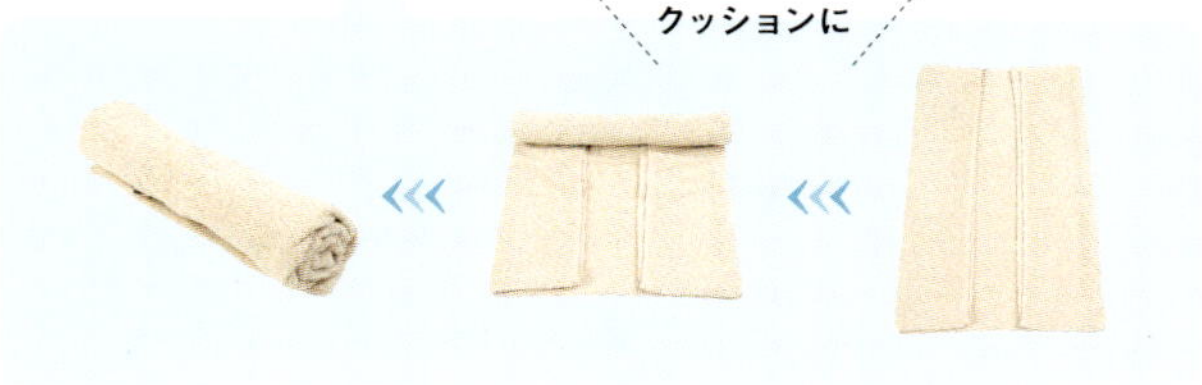

バスタオルで簡易骨盤クッション

椅子に長時間座っていると、どうしても骨盤に負担がかかる。タオルをあてて緩和させて。

気になったときにちょっとの骨盤ケアでゆがみを防止

パソコン作業が多く長時間座りっぱなしだったり、ヒールの高い靴で一日中すごしたりすると骨盤に負担がかかり、ゆがみの原因になります。

また、同じ姿勢を続けていると、血液の循環が悪くなり、肩こりや冷え性などの不調にもつながります。

忙しい仕事の合間でもできる簡単なエクササイズがあります。無理なく骨盤ケアができるうえ、疲れをためないので、仕事もはかどるでしょう。

また、肩こりがひどいという人はときどきパソコンから目を離し、首や肩を回す動きを加えて、血液の流れを促しましょう。

2. コピーをとりながら ×30回

コピー機と平行に立ち、両手をコピー機につける。つま先で立ち、10秒間キープして戻すのを約30回くり返す。

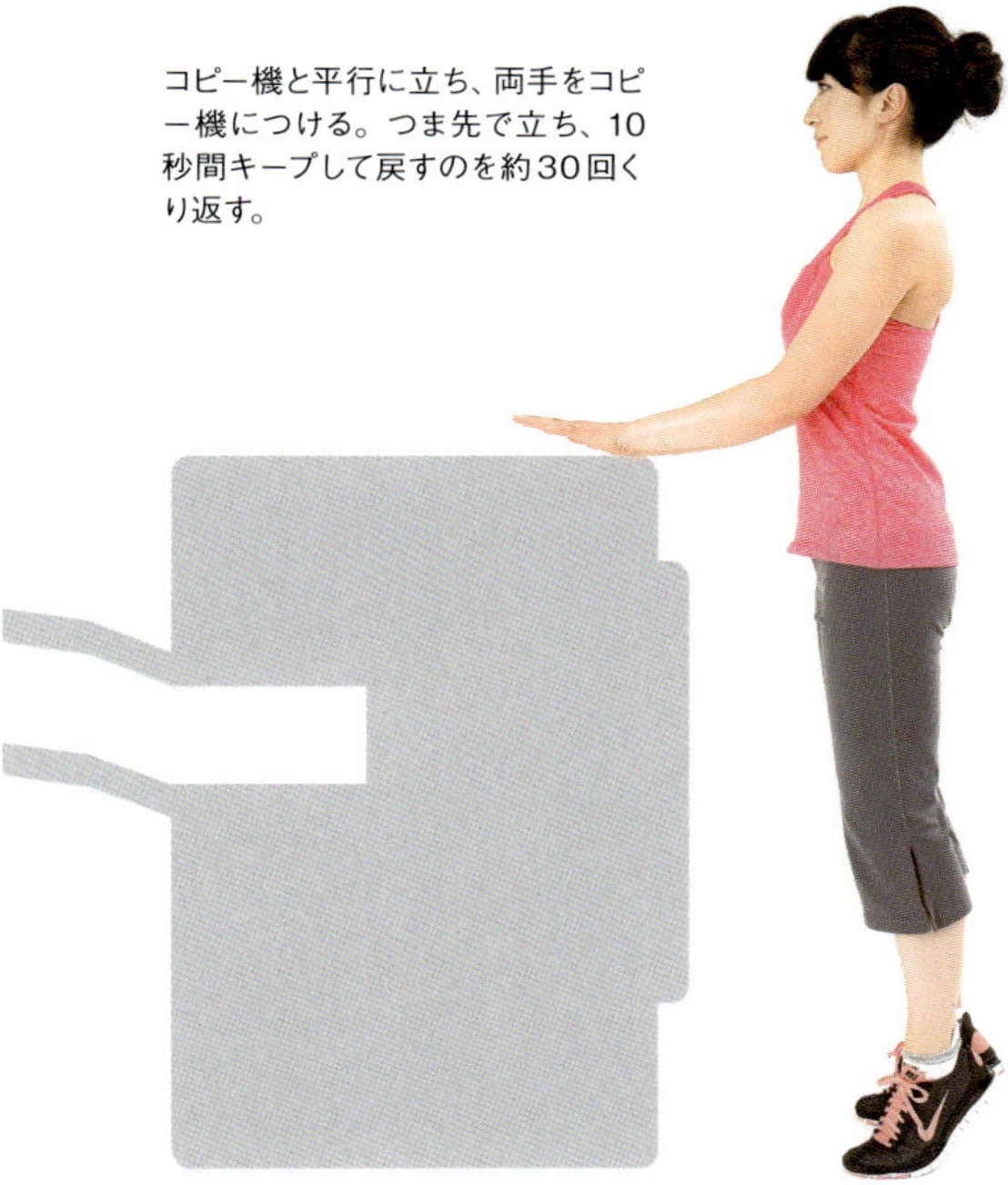

Point

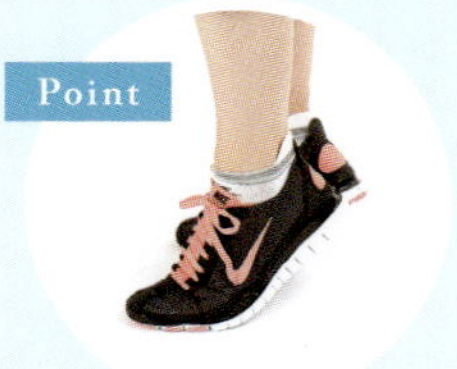

かかとを上下する

かかとを上げ下げすることで、末端の指先まで血液が巡るようになる。バランスをくずさないように注意を。

※ふくらはぎは「第二の心臓」と呼ばれ、心臓が送り出した血液を送り返す働きがある。鍛えることで、心臓への血流の状態をよくする。

3. トイレを出る前に ×30秒

息は止めない

壁に左手をあて、体が斜めの直線になるように手の位置を上にずらす。壁を支えにしながら、片足立ちになり、約30秒キープする。この動きをすると、対角線上の筋肉の働きがよくなり、動作やしぐさが若返る。反対側も同様に行う。

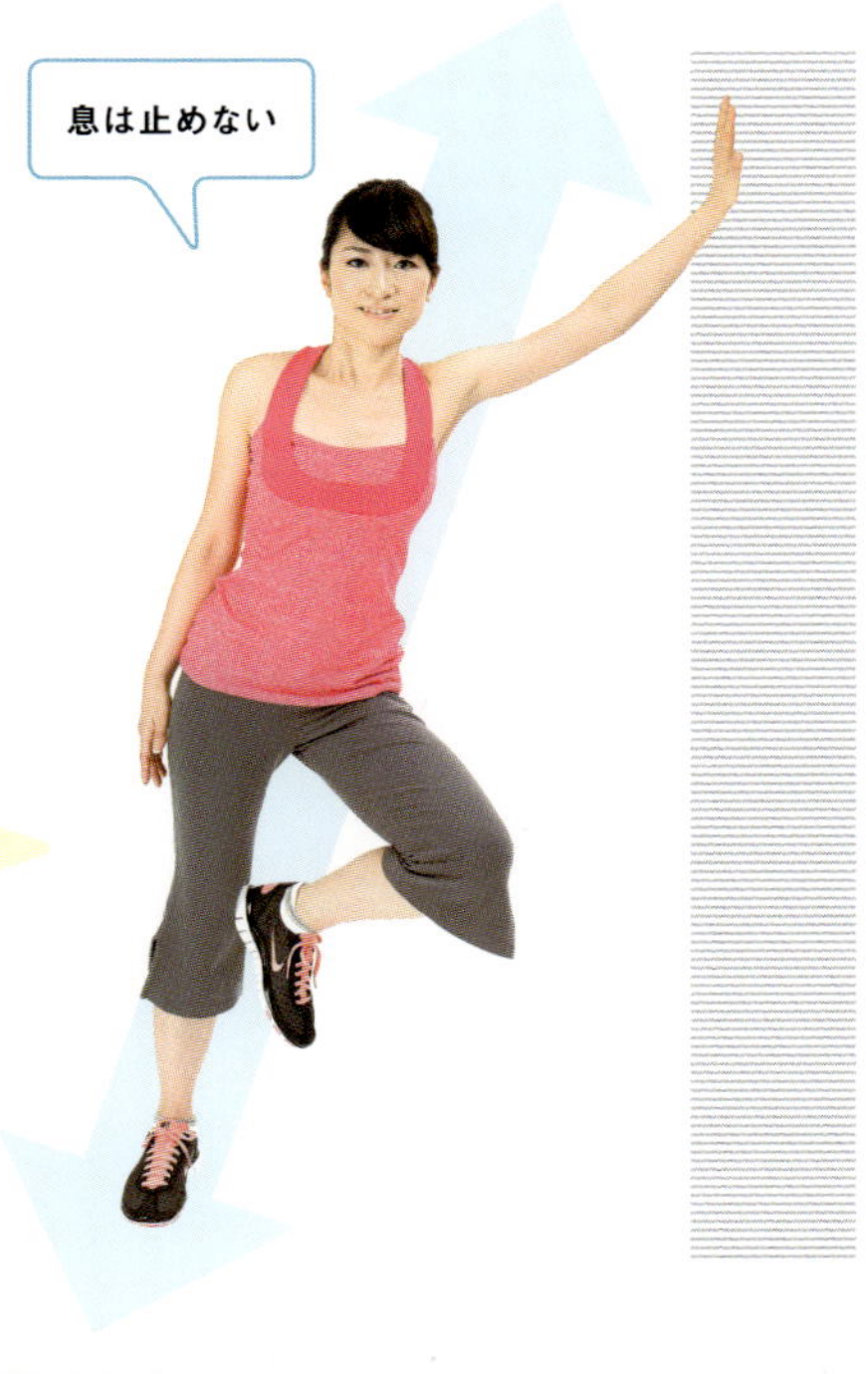

NG

バランスが悪い

手の位置が低いと骨盤に負担がかかって逆効果。体が斜めにまっすぐになるのを意識して。また、ヒールで行うのは危険。

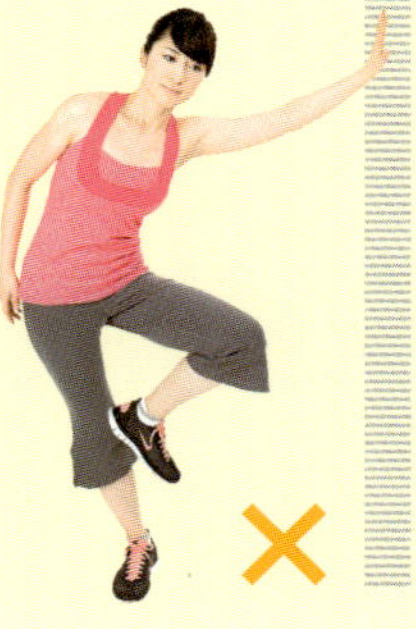

就寝前の運動

一日の疲れを取り除き、深い睡眠へ誘う運動です。
眠りに入る直前に寝床で行うとよいでしょう。

1. タオル・シャバアーサナ × 5～10分

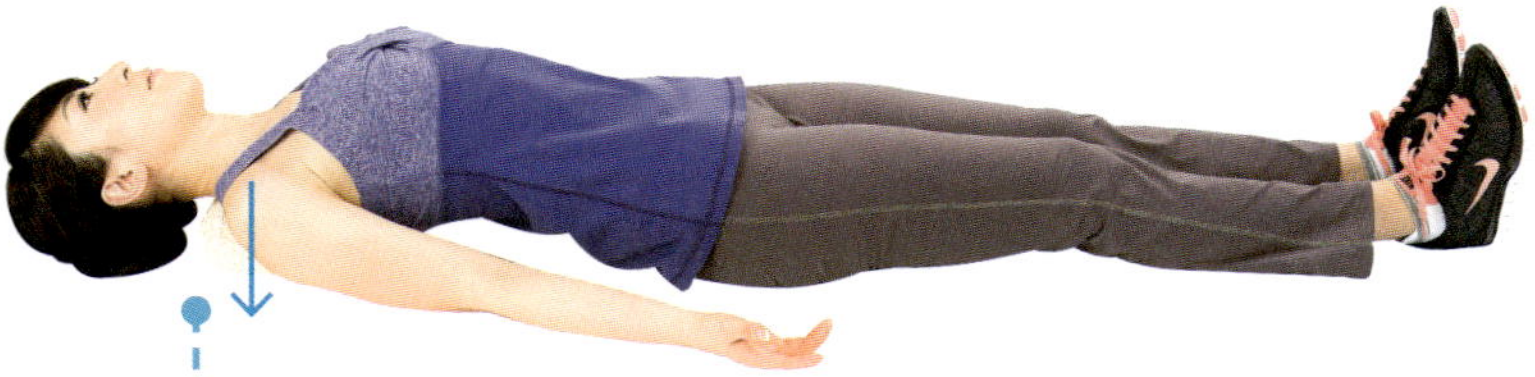

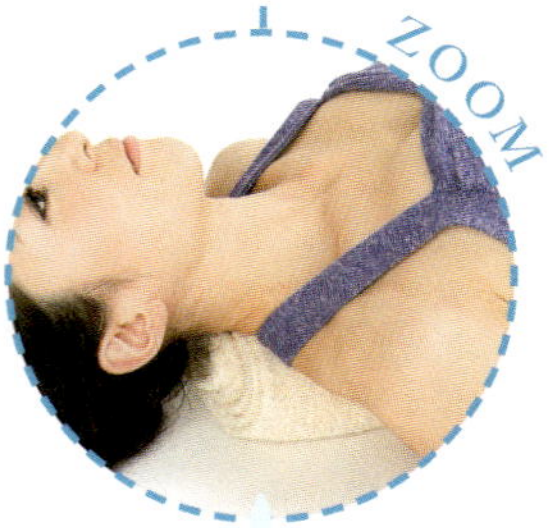

仰向けになり、体をまっすぐのばして丸めたバスタオルを肩甲骨（けんこうこつ）の下に置く。ゆっくりと呼吸して胸と肩の緊張がほぐれてくるのを感じていると、少しずつ両肩が下がって床のほうへのびていくのがわかる。5～10分キープする。

[これでも OK]

丸めたバスタオルを胸の高さで両側からぐっと押す。押すときに息を吐き、力をゆるめながら息を吸う。

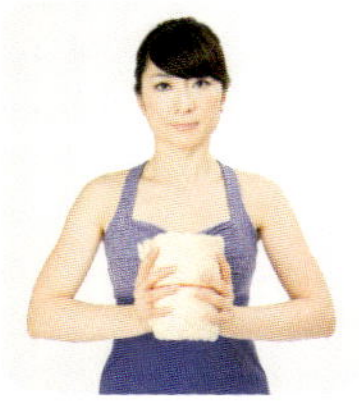

バスタオルの両端を内側に折る。さらに両端を重ねてたたみ、端からくるくると巻き、ゴムでとめる。

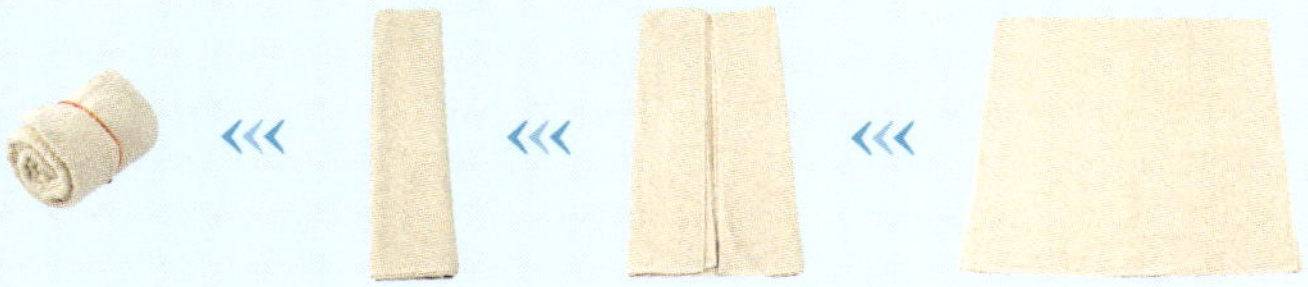

就寝前には疲れも悩みもリセットしましょう

疲れやストレスがたまっていたり、お酒を飲みすぎて興奮したりなど、交感神経《こうかんしんけい》が高ぶった状態では良質な睡眠を得られません。

夜は副交感神経《ふくこうかんしんけい》に切りかえてリラックスした状態にし、眠りを促すことが大切です。

眠りにつく30分前には寝床に入り、ストレッチをしてみましょう。副交感神経が刺激され次第に骨盤が開いて体がリラックスしてきます。このとき頭の中を真っ白にして悩みは一度忘れてください。

ストレッチをするときには室内を間接照明だけにし、なるべく暗くすると、心地よい眠りに誘われます。

2. レッグメトロノーム × 40回

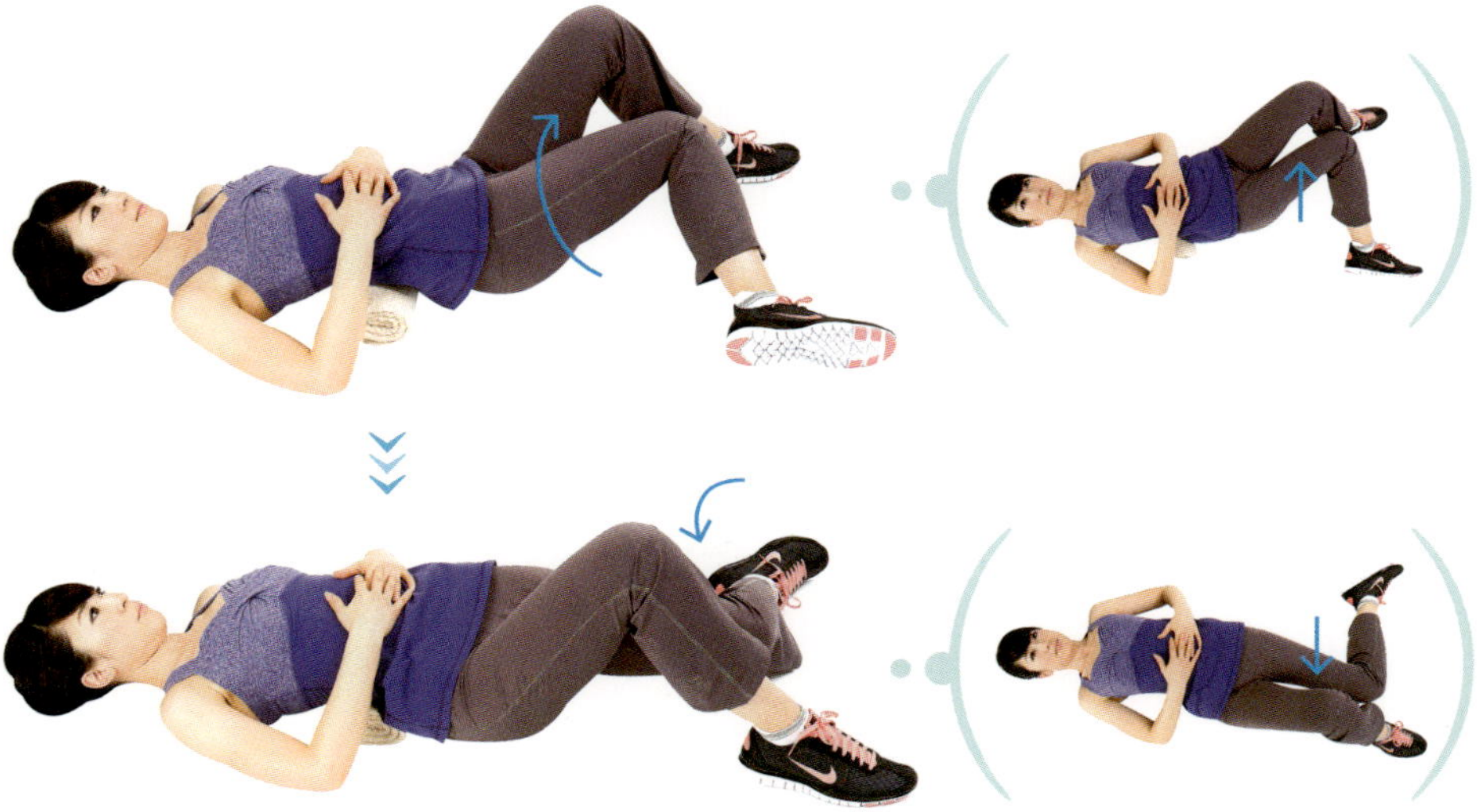

仰向けになり、お腹に両手をあてる。丸めたバスタオル（62ページ参照）を腰の下に置く。両膝を立て、片膝ずつ左右に倒す。この動きをゆっくりとテンポよく左右約40回くり返す。

3. ショルダーローテーション × 30回

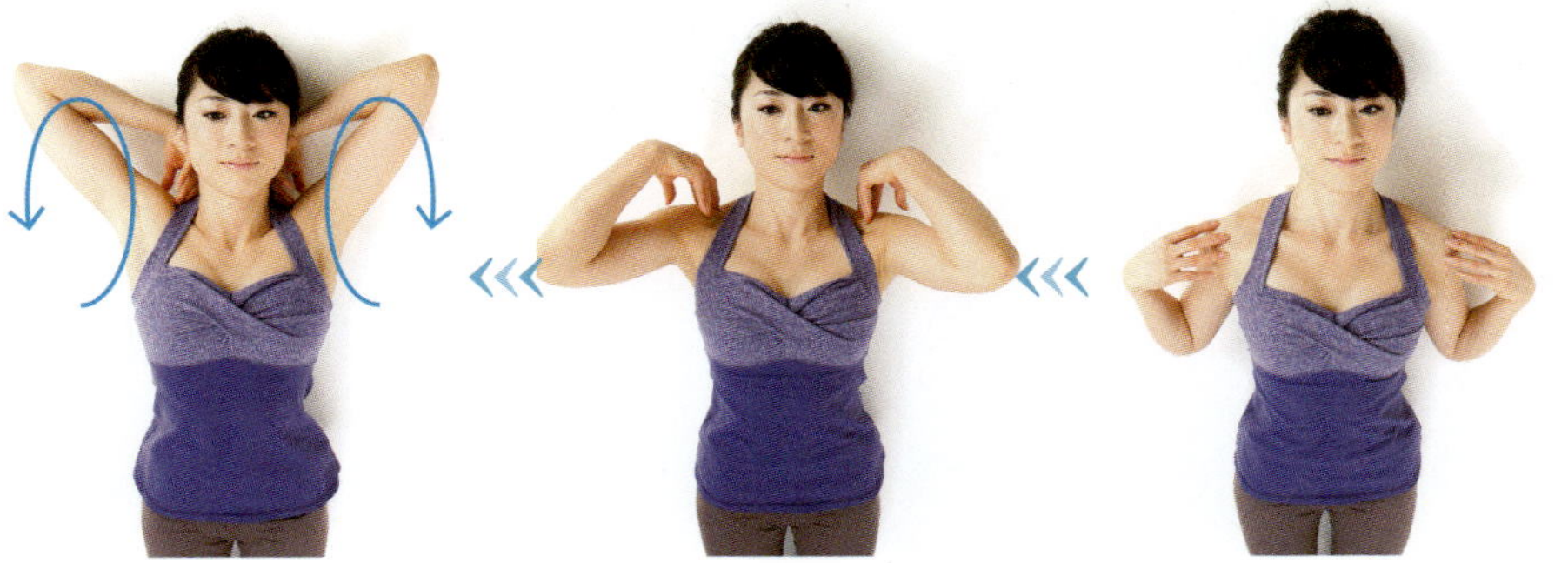

そのまま腕を大きく30回、回す。さらに30回、逆回転する。

指を肩につけたまま、ゆっくりと肘を上げる。

仰向けになり、両手の指先ををそれぞれの肩につける。

Point

肩甲骨をほぐすと骨盤にもアプローチできる！

59ページで紹介した通り、肩甲骨と骨盤は互いに連動して“Xライン”を作っています。就寝前に腕を回して肩甲骨を動かすことで、骨盤まわりの緊張もほぐれて就寝時に骨盤が開きやすくなります。

ウォーキング

散歩がてら、気軽にできるウォーキングはずぼらな大人女子にもおすすめ。
まずは、普段の自分のウォーキングの姿勢を確認してみましょう。

1. ウォーキングの姿勢チェック

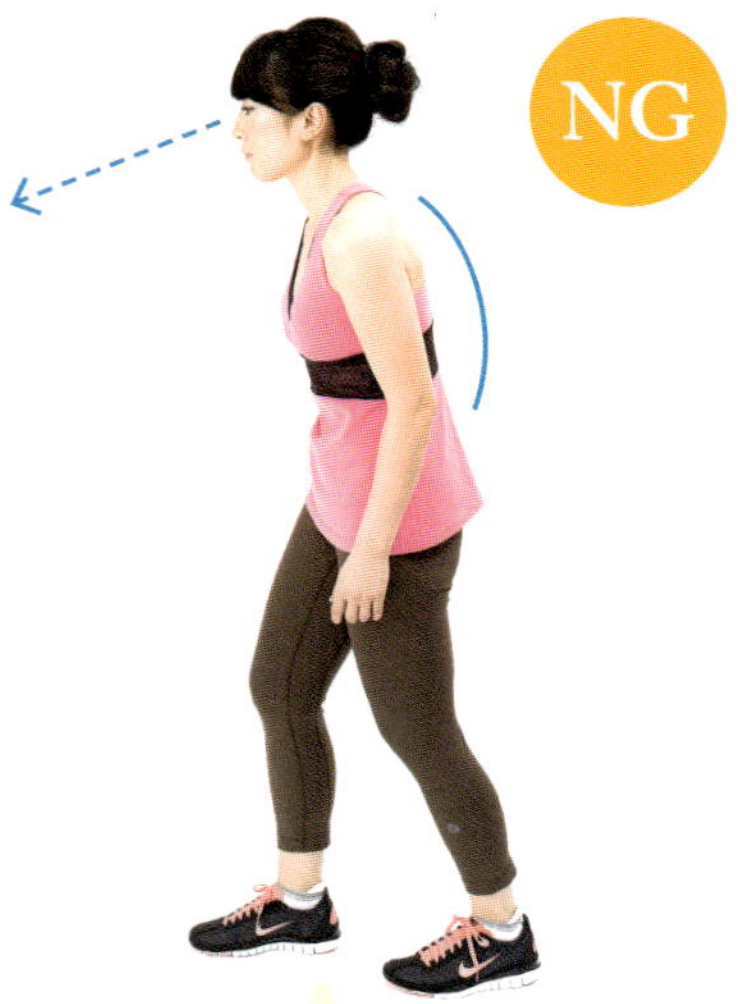

- お尻が後ろにつき出ている
- 前屈姿勢になっている
- 目線が下を向いている
- 歩幅が小さい

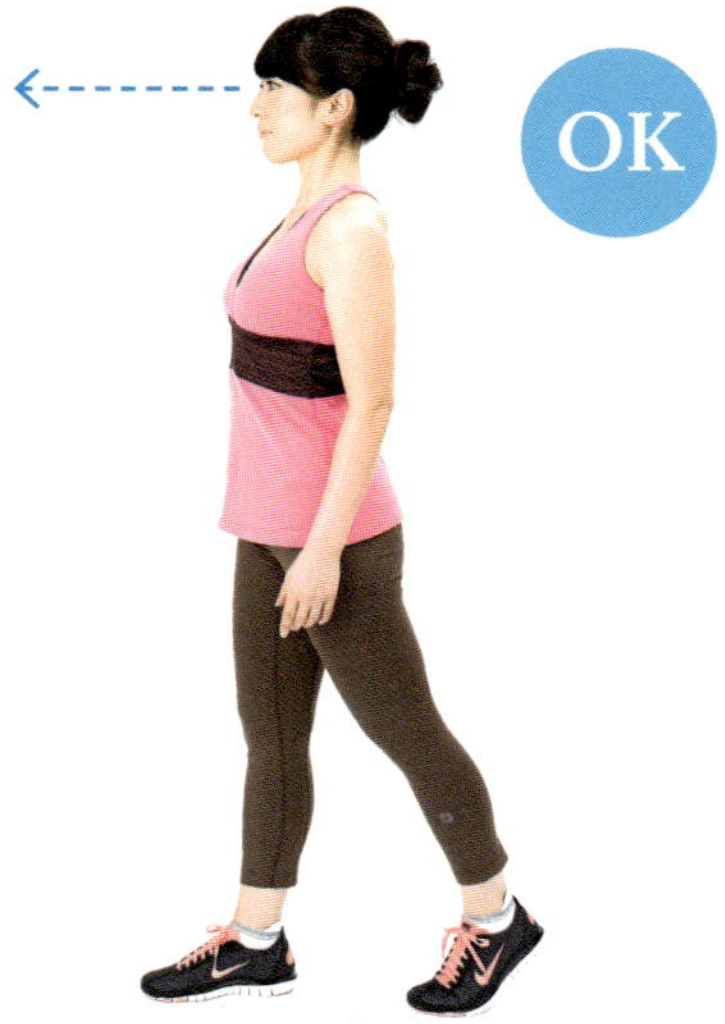

- 背筋がまっすぐのびている
- お尻が上を向いている
- 目線がまっすぐ
- 歩幅は肩幅程度

ウォーキング前の簡単ストレッチで自然と正しい姿勢に

ウォーキングはただ歩くだけでは効果が期待できません。正しい姿勢で歩くことで筋肉がしっかりと動き、自律神経《じりつしんけい》の働きが高まります。しかし、姿勢を意識するあまりストレスになっては逆効果です。

左ページで紹介するストレッチをウォーキング前にしてみましょう。体を左右にひねる動きによって骨盤のゆがみが矯正され、自然と正しい姿勢と歩き方になります。

ウォーキングは休日ゆっくりと散歩を兼ねて行ったり、仕事からの帰宅時に、ひと駅前で下車して歩いて帰ったりというように、無理のない範囲で行いましょう。

2.

ツイスティングホップ ×40回

上半身を左に向けて、膝を軽く曲げる。手のひらを広げて甲を上に向け、そのままの姿勢で軽くジャンプして体を半回転させ、右を向く。この動きを約40回くり返す。

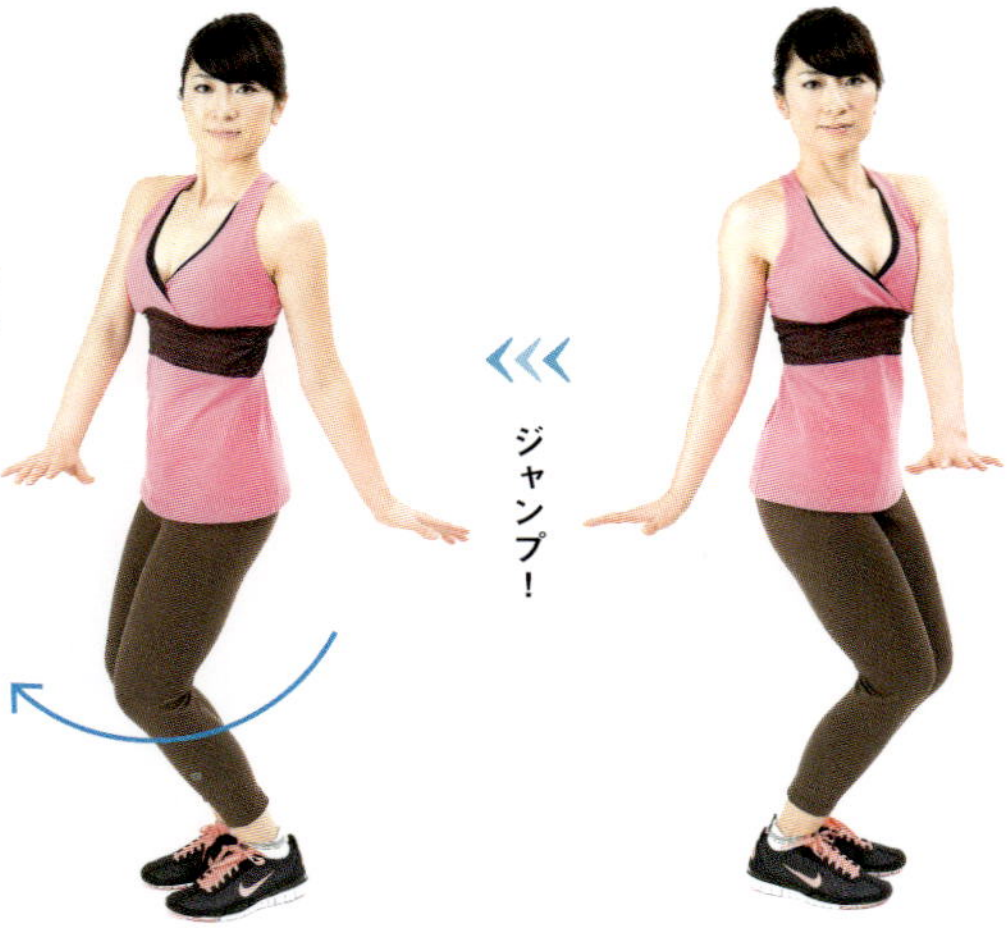
ジャンプ！

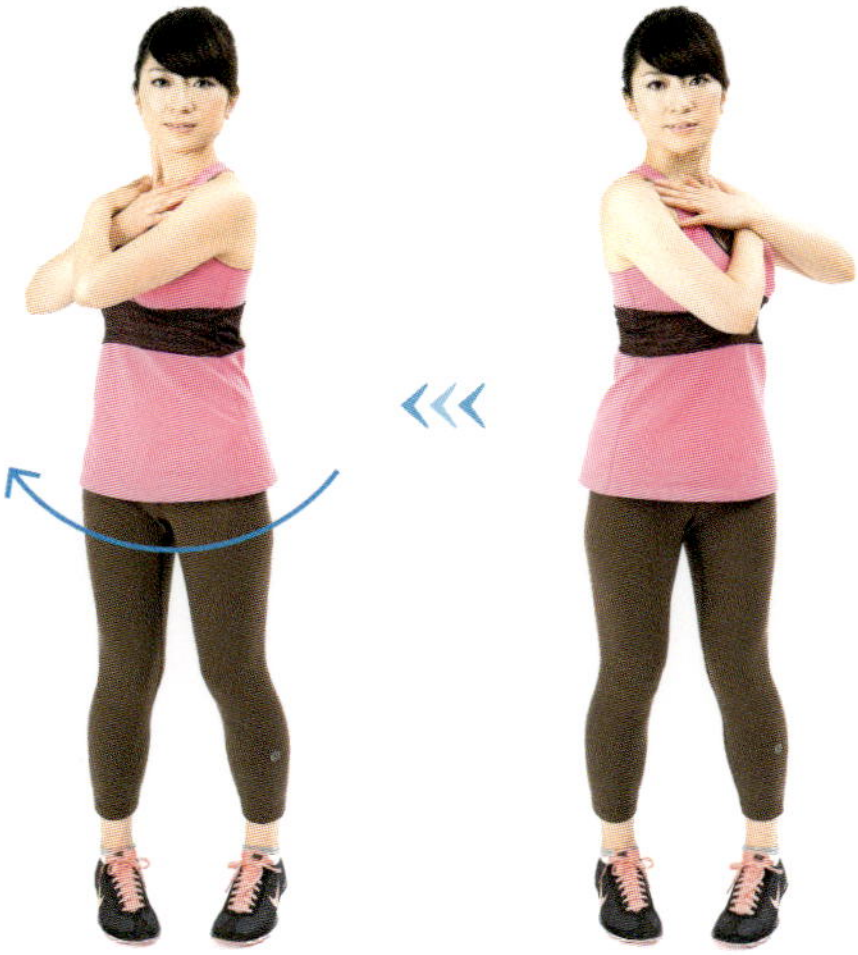

3.

乙女のポーズ ×40回

まっすぐ立ち、胸の前で腕を交差させて両手を肩につける。脚を内股にし、腰を左右に大きくひねる。この動きを約40回くり返す。

4.

サイドロールアップ ×15回

左脚を前、右脚を後ろに大きく開く。左脚の膝を立て、右脚は後ろへのばしながら腰を落とす。左手の肘を左脚にのせて安定させ、右手はのばして左足にあてる。姿勢を保ったまま、右手を後ろへ大きくのばす。このとき、視線も右手を追うようにする。この動きを左右約15回ずつくり返す。

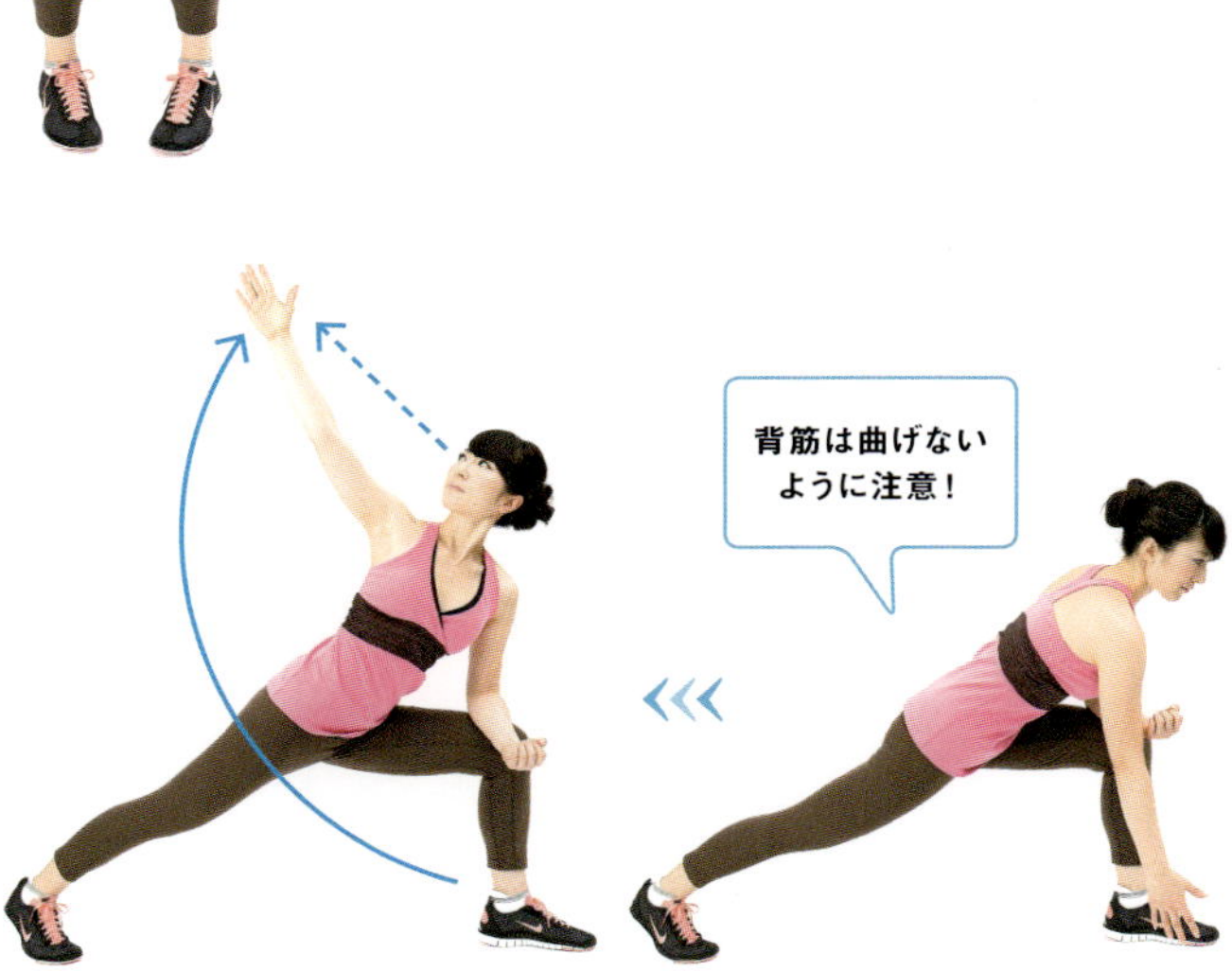
背筋は曲げない
ように注意！

ストレス軽減でホルモンコントロール

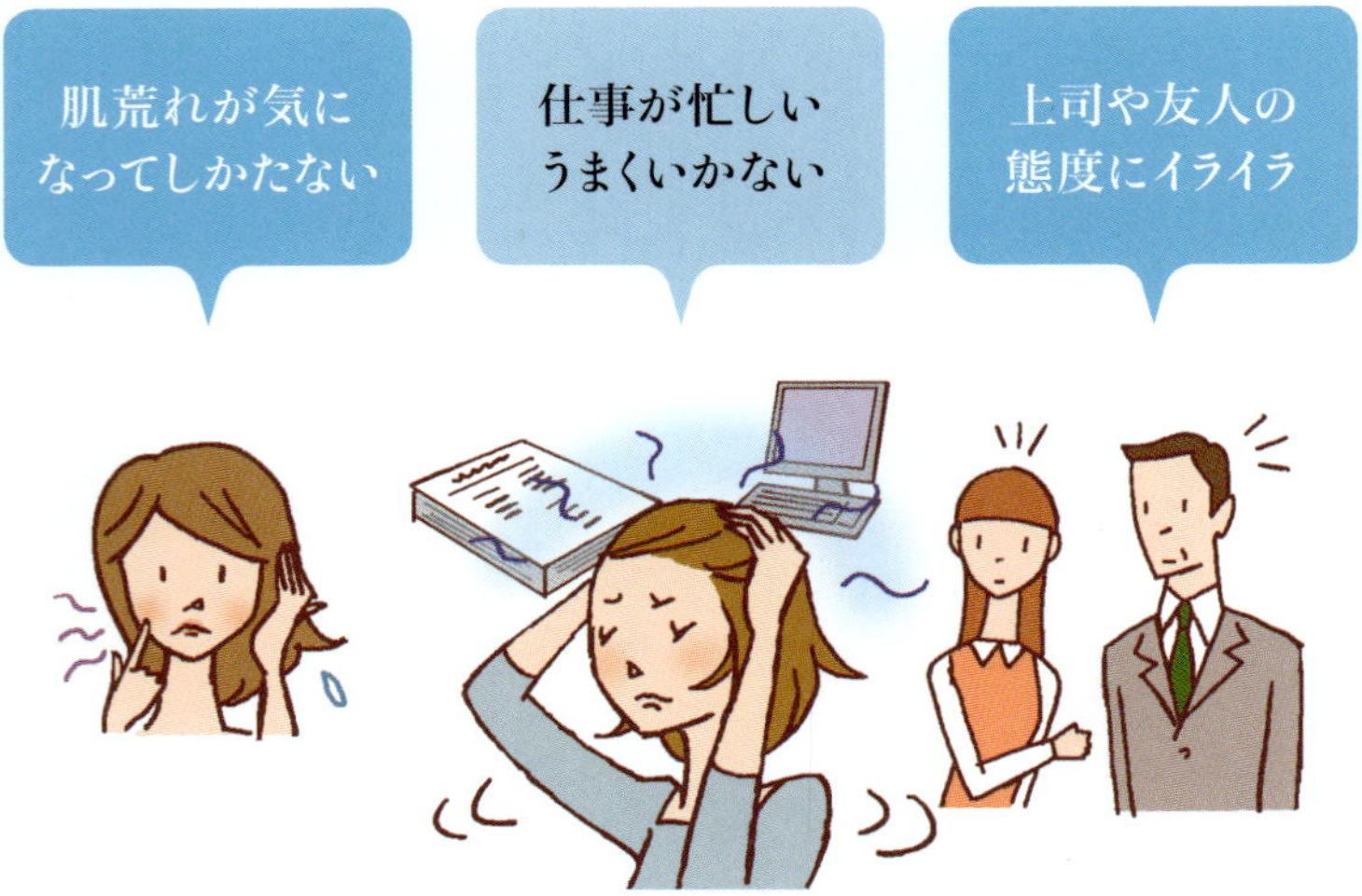
肌荒れが気に
なってしかたない
仕事が忙しい
うまくいかない
上司や友人の
態度にイライラ

現代女性にはこんなストレスも！

- □ 夜更かし
- □ 遊び疲れ
- □ 冷たい飲みもの・薄着
- □ 偏食
- □ 食事の時間がバラバラ
- □ 運動不足
- □ パソコン＆携帯電話
- □ 寝だめ
- □ シャワーですませる
- □ プレッシャー
- □ 通勤のつらさ
- □ 騒音

など…

ストレスフリーは無理な話
上手に付き合うのが正解

ストレス発散のために、お酒を飲んだり、休日に寝だめをしたりするという人は多いでしょう。一時的には解消されるかもしれませんが、残念ながら根本的に解決することはできません。

ストレスによって脳にダメージが加わると、自律神経《じりつしんけい》のバランスがくずれ、連動して女性ホルモンのバランスも乱れます。逆に、自律神経が正常に機能するようになるとストレスも緩和されます。

日々の生活習慣の中に、自律神経のONとOFFの切りかえを上手に促すコツを取り入れて、ストレスを減少させましょう。

ストレスと女性ホルモンの関係とは？

不規則な生活習慣などによって
交感神経《こうかんしんけい》が優位に働くようになる

▼

副交感神経《ふくこうかんしんけい》にうまく切りかわらない

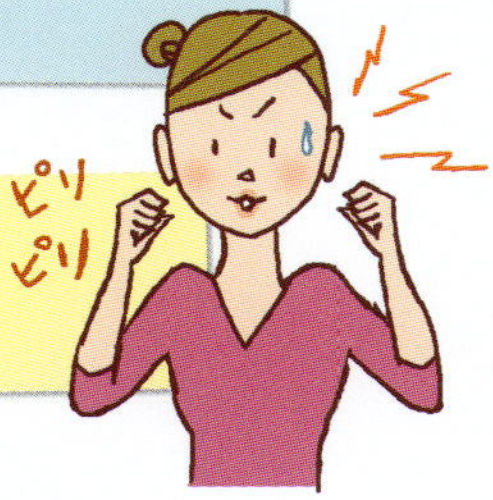

▼

自律神経が乱れた状態

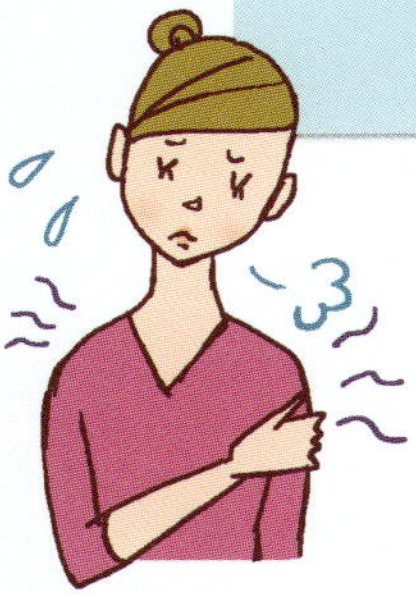

▼

体に様々な不調が起こる

▼

ストレスが増加する

ストレスをうまく
軽減できないと…

“自律神経の乱れにより
女性ホルモンの
分泌がうまくいかなくなる”

自律神経とは？

手や足を動かすのは自分の意志でできるが、血液を流す、心拍を調節するなどは意識的にはできない。この働きを担うのが自律神経。「交感神経」と「副交感神経」という２種類の神経からなり、呼吸や血圧、体温、消化などの調節機能をもつ。

交感神経が働くと活動モードになり、血管の収縮、発汗のほか、胃腸の働きを抑えるなどの作用が起こる。

副交感神経が働くとリラックスモードになり、血管の拡張、胃腸の働きを促進するなどの作用が起こる。

睡眠と入浴

ストレスを軽減させるのに欠かせないのが睡眠と入浴です。
自律神経《じりつしんけい》を整えると、連動してホルモン分泌も安定します。

【 就寝1～2時間前の入浴で副交感神経《ふくこうかんしんけい》を刺激! 】

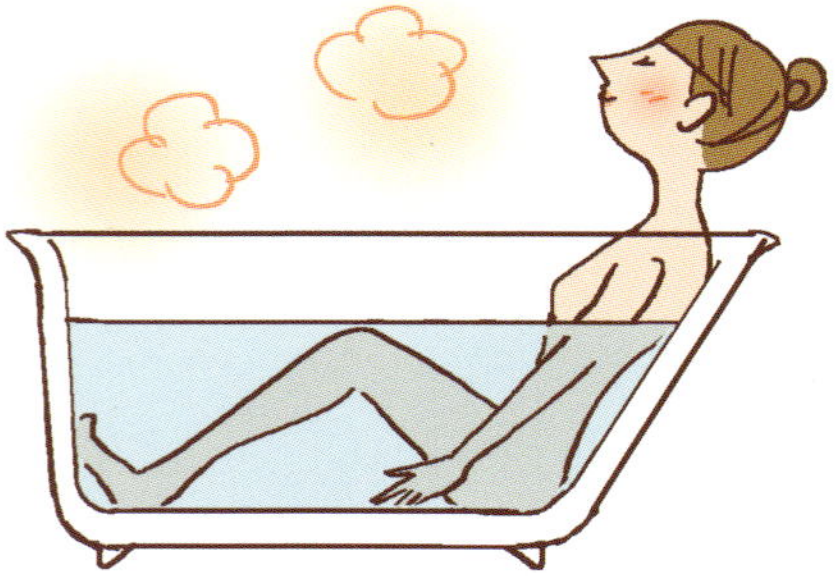

38～39℃のお湯で
20～30分半身浴を!

半身浴をすると気持ちのよい汗をかくことができる。冬は40℃くらいに温度を上げるとよい。夏でも毎日湯船につかることを心がけて。

× 入浴でのNG

- 熱いお湯に長く入りすぎるとのぼせる
- 温度が高いと、交感神経が刺激されてしまう
- 全身浴だと心臓に負担がかかる
- シャワーだけでは体が芯から温まらない

○ 入浴での嬉しい効果

- 体温が上がる
- 代謝が上がり、やせやすくなる
- ホルモンバランスが整う
- 寝つきがよくなる
- ストレスが軽減される
- ひとりの時間を確保できる

体温を上げて自律神経をコントロール

時間がない、面倒くさいと入浴はシャワーですませていませんか。

湯船につかると自律神経のバランスが整い、体温調節がうまくできるようになるので、女性の大敵である「冷え」を改善できます。また、体にたまった老廃物が汗とともに流れる、代謝が上がりやせやすくなるなど、嬉しい効果がたくさんあります。

入浴は少しぬるめの38～39℃のお湯に、みぞおちから下だけつかる半身浴がおすすめです。15～20分すると、じわじわと汗が出ます。夏でも体は意外と冷えているので、毎日入るようにしましょう。

【体温の変化が“良質な睡眠”を作る】

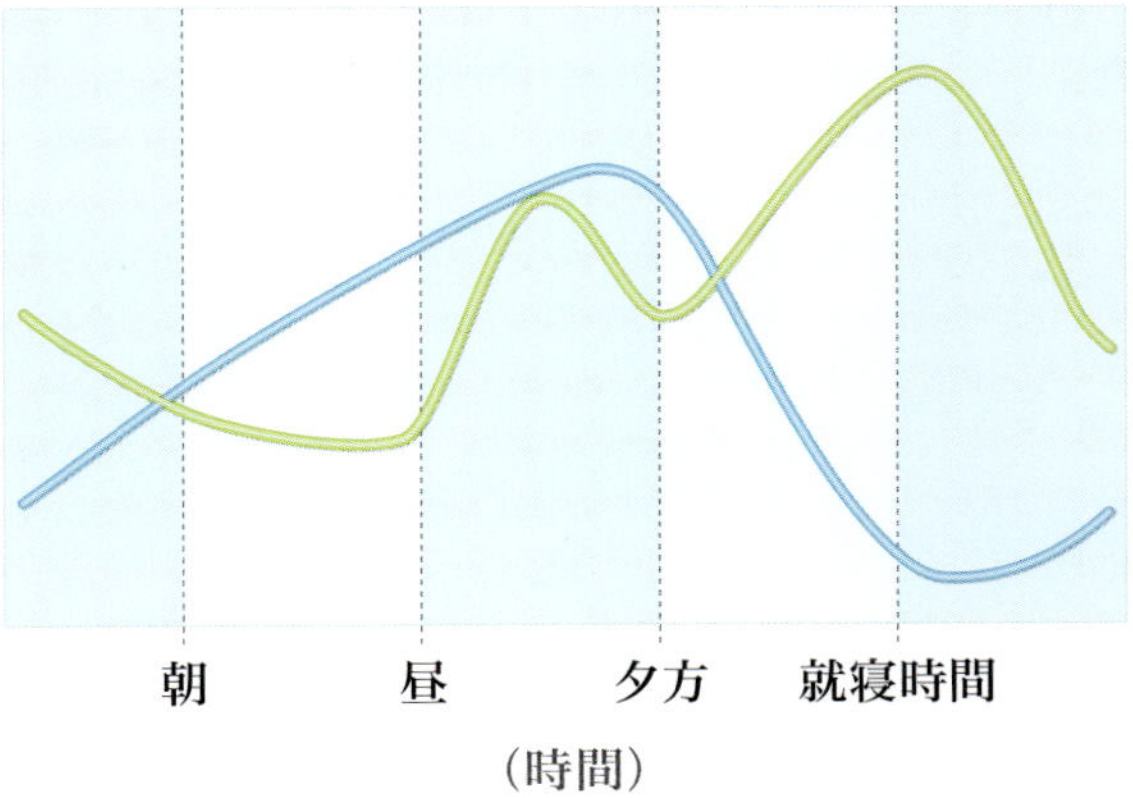

眠気をもたらすのは体温の変化！

交感神経から副交感神経に切りかわると、体温が下がって眠くなる。逆に、副交感神経から交感神経に切りかわると体温が上がって覚醒する。

体温
睡眠（眠気）

シンデレラタイムを目標に！

Check！

- □ 深夜0時までには寝床に入る
- □ カーテンを閉めて外の光を遮断
- □ 入浴は就寝1～2時間前に
- □ 間接照明で室内を暗めに
- □ 寝ながら携帯はNG

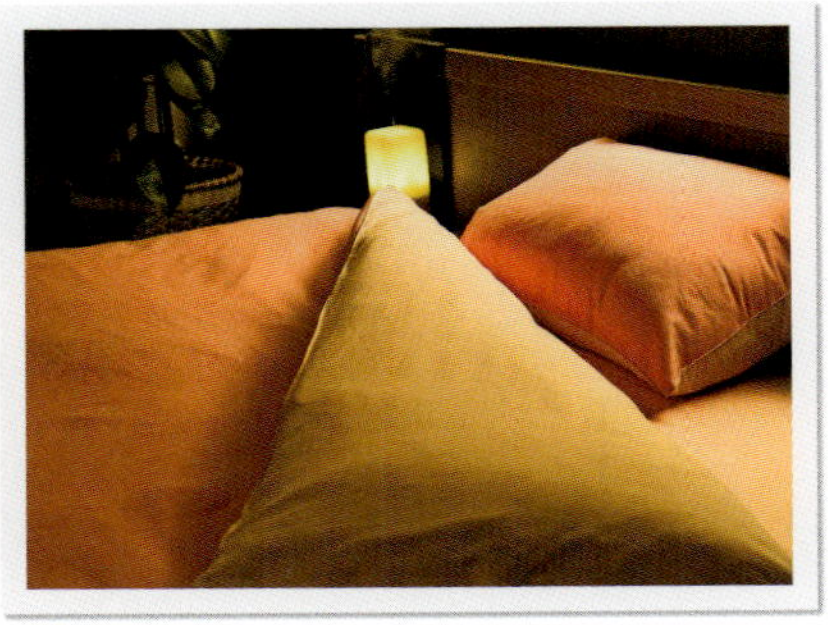

体温と光の力で睡眠の質を高めましょう

睡眠中は様々なホルモンの分泌がさかんになり、副交感神経が働いてストレスを軽減できる絶好のタイミングです。

良質な睡眠を得るための大切な要素は「体温」と「光」です。人は睡眠時に体温が下がるため、右ページで紹介した入浴で体温を少し上げておくと、眠りに入るときに体温が下がりやすく、心地よい眠りを誘います。

また、光は交感神経を刺激して睡眠を妨げるので、パソコンや携帯電話は就寝の2時間前にはすませましょう。カーテンを閉め、間接照明のやわらかな灯り、または真っ暗にし、光を排除してください。

人間関係

他人に振り回されてばかりではストレスがたまる一方です。
自分も相手も楽しめる関係を築きましょう。

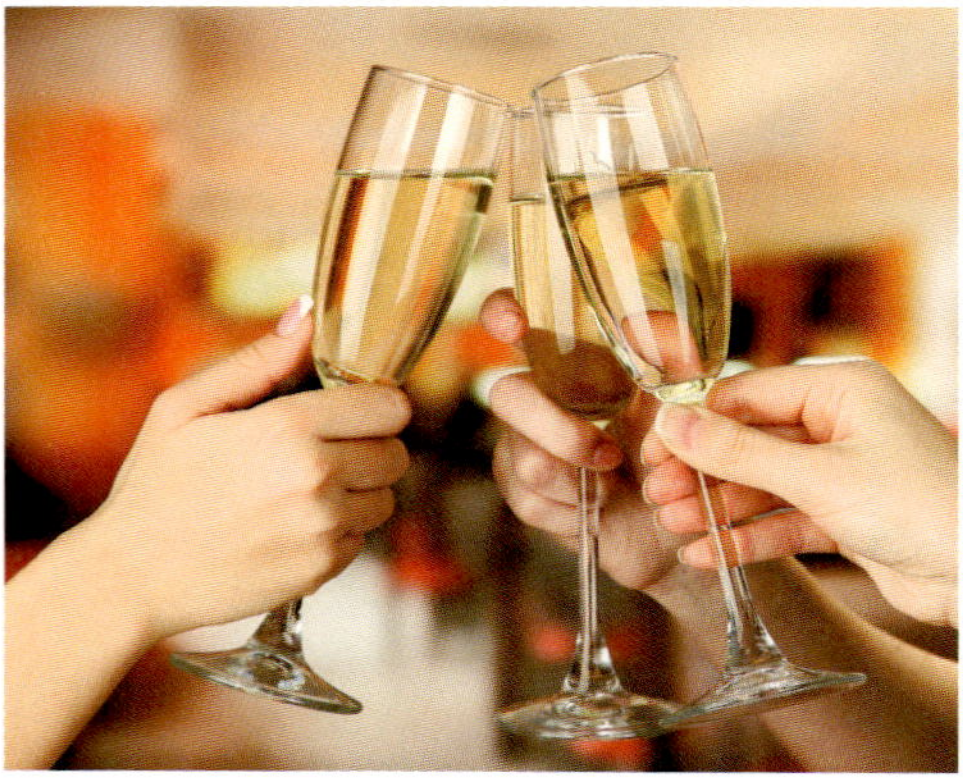

ほどよい距離感を保つ

無理のある付き合いは自分の心身がボロボロに

誘われたら断れない、相手の言葉が気になってしかたないという状況だと、心身の休む暇がない。日々の人間関係にちょっと疲れたら、自分の時間を確保してリセットすることも必要。

人間関係でストレスをためない POINT

ひとりの時間を作る

ひとりになって自分を見つめる時間を作る。落ち着ける時間と空間を確保するとよい。

リラックスする

好きな音楽を聴いたり、入浴したりと自分がリラックスできることをして、嫌なことから一度離れて落ち着きを取り戻して。

睡眠をしっかりとる

人と喧嘩したり、イライラがたまったりした夜は、ぐっすり眠ることが何よりのストレス解消法。一度リセットすると冷静になれる。

上手な大人のお付き合いでストレスをためない

イライラの原因の多くは対人関係です。ストレスをためないために、次のふたつのことをおすすめします。

まずは、嫌な人、苦手な人から逃げることです。一緒にいる時間を少なくし、距離をおきます。次に、「人は人、自分は自分」と割り切って考えましょう。人を気にしないようにすると楽になります。

また、月経前は女性ホルモンが急変動するため、その影響でイライラすることがあります。その場合は「ホルモンのせいだ」と気づくことで心が軽くなるかもしれません。嵐が通りすぎるのを待ちましょう。

それでもストレスがたまったらこう解消！

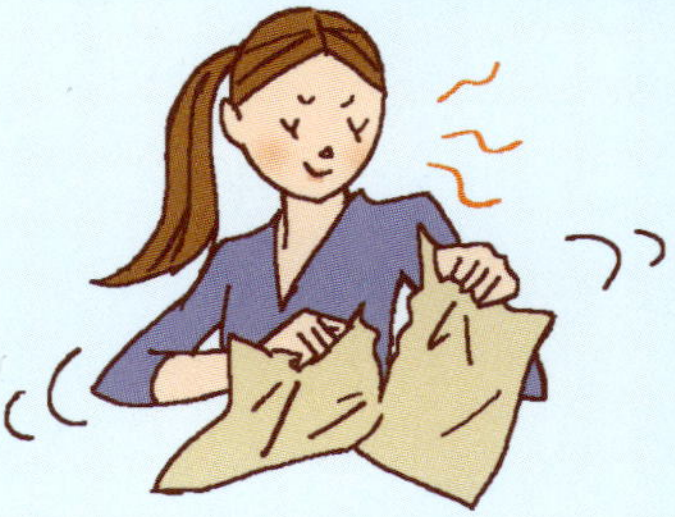

物にあたる

暴力的な印象だが、ストレス解消に即効性がある。新聞をやぶる、クッションをパンチするなど、人に迷惑のかからないようにこっそりと。

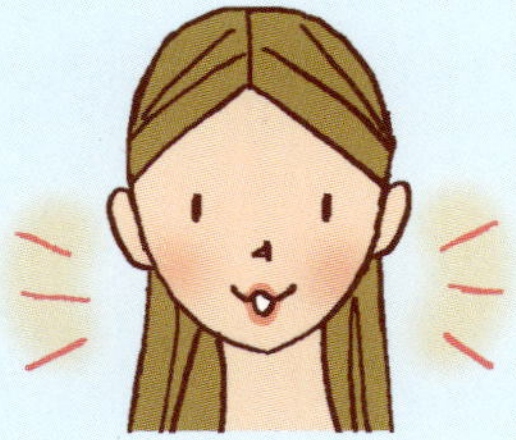

口角を上げる

内心はイライラしていても、笑顔を作るだけで自然と気持ちが楽になることがある。口まわりの筋肉が働くので、アンチエイジングにも効果的。

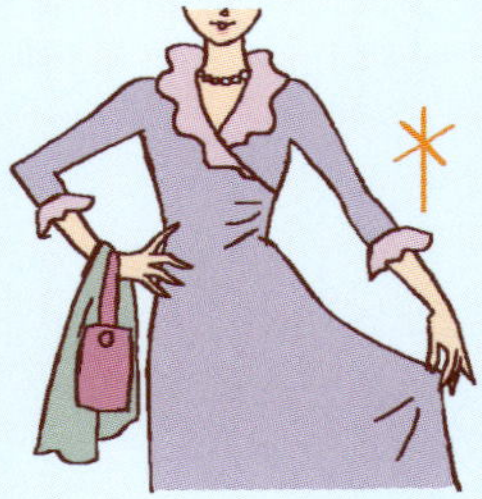

おしゃれして女度アップ

普段はあまり選ばない女度の高い服を思いきって着てみる。または、いつもよりも念入りにメイクをして気分を高めてもOK。

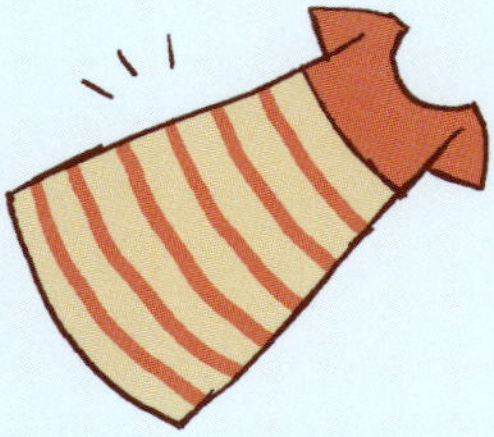

ゆるい格好をする

ボディラインが出るような細身の服ではなく、ワンピースやチュニックなどゆるやかな服装にする。締めつけから開放されて気持ちが楽になる。

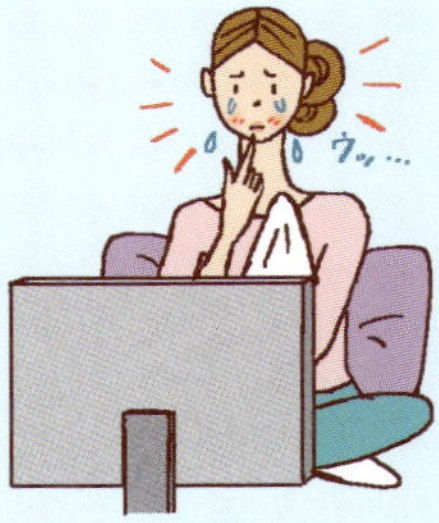

思いきり泣く

自分が泣けると思う本やDVDなどを用意し、あえて声を出して思いきり泣く。感情が外に出るとストレスが解消される。

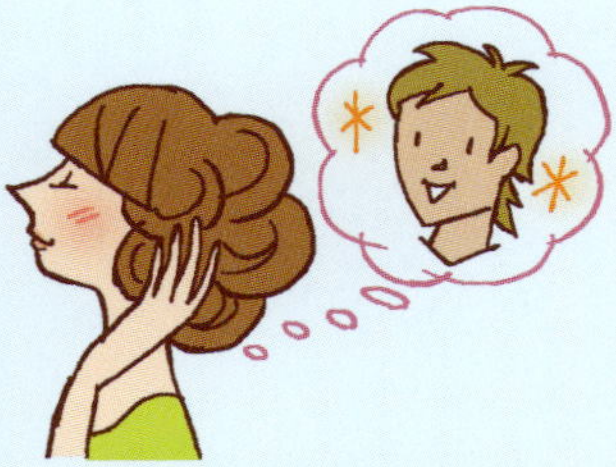

妄想でときめきを

好きなアイドルやマンガの登場人物、芸能人でもよいので、恋愛妄想をしてみる。頭の中で、どんなデートをして何を話すかなどを考えてみて。

女性ホルモン
コントロール法
(STEP 3)

5大不調改善でホルモンコントロール

あなたも実はPMS？
月経前の症状チェックシート

□ 下腹部が痛む	□ 吹き出ものができやすい
□ 腰が痛む	□ 食欲が増す
□ 乳房が痛む	□ のどがかわく
□ 首や肩がこる	□ 眠くなる
□ 頭が痛い	□ イライラする
□ 便秘になる	□ 怒りやすくなる
□ むくむ	□ 落ち込む
□ 体が冷える	□ いつも通りに仕事ができない
□ 疲れやすい	□ 無気力になる
□ 肌が荒れる	□ 付き合いが悪くなる

不調が多く現れる月経前
ストレスにならないように
早めのケアを

月経前の不調はＰＭＳ《ピーエムエス》（月経前症《げっけいぜんしょう》
候群《こうぐん》）と呼ばれ、れっきとした病気
です。個人差はありますが、現代女
性の約8割は上記のような不調が現
れるといわれています。月経前はス
トレスや疲れから不調が悪化するの
で、リラックスしてすごすようにし
ましょう。
　さらに問題なのは月経とは関係な
く冷えや便秘、肩こりなどが慢性化
している状態です。自律神経《じりつしんけい》やホル
モンバランスが乱れている可能性が
高いので、簡単なエクササイズ、生
活習慣や食事の見直しなどでケアし
て、解消しましょう。

不調が起こる主な４つの原因

1 月経周期によるホルモンの変動

月経前はエストロゲン、プロゲステロンの急激な変動により、様々な不調が起こりやすい。

2 自律神経の乱れ

ストレス、不規則な生活や偏った食生活などの生活習慣が主な原因。交感神経と副交感神経の切りかえがうまくいかなくなり、バランスが乱れる。

3 免疫《めんえき》力の低下

免疫力の低下で疲れやすくなる。ホルモンや自律神経のバランスも乱れて様々な不調に発展する。

4 血行不良

血液の循環が悪くなることで起こる不調は多い。血流が滞ると必要な酸素や栄養素がしっかりと運ばれなくなる。

現代女性に多い５大不調はこれ！

1. 冷え性
2. 頭痛
3. 首こり・肩こり
4. むくみ
5. 便秘

便利な世の中になったことで、体を動かす機会が減り、パソコン作業で目を酷使することで、左のような不調が慢性化している女性が増加しています。10年以上も続いているという強者（つわもの）も。放置せずにこまめにケアをして、健康で美しい体を手に入れましょう。

冷え性

女性の体は男性にくらべて筋肉量が少なく、熱をうまく生み出せません。
冷えのケアは季節を問わず一年中行いましょう。

【 冷え性のふたつのタイプ 】

内臓冷えタイプ

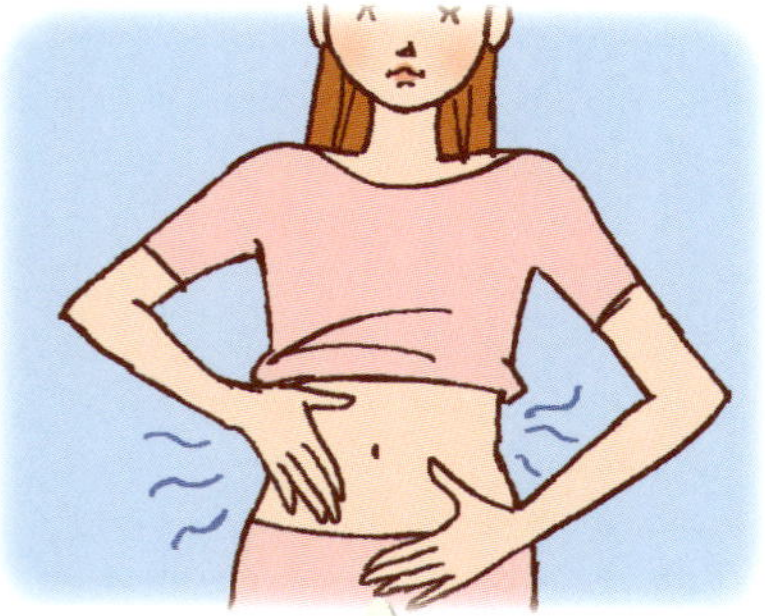

自覚症状なし

- 熱を逃しすぎている
- 平熱が 36℃以下
- 脇の下よりお腹が冷えている

末端冷えタイプ

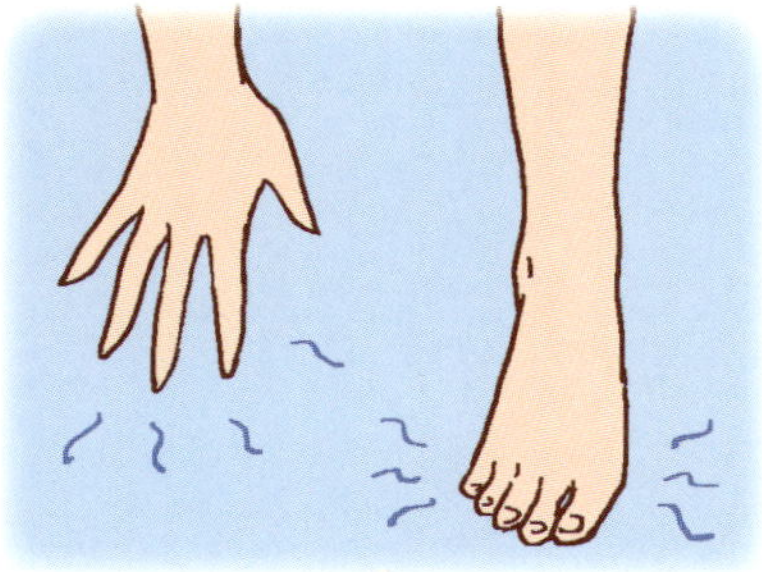

自覚症状あり

- 体の末端の手足の先に熱が運ばれていない
- しもやけができやすい
- 手を触ると冷たい

「冷え」が血流を悪くする最大の原因！

女性の理想の平均体温は約36・7℃です。しかし、現代女性は低体温の人が多く、36℃を下回っている人も。

上記のふたつのタイプのうち、手足が冷える「末端冷え」の人は首や太もものつけ根など太い血管が体の表面を走る部分を温めましょう。

厄介なのはお腹まわりが冷たくなる「内臓冷え」です。内臓が冷えているということは卵《らん》巣《そう》も冷え、女性ホルモンの分泌がうまくいっていない可能性があります。

冬だけでなく夏も冷房で体が冷えやすいので、半身浴や温かい飲みものなどで体を温めるよう意識してください。

冷え性対策

冷え性お助けアイテム 湯たんぽ

お腹にあてる

内臓が集まるお腹に熱を与えて冷えを解消する。夜、就寝前に横になった状態であててもよい。

脚のつけ根にあてる

脚のつけ根には太い血管が通っている。温めることで、全身の血液の巡りがよくなる。

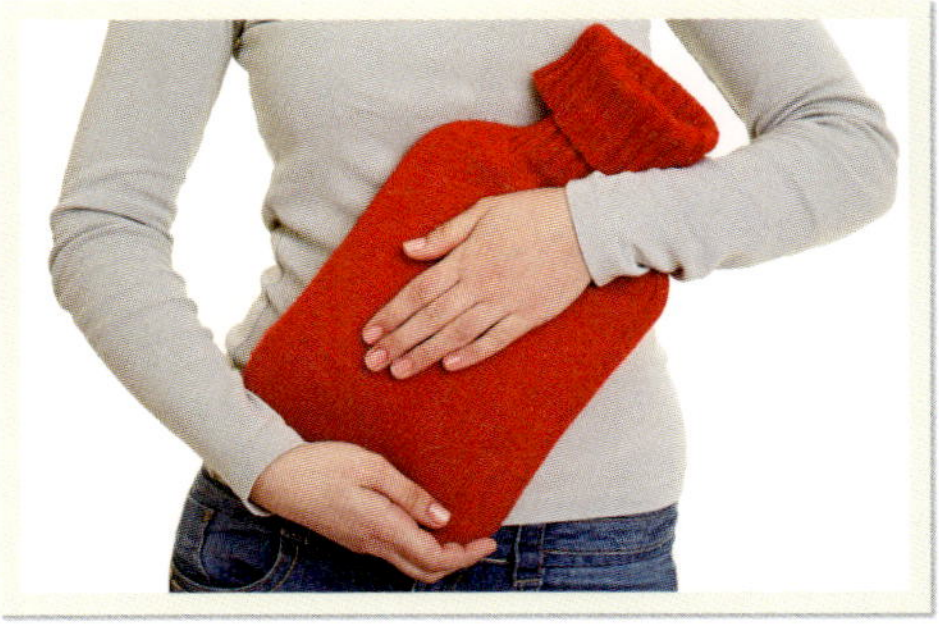

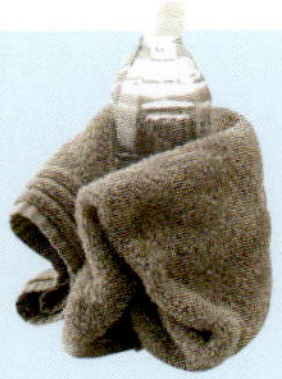

ペットボトルでも OK！

ペットボトルに約40℃のお湯を入れたものでも代用可能。熱ければタオルを巻くとよい。

「冷え性」におすすめの Exercise

冷え性解消運動

脇や股に走る血管を刺激して血流を促す

脚を肩より少し広く開いて膝を曲げて腰を落とし、手を体の前で組む。そのまま、まっすぐ腰を上げながら腕を頭上まで上げる。その後、腕を下ろしながらもとの姿勢に戻す。約20回くり返す。

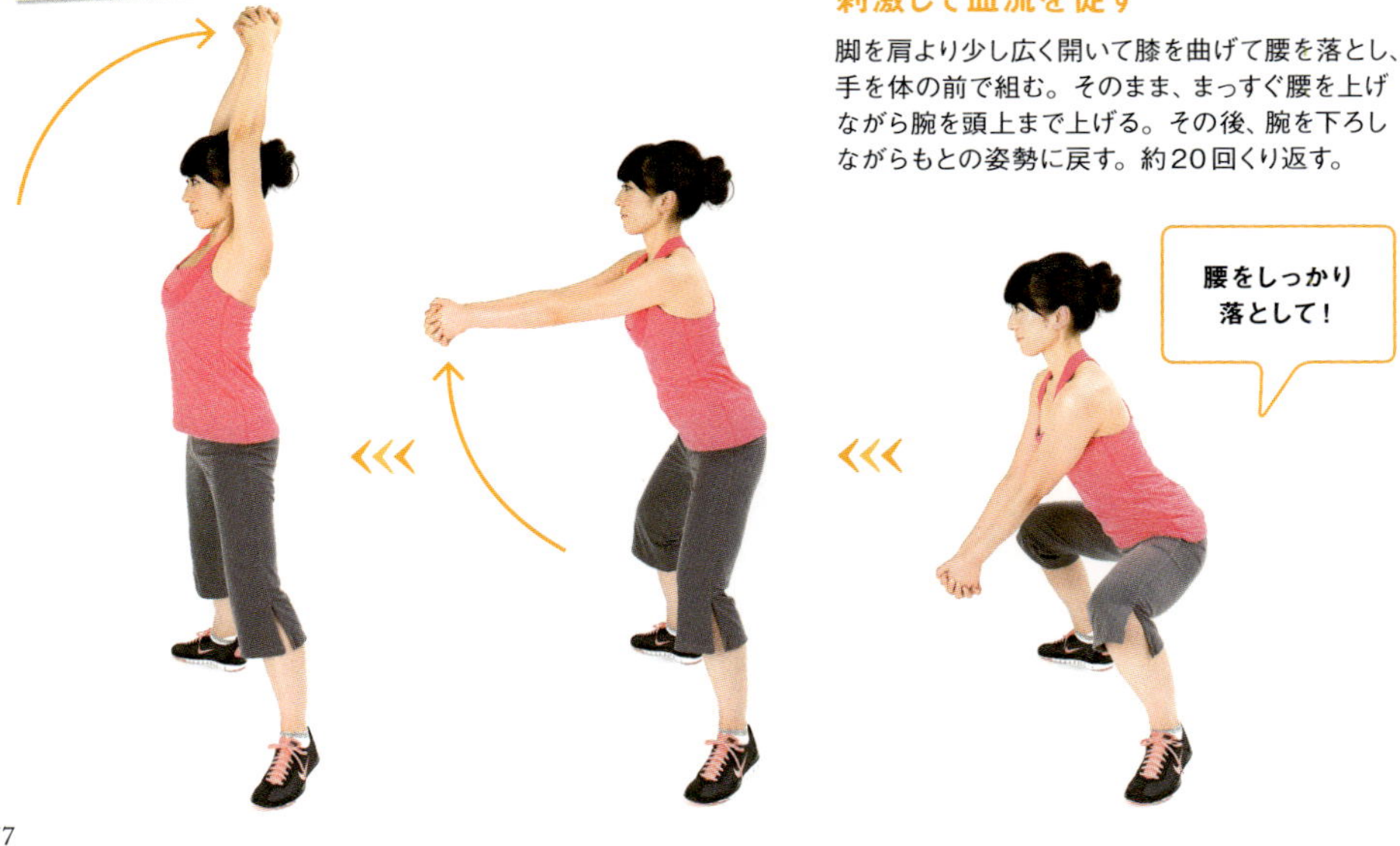

頭痛

筋肉の緊張によって起こる頭痛と、
ホルモンの影響などで起こる頭痛のふたつのタイプがあります。

【 頭痛のふたつのタイプ 】

	片頭痛	緊張型頭痛
部位	主に頭の片側	頭の両側や後頭部
症状	● ズキズキと脈打つように痛む ● 吐き気をともなうこともある	締めつけられるように痛む
程度	痛くて起きていられない	体を動かすと楽になる
頻度	1か月に数回	ときどき、または毎日
原因	ホルモンの影響・ストレス など	同じ姿勢の作業、ストレス など
対策	● 安静にする ● 光や音などの刺激を避ける ● 薬を内服する （自己判断はNG）	● 運動でこりをほぐして血行を促す ● 入浴で温める ● 温かい飲みものを飲む など

タイプによって対処の仕方が異なります

「緊張型頭痛」はパソコン作業やストレスなどで首や肩まわりの筋肉が緊張し、血流が悪くなって起こります。この場合は、運動や半身浴などで体を温めてケアします。

「片頭痛」はエストロゲンの分泌が低下する月経前に起こりやすくなります。緊張型頭痛とは違い、温めたり体を動かしたりするのは逆効果です。極力横になって安静にし、痛みがおさまるのをじっと待ちましょう。

片頭痛の場合、市販の頭痛薬が効かないことも多いので、症状がひどい場合は内科か神経内科を受診するようにしてください。

片頭痛タイプの対策

（１）安静にして痛みをやりすごす

体を動かすと症状が悪化し、運動や入浴も逆効果。横になって安静を保つようにする。

（２）刺激を避ける

テレビの音や周囲の話し声など、普段はあまり気にならない音や光にも過敏になりやすい。静かな場所に移動し、室内を暗くして落ち着く環境にして。

（３）医療機関を受診する

痛みがひどい、頭痛がよく起こるなど、日常生活に支障をきたす場合は、医師の診察が必要。内科か神経内科を受診して。

緊張型頭痛タイプの対策

（１）首・肩まわりを動かす

首や肩の血流が滞ると頭が圧迫されたように痛むことがある。パソコン作業などで同じ姿勢を長時間続けるようなら、ときどき首や肩を回して体をほぐすとよい。

（２）内側から体を温める

体が冷えると筋肉が緊張する。温かい飲みものや食べもので内側から体を温める努力を。夏でも冷たい飲みものはなるべく避ける。

（３）外側から体を温める

腹巻きをしたり、半身浴（70ページ参照）をしたりして、体を温める。夏は冷房で体が冷えやすいので、羽織りものを常備して体温調節を。

体を温める食材

血行促進作用のある食材を取り入れると、体が温まり、こりが解消され、頭痛もやわらぎます。

〈飲みものに〉

ハーブティーや、しょうがをすりおろして入れるジンジャーティーなどがおすすめ。

- しょうが
- カモミール
- シナモン　など

〈料理に〉

鍋や炒めものなどの料理にすると、量もたくさん摂取しやすい。

- にんにく
- ねぎ
- キムチ　など

首こり・肩こり

筋肉が緊張して首や肩がこっていると
血流が悪くなり、様々な不調の引き金になります。

【 血流の滞りから首こり・肩こりに発展！ 】

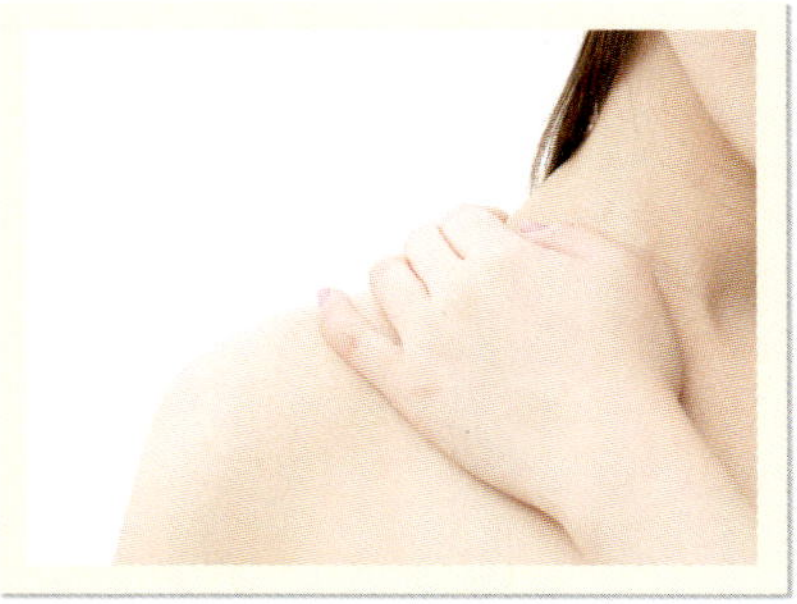

主な原因

- 冷え
- 緊張
- 長時間の同じ姿勢
- 眼精疲労
- ストレス
- 運動不足　など

首こり・肩こりが起こるまで

« 上記のような何らかの原因

« 筋肉がかたくなる

« 血流が悪くなる

« 筋肉に酸素や栄養素が行き届かない

« 首こり・肩こりが起こる

« 体のだるさや頭痛など体調全般への悪影響も

筋肉の疲れがこりの原因！血行不良を招きます

首や肩こりの主な原因はデスクワークなどで長時間同じ姿勢でいたり、体が冷えたりして首から肩にかけての筋肉がかたくなるためです。

この状態が続くと、血管が収縮して血流が悪くなり、筋肉に十分な酸素や栄養素が行き届かなくなって重苦しい痛みを感じるようになります。

こりはマッサージなどでもみほぐしてもよいですが、もみ返しが起こって逆効果になることもあります。

肩まわりを動かしたり、体を温めたりなど、筋肉をほぐしてこりを取り除く努力をしましょう。

首こり・肩こり対策

（１）半身浴で血行促進

70ページで紹介したように、38～39℃のお湯に約20～30分つかる。じんわりと汗が流れてくれば、血行がよくなってきている証拠。

（２）パソコン作業を中断する

パソコン作業を継続するのは約1時間など時間を決め、定期的に画面から目を離すようにする。ときどき肩を大きく回すとよい。

（３）温かい飲みもので体を温める

温かい飲みものはこりだけでなく、冷えの解消にもなる。おすすめは紅茶にすりおろしたしょうがを加えたホットジンジャーティー。血行が促進される。

♥「首こり・肩こり」におすすめのExercise

後頭部の筋肉をやわらげる運動

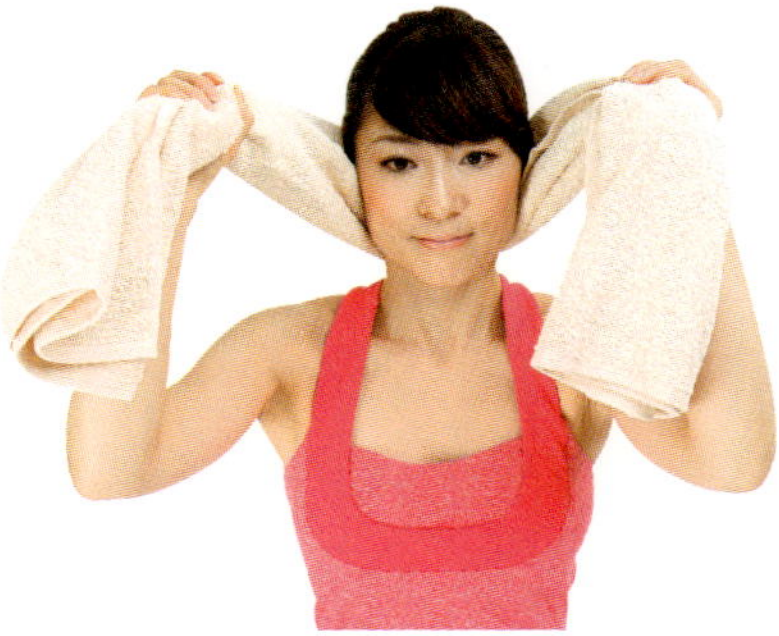

頭にはあまり
力を入れない

就寝前に後頭部を刺激してこりをほぐす

バスタオルを縦長になるように巻き、両端を持つ。タオルが後頭部にあたるように調節する。後頭部を後ろに倒しながらバスタオルを手前にぐっと引き、約20秒キープする。

ストレスも首こり・肩こりの大きな原因です

首や肩のこりはとくに慢性化しやすい不調です。こった状態が10年以上も続いているという強者《つわもの》もいます。

こりの原因にはストレスによる自律神経《じりつしんけい》の乱れもあります。プレッシャーや緊張、不安が続いた状態だと交感神経《こうかんしんけい》が優位になり、血流が悪くなってしまうのです。

ストレスが渦巻く現代ではストレス自体をなくすのは不可能です。ため込まないように日頃からリラックスする時間を作ってケアしてください。腕が上がらない、首が回らないほどこっているようなら、整形外科を受診しましょう。

むくみ

靴をはこうとしたら脚がパンパンだった…。
冷えや血行不良がむくみを招きます。

【 まずは脚のむくみ度をチェック! 】

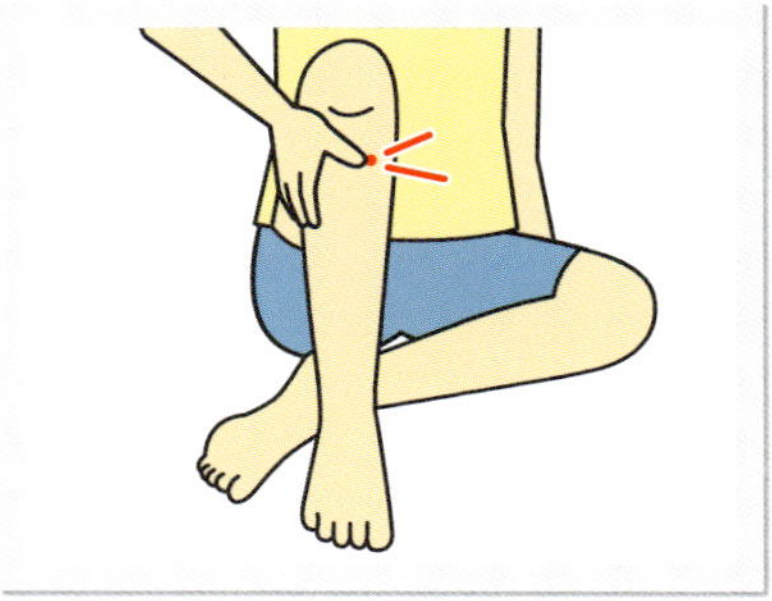

**すねの少し内側を
指で約5秒
押さえる**

押したときに指のあとがすぐに戻らないようならむくんでいる証拠。むくみは脚のほかに、顔や手などに起こりやすい。

むくみの主な原因

- 血行不良
- 加齢
- 睡眠不足
- 自律神経《じりつしんけい》の乱れ
- 長時間の同じ姿勢
- 塩分のとりすぎ
- 冷え
- 運動不足
- 衣服での締めつけ
- 骨格のゆがみ
- ホルモンバランスの乱れ

女性は男性にくらべてむくみやすい

女性は男性よりも熱を産生《さんせい》(生み出す)する筋肉量が少ないため冷えやすく、血行も悪くなりがちなので、むくみやすくなります。

矛盾しているようですが、むくみには水分補給がおすすめです。一日1リットル白湯《さゆ》などで水分をとりましょう。

水分補給すると、体内の余分な水分が排出されます。ただし、冷たい水は体を冷やすので、常温またはホットで飲むようにしてください。

また、ハイヒールは血流を悪くしてむくみやすくします。スニーカーなど楽な靴ですごす日も設けましょう。

むくみ対策

（1）
こまめに水分補給をする

仕事や家事に集中していると、つい水分補給を忘れがち。意識してこまめに水分をとるように心がけて。

（2）
血行をよくする

とくに脚は重力の影響で、血液の流れが悪くなりやすい。マッサージやストレッチ、半身浴などで血流を促す工夫を。

（3）
衣服での締めつけをなくす

体にフィットした格好は血管を締めつけて血流を悪くする。また、着圧ソックスは一時的には効果があるが、長時間はくと締めつけられ、逆効果になる。

♥「むくみ」におすすめのExercise

むくみを解消する運動

ふくらはぎと腕をしっかりとのばして！

体の右半分を椅子に腰かけ、左脚を後ろにまっすぐのばす。右手で椅子をつかんで支えながら、左手を頭上にまっすぐ上げる。この姿勢を約30秒キープし、反対側も同様に行う。

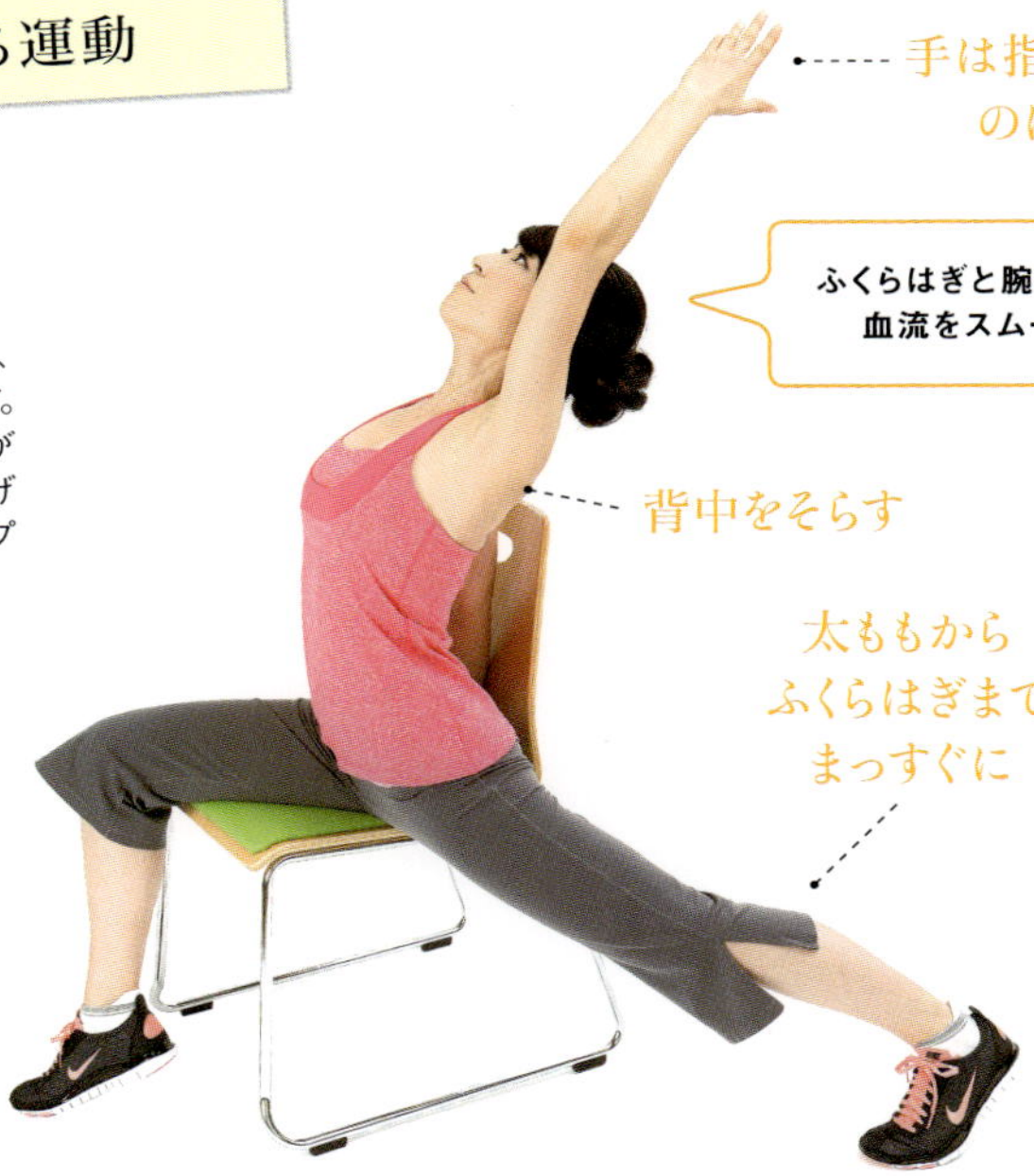

手は指先までのばす
ふくらはぎと腕をのばして血流をスムーズに！
背中をそらす
太ももからふくらはぎまでまっすぐに

Point

三日月の形を意識して

上記の運動をするときには、腕から腰を通り、ふくらはぎまでを結んだラインが、三日月の形をしているのが理想。体がのびているのを感じながら行うとよい。

便秘

3～4日排便がないのはあたり前だと思っていませんか。
便秘は体調や肌にも悪影響を及ぼします。

あなたの便秘度チェックシート

- □ 野菜や果物があまり好きではない
- □ 日々、ストレスを感じることが多い
- □ 普段水分をあまりとらない
- □ 夜食をよく食べる
- □ 基本的に朝食は食べない
- □ 運動や体を動かすことが嫌い
- □ 3日以上排便がないのはあたり前

ひとつでもあてはまったら要注意！

左記のような食生活や生活習慣がある場合は便秘のリスクが高まります。

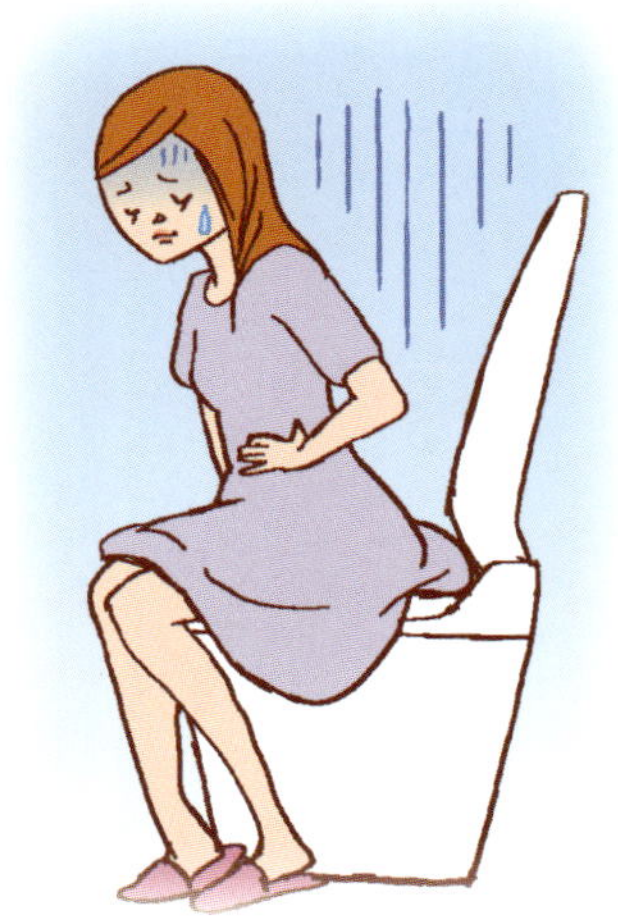

女性ホルモンが腸の動きを弱めることも

不要になった内容物を肛門へ送るために、腸管が収縮して「ぜん動運動」が行われます。排卵《はいらん》後に分泌が高まるプロゲステロンは妊娠に備えて栄養を吸収しようと、ぜん動運動を弱めてしまいます。そのため、月経前は便秘になりやすくなります。

現代女性は女性ホルモンの影響以外にもストレスやダイエットなどのために便秘になっている人が多いようです。

便秘が慢性化するとお腹にガスがたまる、体臭、肌荒れなど様々な弊害をともないます。食生活や生活習慣を見直して便秘を解消させましょう。

【便秘のタイプと原因】

1

便のかさが足りない

食べる量が少ないと、当然作られる便の量も少ない。ぜん動運動が弱まり、腸内に便が滞る時間が長くなるため、体臭に影響が出ることも。

対策

食事の量を増やす。とくに食物繊維を多く含む根菜や海藻などがおすすめ。

2

腸内細菌バランスが悪い

腸内には乳酸菌やビフィズス菌などの善玉菌と大腸菌などの悪玉菌が同居している。このうち、悪玉菌が多くなると毒素を発生させ、便秘になりやすくなる。

対策

揚げものや肉などの食べすぎは控え、ヨーグルトなどを食べて乳酸菌を増やす努力を。

3

水分不足

水分が不足すると便がかたくなり、排泄しにくくなる。睡眠時にも汗をかいているので、十分な水分補給が必要。

対策

寝る前と起床時にコップ一杯の常温の水を飲む。また、日中もこまめに水分補給を。

4

自律神経《じりつしんけい》が乱れている

交感神経（こうかんしんけい）が優位な状態だと、腸の動きが弱まる。リラックスできる時間を作り、副交感神経（ふくこうかんしんけい）を優位にして、腸のぜん動運動を促して。

対策

大きく深呼吸する、ひとりの時間を作ってリラックスする、半身浴で体を温めるなど。

美容ケアとホルモンコントロール

毎日のケア大丈夫？ 美容チェックシート

- □ 肌のごわつきが気になる
- □ 毛穴の開きが気になる
- □ ニキビが治りづらい
- □ シミやシワが気になる
- □ 肌のくすみが気になる
- □ 爪が薄い、割れやすい
- □ 唇や口の中がかわきやすい
- □ 髪の毛にハリがない、薄くなった

女性ホルモンの影響を考えた美容ケアを

女性ホルモンのバランスが乱れると、ニキビや肌のくすみ、乾燥、シワ、シミなど、様々な肌トラブルが現れるようになります。

まずは上記のチェックシートで自分の美容のトラブル状態を確認してみてください。チェック項目が多いほど、ホルモンの影響を受けている証拠です。

わざわざ高い化粧品を買いそろえたり、エステに頻繁に通ったりする必要はありません。88ページから紹介している月経周期とホルモンバランスを意識した美容ケアを実践してみてください。体の状態に合わせたケアで肌トラブルは改善できます。

２種類の女性ホルモンの働きをおさらい！

プロゲステロン（黄体ホルモン）

- 体温を上げ、妊娠したときの状態を維持する
- 子宮内膜《しきゅうないまく》や子宮筋《しきゅうきん》の働きを調節する
- 乳腺《にゅうせん》を発達させる
- 体内の水分量を調節する
- 利尿作用を促す
- 血糖値を調節する
- 腸のぜん動運動を抑える
- 食欲を促す
- 眠気を促す

など…

通称“母のホルモン”
美容に嬉しくない効果もあり

エストロゲン（卵胞ホルモン）

- 卵胞を成熟させる
- 受精卵が着床《ちゃくしょう》しやすくなるよう子宮内膜を厚くする
- 髪のツヤをよくする
- 肌のうるおいを保つ
- 胸の発達を促す
- 骨を強くする
- 善玉コレステロールを増やして、悪玉コレステロールを減らす
- 代謝を促す
- 血管を強くする

など…

通称“美のホルモン”
美容に嬉しい効果あり

【ホルモンの効果からこう考えて！】

×

**エストロゲンさえ
増やせば
キレイになれるんだ**

エストロゲンの分泌だけが高まりすぎると、乳がんや子宮体がんのリスクが高まる。エストロゲン優位な状態が続かないよう注意して。

○

**２種類のホルモンの効果を
うまくコントロールして
キレイを手に入れよう**

エストロゲンのよい作用を引き出しつつ、プロゲステロンの影響を緩和するように意識する。それぞれの分泌の高まる時期に合わせたケアを取り入れる。

月経周期と肌の状態

エストロゲンとプロゲステロンの分泌周期を確認して、肌がどのような状態になるのかを知りましょう。

月経後1週間

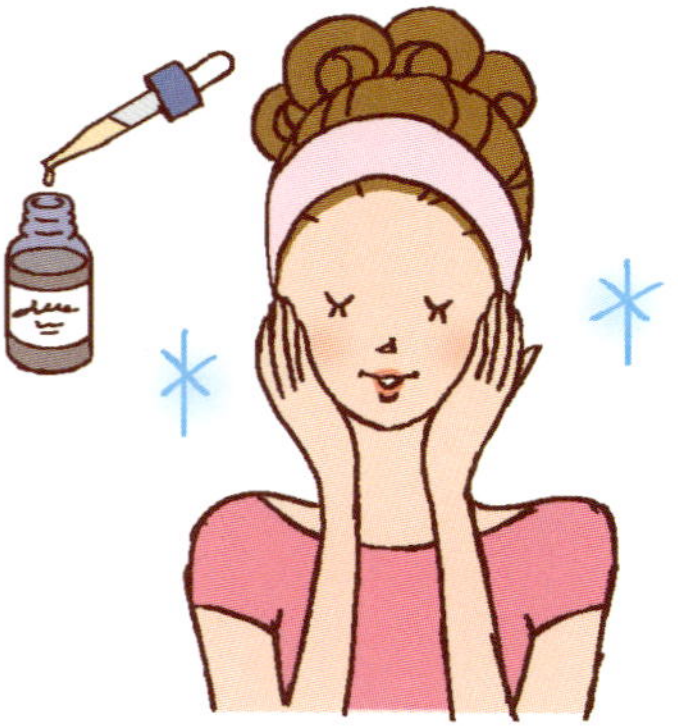

お肌絶好調期

エストロゲンの分泌が高まる時期。肌の状態が次第によくなり、多少のダメージを受けても、肌トラブルは比較的起こりにくい。代謝が上がるので、ダイエットをはじめるのにもよい時期。気になる美容ケアがあれば積極的に取り入れて。

月経中1週間

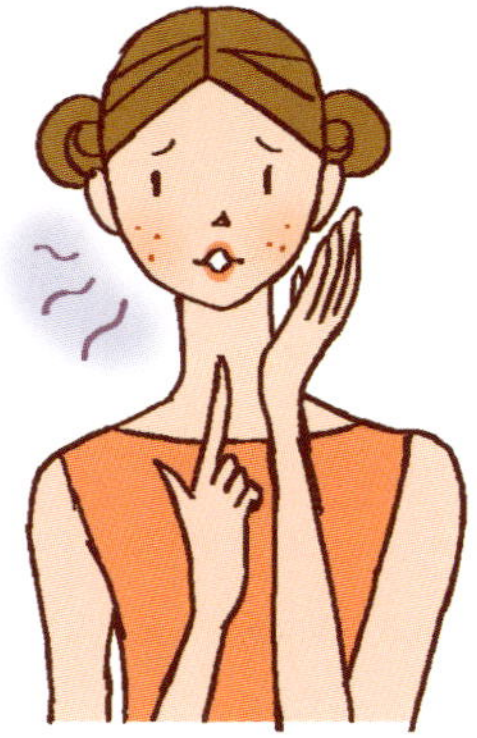

デトックス期

エストロゲン、プロゲステロンともに分泌が少ない時期。体温が下がり、血行も悪い。また、肌のバリア機能が低下するため、乾燥しやすい。この時期に吹き出ものなどができると治りにくい。出血があるので、合わせて体内の老廃物を排出するのに力を入れたい。

月経後〜排卵《はいらん》までにエストロゲンの効果を最大限に引き出して

月経中は出血があるため、あまり無理をしないのが賢明です。体温が下がるので、湯たんぽを体にあてる、湯船にしっかりつかって体を温めるなどで、肌トラブルを悪化させずに乗りきれます。

月経が終わったら、美のホルモン「エストロゲン」が活発に働きはじめます。

肌の調子がよくトラブルが起きにくいので、新しい化粧品などを試してみたり、エステに行ったり脱毛をしたりしてもよいでしょう。化粧のノリもとてもよいはずです。

デートや合コンなどの予定はこの時期に入れるとより楽しめます。

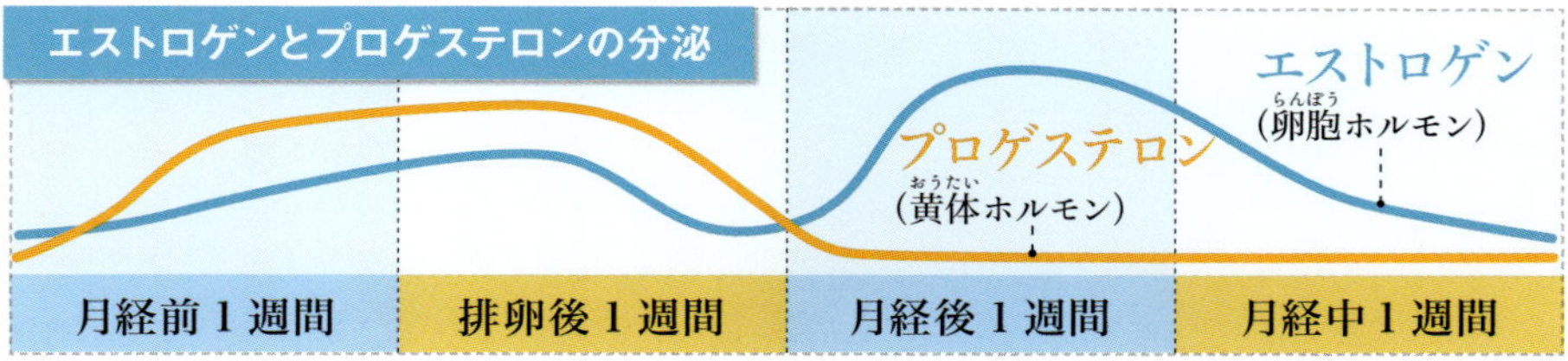

月経前1週間

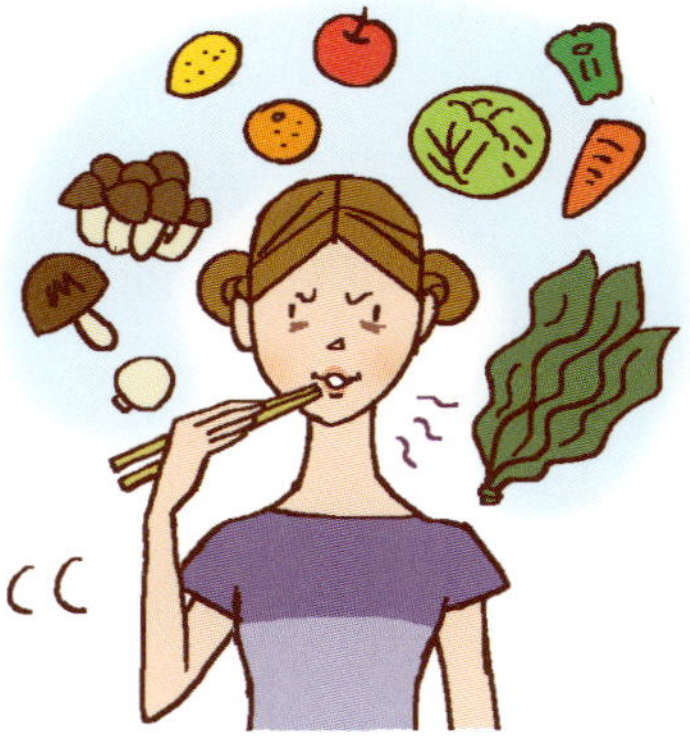

不調・トラブル期

プロゲステロンの分泌が高まる月経前。血行が悪くなり、むくみがひどくなったり、目の下にくまができたりする。また、メラニン色素が作られやすい時期なので、シミができやすい。食事などを見直し、内側からのケアが必要。

排卵後1週間

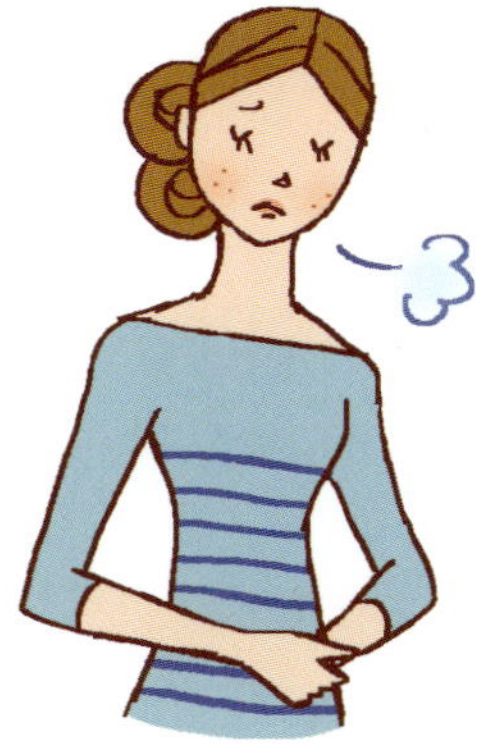

調整期

排卵が終わるとプロゲステロンの分泌がはじまる。腸の動きが徐々に鈍くなってくるので、便秘になりやすい。また、皮脂の分泌が増えるため、吹き出ものができやすくなる。さらに不調が強くなる月経前に備えて、守りのケアを。

基本のケアにとどめ守りの美容を心がけましょう

排卵後からはプロゲステロンの分泌がはじまり、腸の動きが鈍くなったり、皮脂の分泌が高まったりします。そのため、便秘になる、吹き出ものができる、肌がくすむというトラブルが起きやすくなります。

さらに月経前になると甘いものがむしょうに食べたくなったり、イライラしたりなどということが、肌トラブルに拍車をかけます。

この時期には基本的なスキンケア（90ページ参照）だけにとどめて、食物繊維の多い海藻やきのこ類、ビタミンCを豊富に含む野菜や果物などを積極的にとり、内面から美を磨くようにしましょう。

基本のスキンケア

ただ洗って化粧水をつけるだけでは意味がありません。
洗顔から保湿までの基本のスキンケアをマスターしましょう。

1 除去

洗顔料を手に取り、空気を取り込みながらしっかりと泡立てる。手と顔の間で泡を転がすようにしながら顔全体を洗ったら、十分にすすぐ。

2 保湿

コットンに化粧水をひたひたになるまで含ませる。肌に化粧水がしみ込むのをイメージしながら、やさしくなじませる。小鼻まわりやこめかみなどもしっかりと。

3 浸透

化粧水をつけたあとは、乳液を適量手に取り、肌にまんべんなくつける。手のひらで肌を押さえ、化粧水の水分を乳液の油分でしっかりと封じ込める。

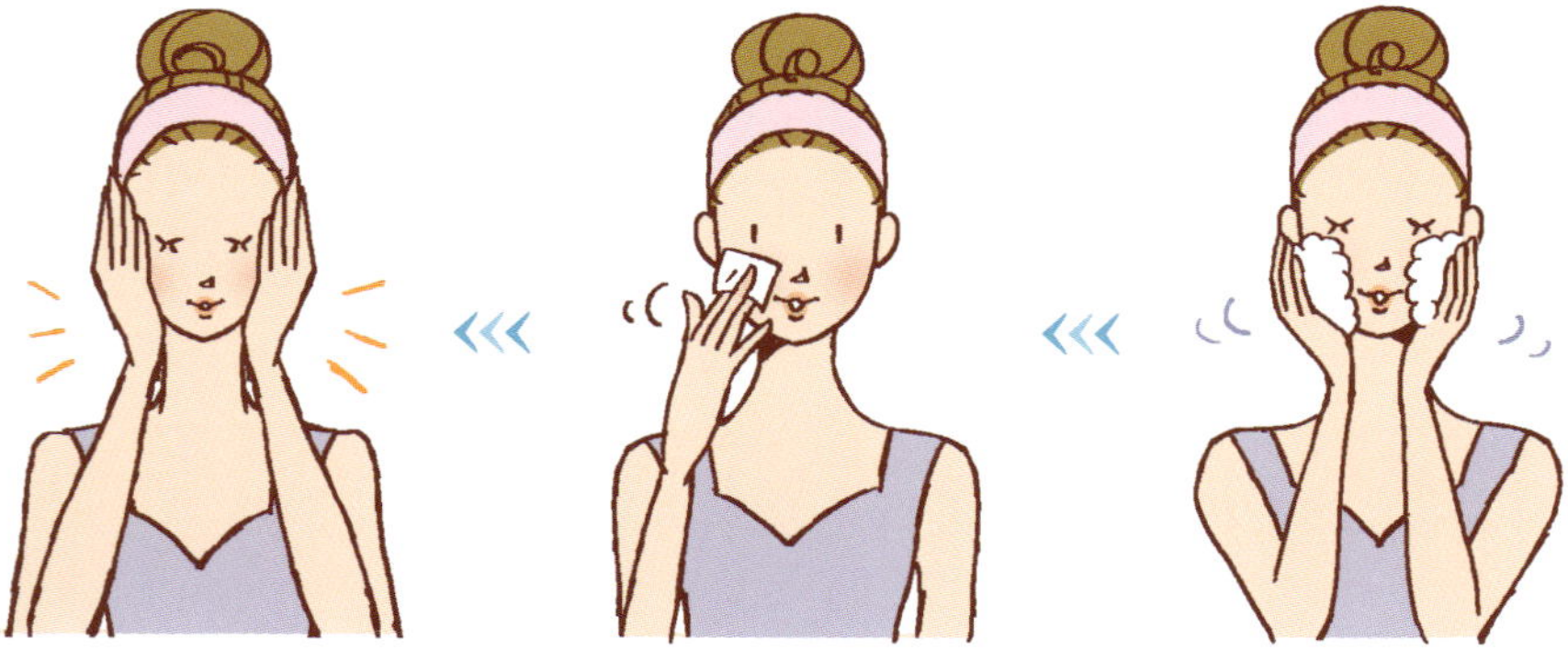

20代後半からは保湿を意識したスキンケアを

残念なことですが、肌のピークはおよそ20代前半です。ピークがすぎたら朝夜一日2回の正しいケアで美肌を維持しましょう。

朝は、夜のうちに分泌された汗や皮脂、余分な角質などを洗顔で除去し、十分にすすいで清潔なタオルでふきましょう。朝のケアは基本的に上記で紹介した3つの過程で十分です。

夜の肌は日中の汗や皮脂、ホコリ、メイクなど、水性と油性の汚れが付着しているため、クレンジングと洗顔の「W洗顔」で汚れを落とします。化粧水後はクリームやジェルなどの油分で水分を封じ込めて。

【周期別 基本のケア＋α】

月経中1週間

お風呂でパック

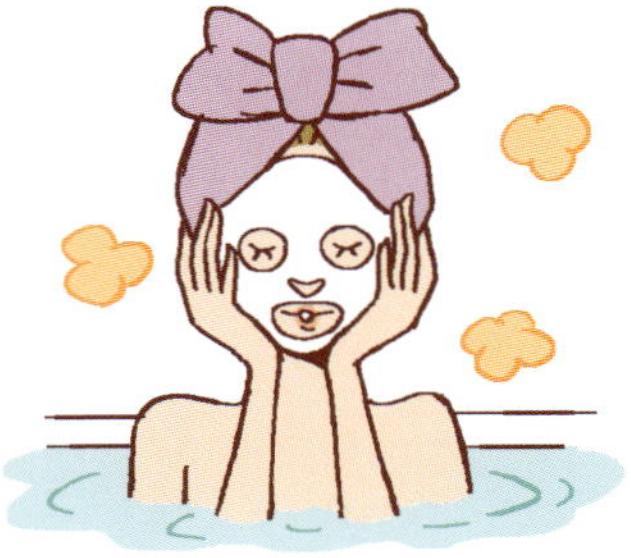

体温が下がって肌が乾燥する時期なので、湯船にゆっくりつかりながらパックをして、じんわりと保湿するのがおすすめ。

月経後１週間

新しい化粧品にチャレンジ

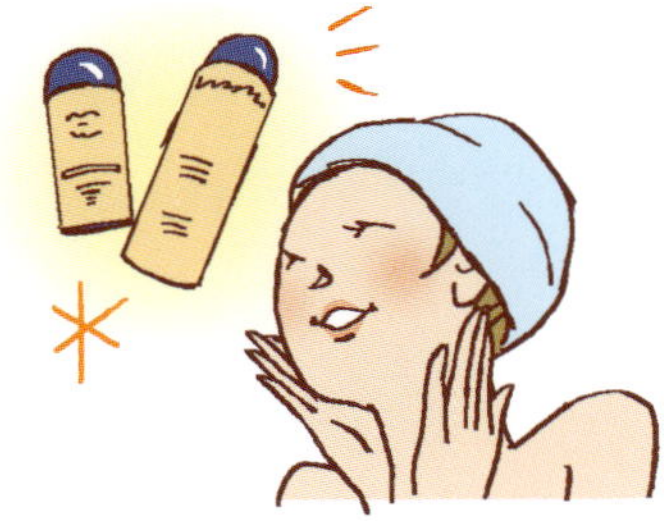

気になっていた化粧品を試す絶好のチャンス。うぶ毛の処理やピーリングなどもこの時期がベスト。

排卵《はいらん》後1週間

ミネラルウォーターで水分補給

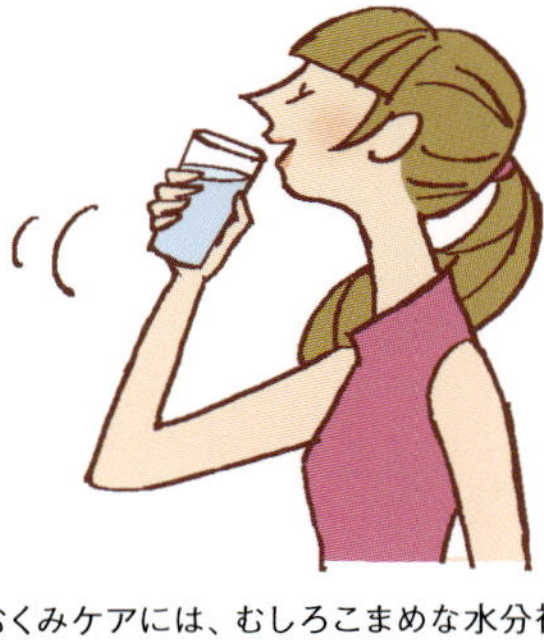

むくみケアには、むしろこまめな水分補給を。冷たい水は体を冷やすので、常温または白湯（さゆ）がよい。

月経前1週間

香りを取り入れる

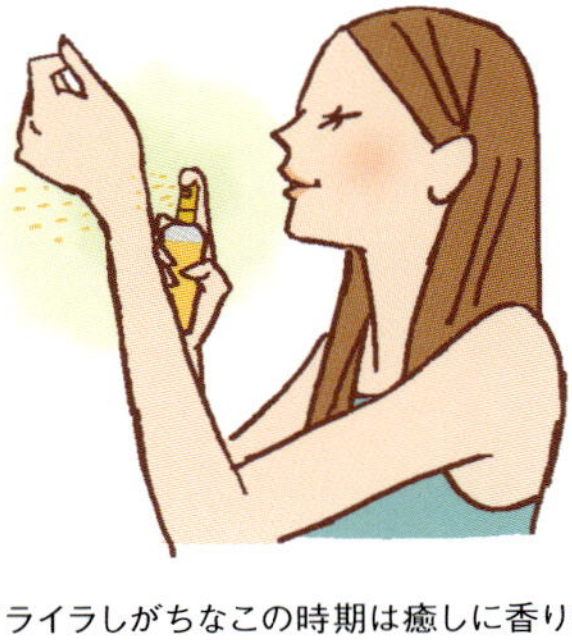

イライラしがちなこの時期は癒しに香りを取り入れて。落ち着く香りの入浴剤やハンドクリーム、お気に入りの香水など何でもよい。

たるみ・シワ対策

肌のたるみが進行すると皮膚が重なり、シワになります。
女性ホルモンが減少しはじめたら、シワ対策も念入りに。

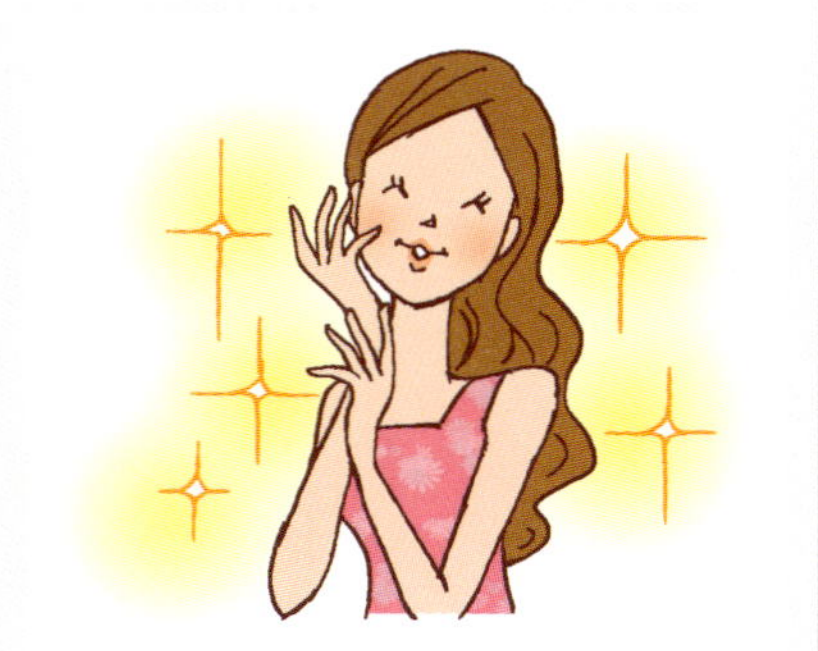

[Before]

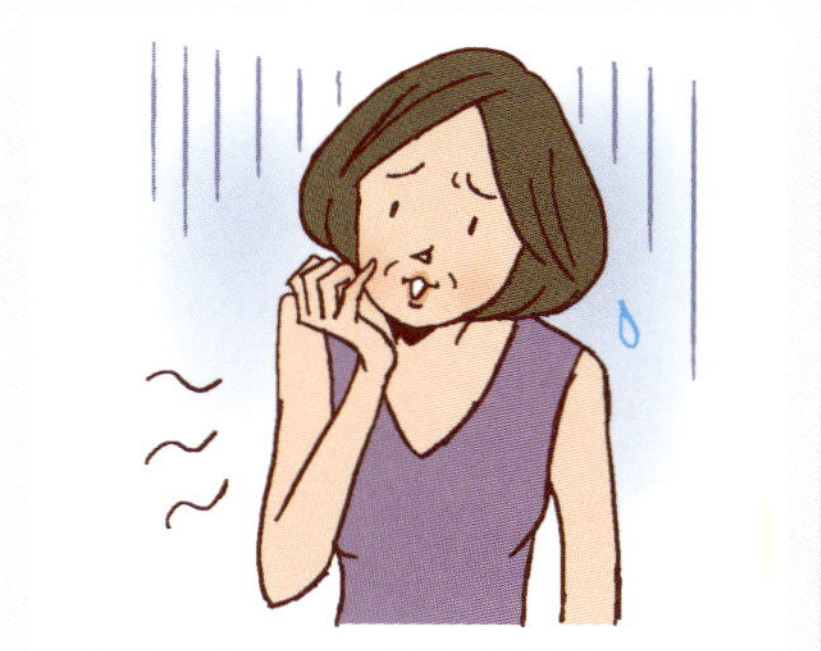

[After]

たるみ・シワができるまで

ピチピチのお肌
《
加齢・悪い生活習慣
《
女性ホルモンの分泌低下
《
コラーゲンの合成が低下
《
水分の保持力が低下
《
肌の弾力がなくなる
《
たるみ・シワ出現

目元や口元、一気に老け顔になるシワ それもホルモンが原因？

エストロゲンはコラーゲンの生成を促し、肌の水分量を保持する働きがあります。加齢などによって減少すると肌のハリが落ち、水分の保持力が低下するために、たるみやシワが現れます。

肌の老化を防ぐには女性ホルモンの分泌を維持していくことが大切です。ストレスをためない生活（68ページ参照）、栄養バランスのよい食事を心がけ、生活習慣から改善しましょう。

また、90ページで紹介した基本のスキンケアを毎日行ってください。とくに化粧水と乳液で、外からもしっかりと水分を補給して保湿します。

(hormone control)　美容ケアとホルモンコントロール 4

くすみ・シミ対策

**肌老化防止には紫外線ケアは必須と考えてください。

気のゆるみが老化を少しずつ進行させます。**

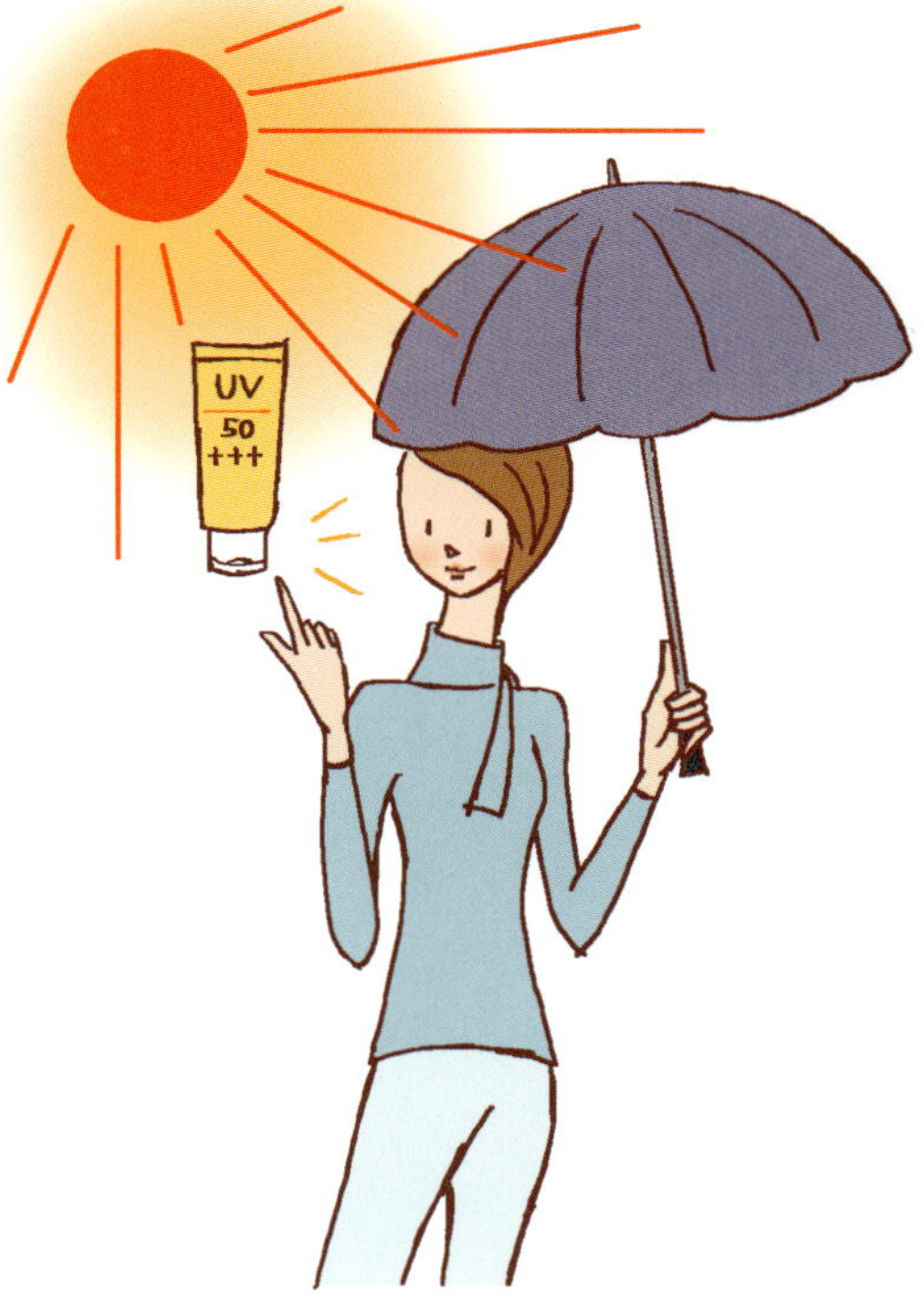

くすみとシミの主な原因はこの３つ！

1　女性ホルモンの減少

エストロゲンが減少すると、脳がもっと分泌させようと指令を出す。そのためにメラニン色素の産生を促すホルモンも分泌され、メラニン色素が作られやすくなる。

2　紫外線

紫外線を浴びると、肌が刺激から守ろうとメラニン色素を作り出す。加齢が進むと肌の代謝が衰えるため、メラニン色素が沈着してシミが現れる。

3　血行不良

ホルモンや自律神経（じりつしんけい）のバランスがくずれて血流が悪くなると、肌の血色が悪くなり、新陳代謝が低下してくすみやすくなる。運動不足も原因のひとつ。

紫外線対策は年中無休　気を抜かないで

くすみとシミの原因は主に上記で紹介した3つです。

シミの大敵である紫外線は夏だけでなく冬やくもりの日、ガラス越しでも注いでいます。日焼け止めをぬる、肌をあまり露出しない、10～14時頃の日差しの強い時間帯は外出を控えるなど、紫外線対策を積極的に行って肌を守る努力をしましょう。

女性ホルモンの変動はメラニン色素を作る細胞（メラノサイト）を刺激してしまいます。そのため、排卵《はいらん》後から月経前までの約2週間はシミができやすくなるので、とくに注意が必要です。

ヘアトラブル

年齢を重ねると薄毛や抜け毛などの悩みが出てきます。
実はこれも女性ホルモンの低下が主な原因です。

毎日のヘアケアにおすすめ！

「ヘッドスパ」で美髪に

ブラシで髪をとかす。指を広げて耳の後ろに置き、指の腹を使って、頭のてっぺんまでをジグザグに動かして頭皮をやさしく刺激する。前頭部、後頭部も同様に刺激するとよい。

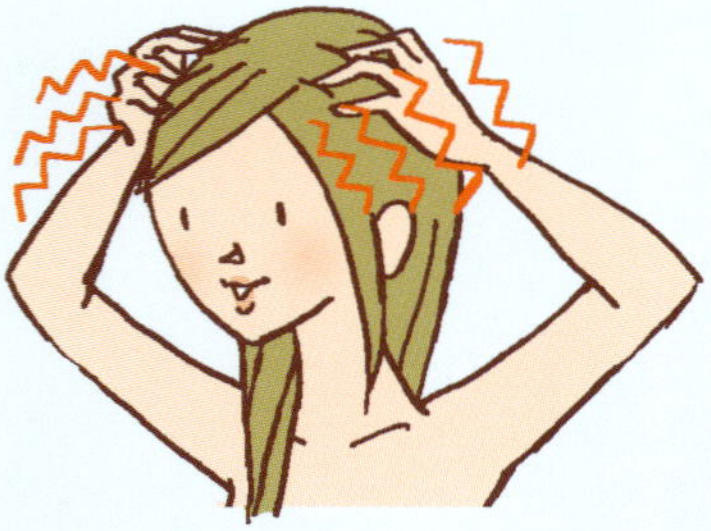

理想の美髪は…

- しなやか
- つややか
- 枝毛や切れ毛がない
- コシがある
- まとまりやすい

女性ホルモン低下によるヘアトラブル

- 薄毛になる
- 抜け毛が増える
- 枝毛や切れ毛が増える
- ごわつく
- まとまりが悪くなる　など

ヘアトラブルの大敵はストレスや冷え

加齢によってエストロゲンが減少すると薄毛や抜け毛などのヘアトラブルが起こりやすくなります。しかし、最近は20～30代の若い人にも同様のトラブルが増えています。

その主な原因はストレスや冷えなどによる血行不良です。ストレスがたまったり、体が冷えたりすると血行が悪くなり、頭皮に栄養が行き渡らず健康な髪が作られなくなってしまいます。

上記で紹介した「ヘッドスパ」はシャンプー時でも行えます。指の腹で頭皮をもみほぐすように軽くマッサージすると血行がよくなり、リラックス効果が得られます。

【美髪をキープする4つのヘアケア】

1

髪は洗うよりも“すすぐ”を意識

シャンプーの目的は主に頭皮の皮脂やホコリを落とすこと。シャンプー剤が残っていると毛穴がつまり、かえって逆効果になる。洗い流すときには、ちょっとやりすぎだと思うくらいしっかりすすぐとよい。

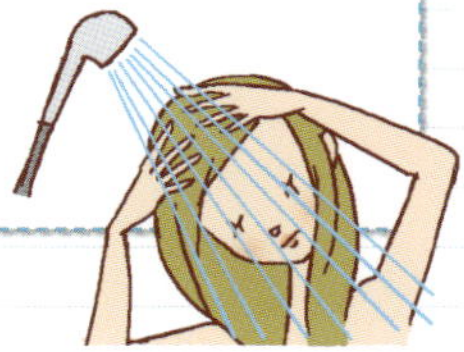

2

洗うときは頭皮にアプローチ

髪の毛自体はすでに死んだ細胞。髪を支えているのは頭皮なので、シャンプーをする際には、指の腹で頭皮を刺激する。爪を立てると傷ができるので、あくまでもやさしく。

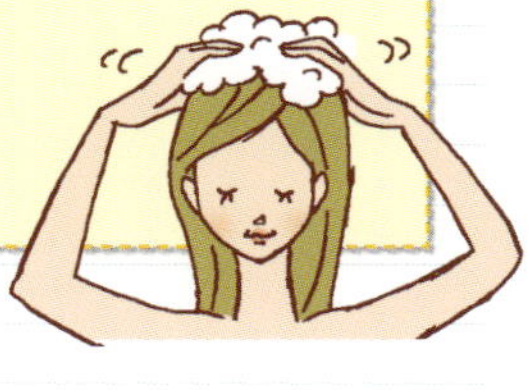

3

カラーやパーマは“月経後”を狙って

カラーやパーマの薬剤は多少なりとも髪や頭皮にダメージを与える。エストロゲンの分泌が高まる月経後約1週間は、肌の調子がよく、比較的ダメージにも耐えられる。美容室の予約を入れるのはこの時期がおすすめ。逆に、月経前のプロゲステロンの高まる時期は肌が過敏になりがちなので、カラーやパーマなどでの刺激は避けたほうがよい。

4

1日２回ブラッシングを

髪についた皮脂やホコリを取り除くため、朝と夜にブラッシングを行うとよい。ブラシはブタやイノシシなどの天然毛素材の弾力があるものを選ぶと、ほどよい刺激を頭皮に与えることができる。

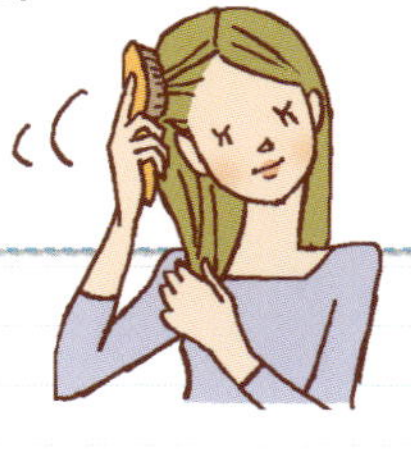

セックスとホルモンコントロール

【女性の体にとって大切「イク」のすすめ】

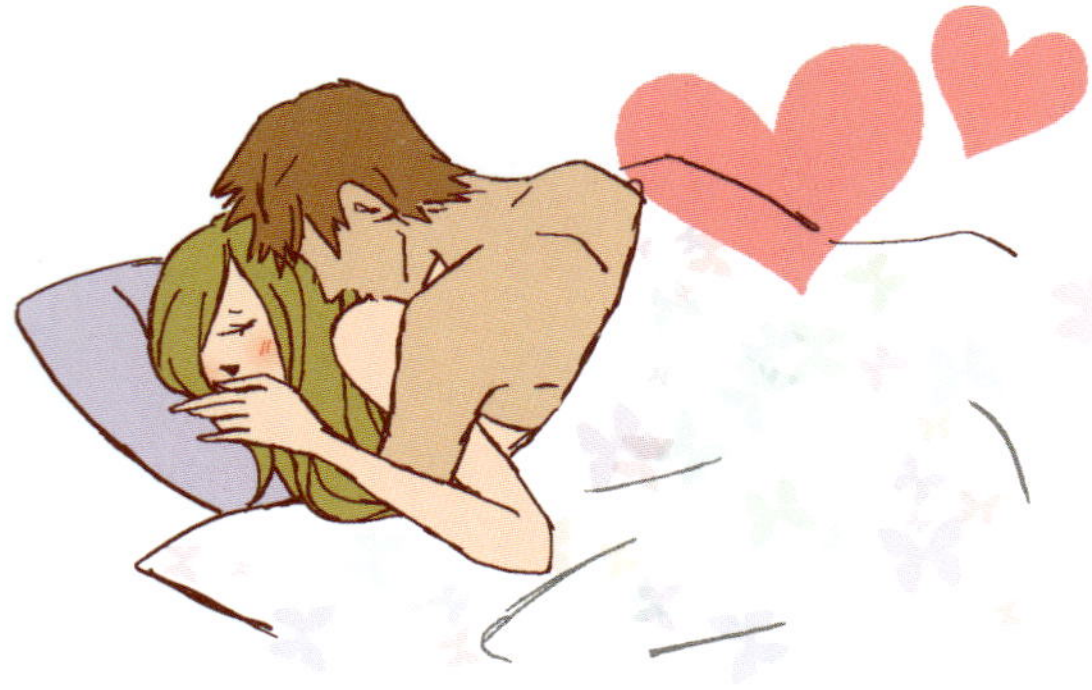

「イク」メカニズム

セックスによる刺激

↓

脳が気持ちよいと感じる

↓

ドーパミン放出

↓

オーガズム

「イク」の効果

- 膣周囲の筋力がアップする
- ときめきを感じられる
- 血流がよくなることでのダイエット効果
- ストレスが解消され、やさしくなれる　など

女性ホルモンとセックスの関係とは？

セックス行為そのものが女性ホルモンの分泌を高めるわけではありません。必要なのは体だけでなく心も満たされるセックスです。

オーガズムを迎えて「気持ちよい、幸せ！」と感じると、脳から「ドーパミン」や「セロトニン」などの神経伝《しんけいでん》達物質《たつぶっしつ》が分泌されます（20ページ参照）。

これらの神経伝達物質で心と体が満足感を得ると、自律神経《じりつしんけい》や女性ホルモンのバランスが整い、肌がうるおってより一層美しくなれます。

また、更年《こうねん》期の女性ホルモンの急激な変化をゆるやかにする効果も期待できます。パートナーと一緒によいセックスを築いていきましょう。

セックスによる女性器の変化

1 興奮期

クリトリスが大きくなり、通常の約2倍に。膣が充血し、粘液が出る。大陰唇はふくらみ、小陰唇が開く。

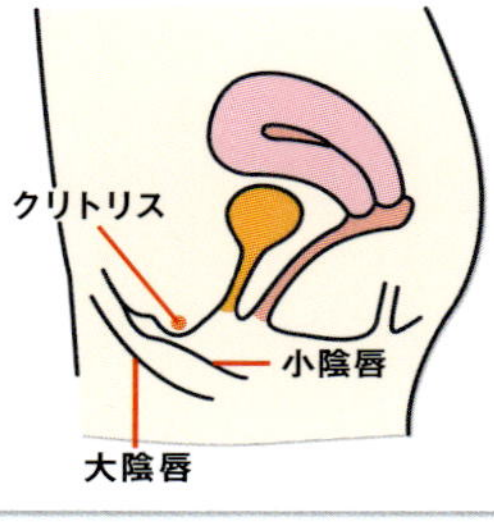

2 平坦期

膣の入り口が隆起し、ギュッと締まる。膣の上部に精液をためるためのスペースを作るため子宮が上がる。

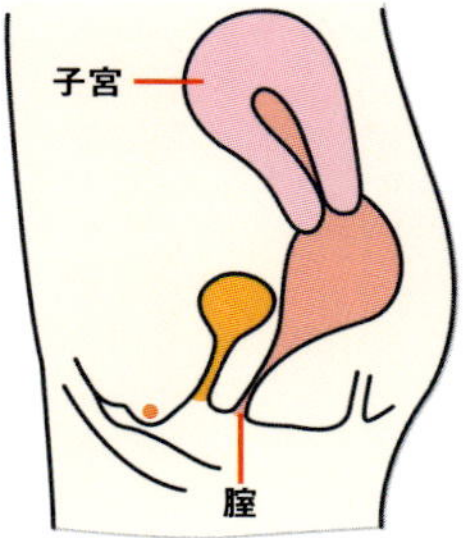

3 オーガズム期

膣の上部がさらにふくらみ（バルーン現象）、性器周辺の筋肉が約0・8秒間隔で規則的に数回収縮する。

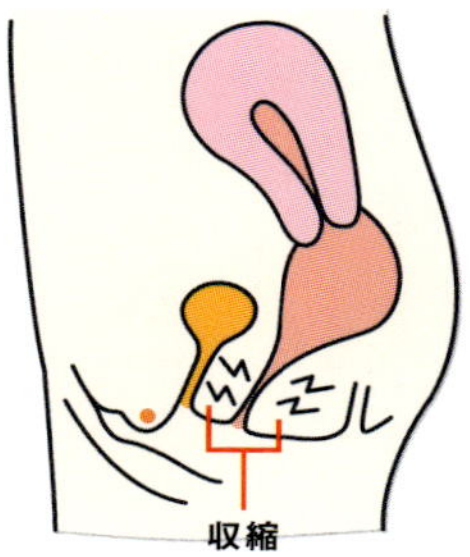

4 消退期

大陰唇と小陰唇は閉じ、クリトリスは元に戻る。子宮は元の位置へ下がり、膣の上部のふくらみなどもおさまる。

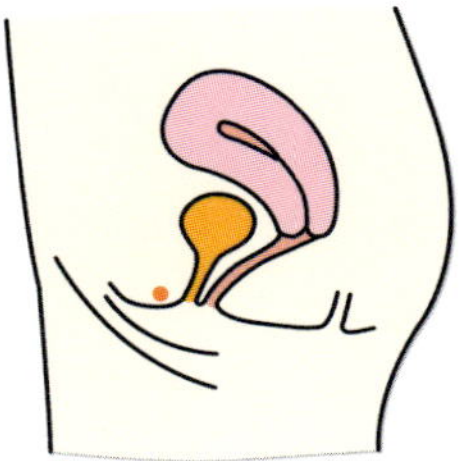

ひとりエッチで女性ホルモン力アップ！

女性ホルモンを安定させるいいことずくめのひとりエッチ

セックスは相手や雰囲気など、状況によってはオーガズムまで達しないことがあります。

しかし、「ひとりエッチ」は自分の好きなときに好きなだけ快楽を求められるので、オーガズムに達する確率もアップします。

脳内から幸福を感じる神経伝達物質が分泌されると女性ホルモンの分泌も安定します。すると、感度が上がり、より「感じる体」になってきます。

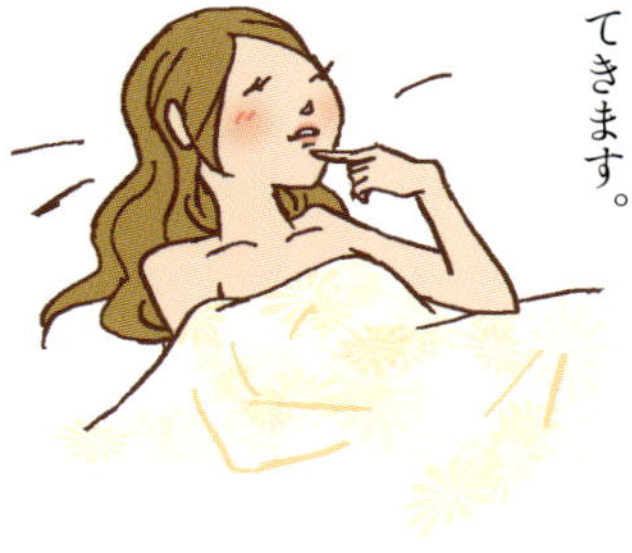

体と気持ちのバランス

**エストロゲンとプロゲステロンの分泌の変化によって
いつものセックスでも感じ方が全く違ってきます。**

月経後
1週間

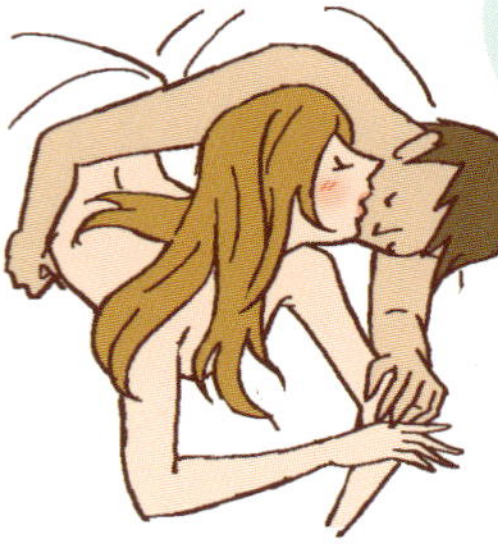

◎感度サイコー期

エストロゲンの分泌が高まり、気持ちが明るくなるので感度も上がりやすい時期。ただし、妊娠を望まない場合は排卵日前後はとくに注意を。

おすすめセックス

様々な体位に挑戦する、挿入のタイミングや深さをかえてみるなど、ふたりの気持ちのいいセックスを研究してみるとよい。

月経中
1週間

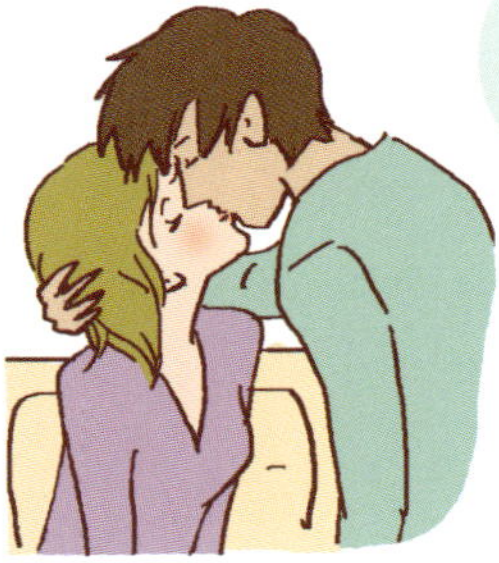

△感度イマイチ期

月経中は体温が低く、感度が鈍くなりがち。出血しているため、セックスによって雑菌が入ると炎症を起こす可能性も。

おすすめセックス

セックスという行為よりも愛情を深めることを意識して。マッサージをして相手を癒す、あえてキスだけで終わらせるなどスキンシップを大切に。

女性ホルモンがセックスの感度を左右する!?

月経周期を意識してセックスすると、感じやすくなるだけでなく、マンネリ打破にもなります。

月経中は出血があるため、体も気持ちも優れないでしょう。むしろ、行為はせずに彼と肌を触れ合わせて幸福感を高めることでふたりの愛情を深めましょう。

月経後、エストロゲンの分泌が高まると、気持ちが前向きになり、体の感度も高まってきます。

前戯の時間を長くして、どのような愛撫がより感じるのかを試したりなど、ふたりで研究してみては。

月経前にセックス欲が高まる女性多数。それは男性ホルモンの仕業！？

男性ホルモンの「テストステロン」は女性ホルモンが減少する月経前に作用が強まる。男性ホルモンは攻撃的、支配的な感情を高め、性欲を司る。

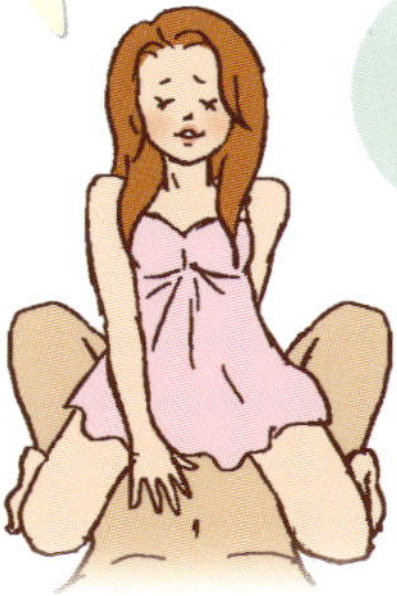

月経前
1週間

× 感度より性欲亢進《こうしん》期

女性ホルモンが減少する時期なので、相対的に男性ホルモンの働きが高まり、性欲が強くなりやすい。

おすすめセックス

騎乗位などで女性が積極的にリードして。ひとりエッチで快感を追求し、感度を上げるのもおすすめ。

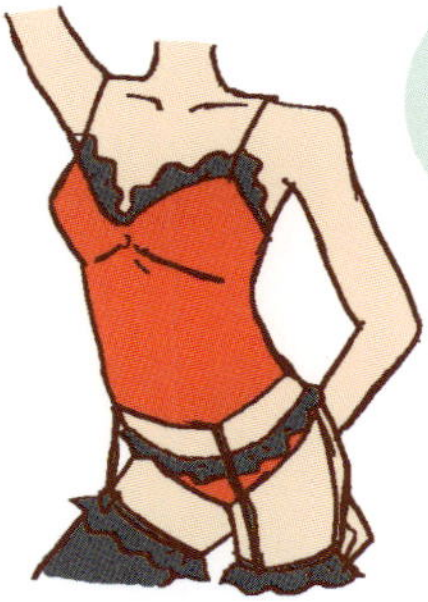

排卵後
1週間

○ 感度ソコソコ期

プロゲステロンの分泌が高まりはじめるこの時期は感度が下がり気味で、マンネリを感じやすい。雰囲気やプレイに変化をつけて、感度が上がるようにひと工夫を。

おすすめセックス

あえて朝にセックスしたり、目隠しプレイで視覚を遮ったり、下着を大胆なものにしたりしてみては。

体調は下降気味 セックスを盛り上げる工夫を

排卵《はいらん》後、プロゲステロンの分泌が高まりはじめる時期は感度が下降気味になります。

いつものセックスでは満足できないようなら、シチュエーションに変化をつけたり、体位を大胆なものにしたりといった工夫をこらしてみましょう。自分から誘うのが恥ずかしいなら「ここを触って」と、少しずつ要求を伝えてみるとよいでしょう。

月経前は男性ホルモンの影響で性欲が高まる時期です。積極的になるのは構いませんが、相手の気持ちを無視しないようにくれぐれも気をつけてください。

パートナーとの関わり方

男女の性への考え方を知って、
より気持ちのよいセックスを築いていきましょう。

あなたの彼はどのタイプ？　右手の指をチェック！

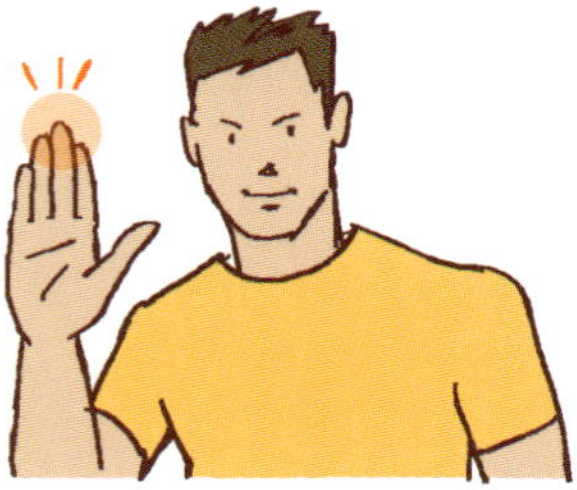

薬指が人差し指より長いタイプ

男性ホルモンの影響が強い。性格はアクティブでリーダーシップをとりたがる。性欲も強く、セックスに積極的。

【 彼はこんな傾向 】

- どちらかというと肉食系
- やや攻撃的なところがある
- 行動力がある
- 性欲が強い　など

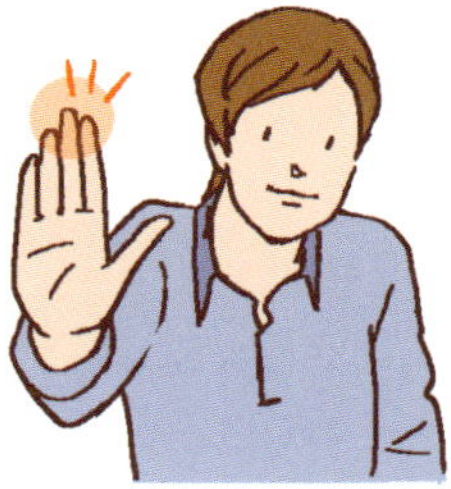

薬指が人差し指より短いタイプ

男性ホルモンの影響はさほど強くない。性格はのんびりとして、運動よりもインドアを好む傾向。性欲はそんなに強くない。

【 彼はこんな傾向 】

- どちらかというと草食系
- ひとりでいることを好む
- 競争を好まない
- 性欲はあまり強くない　など

彼の性欲は指の長さで強さがわかる!?

あなたの彼は上記のどちらのタイプですか？

ある研究報告で、指《ゆび》比《ひ》（人さし指の長さを薬指の長さで割った値）が低いほど男性ホルモン活性が高いということがわかりました。

あくまでも目安ですが、彼のタイプに合わせてセックスに変化をつけると相手をより喜ばせられるでしょう。

男性ホルモン活性の高い「肉食系」は性欲が強いので、基本的には彼に身を任せてアクティブなプレイを楽しんで。

弱めの「草食系」は、言葉や愛撫を大切にしたスキンシップを重視して、性欲を掻き立てるのがおすすめです。

男女の性欲と年齢のピーク

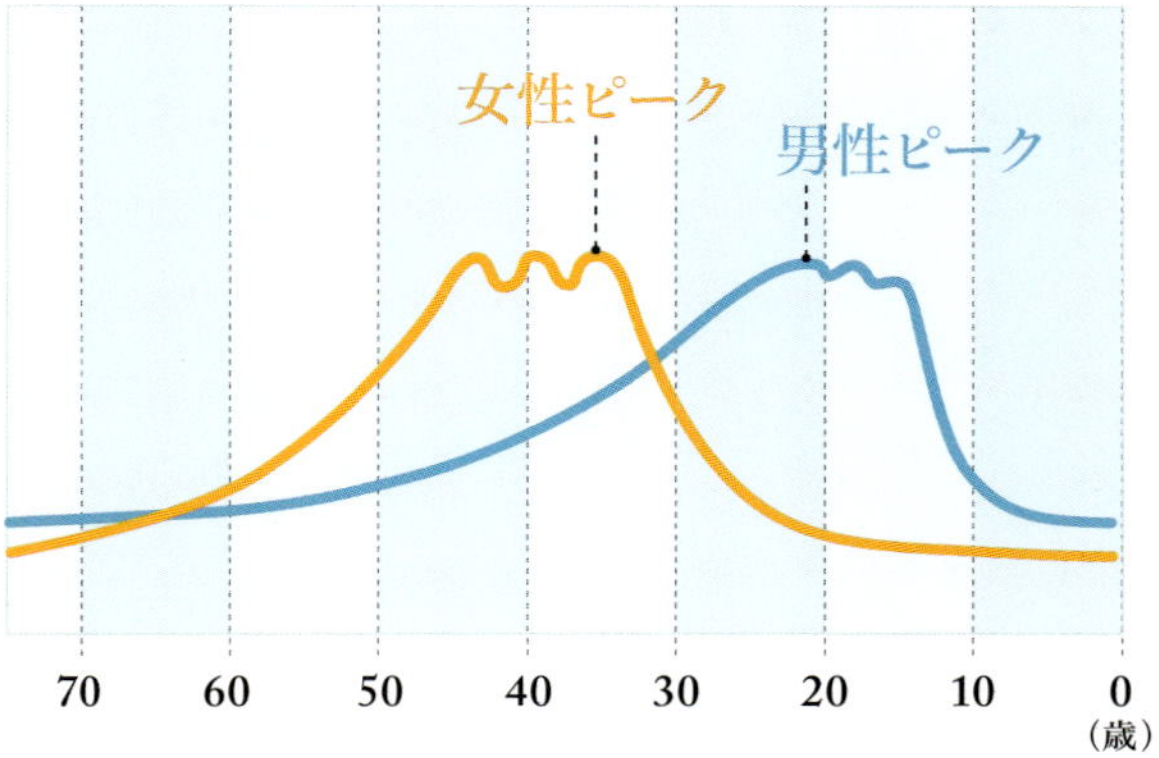

男性は15〜25歳 女性は30〜40歳 セックスパワーのリミットとは？

男性の性欲は思春期から20代後半までにピークを迎え、徐々に弱まり、40代以降にさらに下降する。女性は20代から性欲が高まりはじめ、女性ホルモンが低下しはじめる30〜40代にピークを迎える。

【受け身だけじゃダメ！　彼を喜ばせるテクニック】

1 女性側からも積極的に愛撫を

男性器をやさしく触って刺激したり、フェラチオをしたりと、恥ずかしがらずに愛撫を。お尻や太ももを触るのも効果的。

2 いつもとは違うシチュエーション提案

お風呂や車の中、ラブホテルなど、いつもとは違った雰囲気の中でセックスをしてみる。または、コスプレをして見た目に刺激を。

3 物や道具にこだわってみる

タオルで目隠し、ロープで体を軽く縛る、ローションや大人のおもちゃに挑戦するなど、アクティブなセックスを提案してみて。

更年《こうねん》期以降に性欲亢進《こうしん》 その理由は？

更年期に入って女性ホルモンが急激に減少すると、相対的に男性ホルモンの作用が強まり、性欲が高まる人がいます。

満たされたセックスをすると心が安定するうえ、膣《ちつ》まわりの筋肉が鍛えられるなどの効果があります。また、閉経後は膣壁が薄くなって膣が萎縮しやすいのですが、セックスで血流がよくなると、膣の萎縮をある程度予防することができます。

性欲があるなら定期的なセックスをおすすめします。つらい更年期の症状も乗りきりやすいでしょう。

漢方で治療

東洋医学で使われる漢方薬は、不調を感じる体におだやかに作用します。
更年期《こうねんき》症状にも効果的です。

更年期におすすめの漢方

漢方薬名	含まれている生薬成分	とくに効く症状
当帰芍薬散《とうきしゃくやくさん》	芍薬《しゃくやく》、蒼朮《そうじゅつ》、沢瀉《たくしゃ》、茯苓《ぶくりょう》、川芎《せんきゅう》、当帰《とうき》	頭痛、肩こり、疲労感、貧血、めまい、冷え性
加味逍遙散《かみしょうようさん》	柴胡《さいこ》、芍薬《しゃくやく》、蒼朮《そうじゅつ》、当帰《とうき》、茯苓《ぶくりょう》、山梔子《さんしし》、牡丹皮《ぼたんぴ》、甘草《かんぞう》、生姜《しょうきょう》、薄荷《はっか》	肩こり、不安感、虚弱体質、冷え性
桂枝茯苓丸《けいしぶくりょうがん》	桂皮《けいひ》、芍薬《しゃくやく》、茯苓《ぶくりょう》、桃仁《とうにん》、牡丹皮《ぼたんぴ》	のぼせ、めまい、頭痛、肩こり、冷え性
三黄瀉心湯《さんおうしゃしんとう》	黄芩《おうごん》、黄連《おうれん》、大黄《だいおう》	のぼせ、肩こり、便秘、不眠、不安感
温清飲《うんせいいん》	地黄《じおう》、芍薬《しゃくやく》、川芎《せんきゅう》、当帰《とうき》、黄芩《おうごん》、黄柏《おうばく》、黄連《おうれん》、山梔子《さんしし》	のぼせ、皮膚の色つやが悪い、不眠、不安感

自然の生薬を組み合わせた女性にやさしいケア

漢方薬は植物などの有効成分を不調の改善に活用した治療薬です。病気になってから飲むだけではなく、不調を改善するためにも用いられます。

とくにPMS《ピーエムエス》（月経前症《げっけいぜんしょう》候群《こうぐん》）や月経不順《げっけいふじゅん》に悩んでいる女性におすすめです。

肩こりやむくみ、冷え性などのプチ不調は体からのサインです。病気になる前にぜひ漢方薬を取り入れてみてください。ほとんどの婦人科で症状や体質に合わせた漢方薬を処方してくれます。

a male sex hormone

4

女性ホルモンと食生活

日々食べるものが女性ホルモンに影響！

食事と女性ホルモンの関係とは？

いつのまにか、こんな負のサイクルに陥っているかも!?

好きなもの、
おいしいものを食べて
ストレス発散！
偏食・不規則な
生活により
女性ホルモンの
バランスが乱れる
体の様々なところに
不調が出る
ストレスがたまった〜！
肩こり、冷え性…。
とにかく疲れた!!

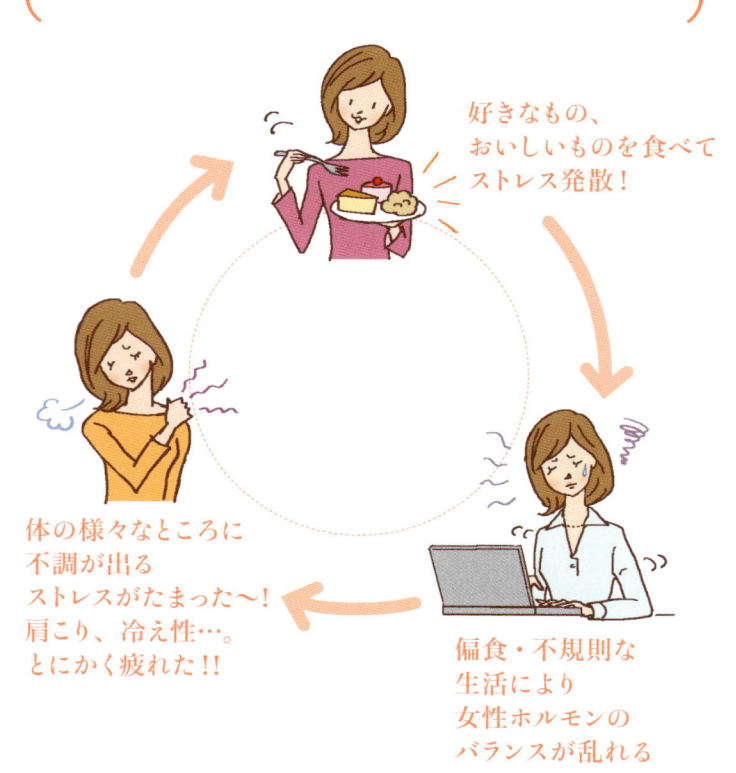

365日しんどい体は負の食事サイクルのせいかも！

体や心の不調はストレスや運動不足はもちろんですが、日頃の食事の影響も受けています。

とくに仕事をしていると適当にファストフードですませたり、人付き合いから外食が多くなったりしがちです。上記のように食事＝ストレス発散のような状態になっている人は要注意。

乱れた食生活が続くと必要な栄養素が不足し、女性ホルモンがうまく作られなくなってさらに不調が悪化し、月《げっ》経《けい》不《ふ》順《じゅん》や無《む》排《はい》卵《らん》など女性特有の病気につながります。

毎日料理を作れとはいいません。まずは自分の食事を見直してみましょう。

無理なダイエットが
女性ホルモンバランスをくずす！

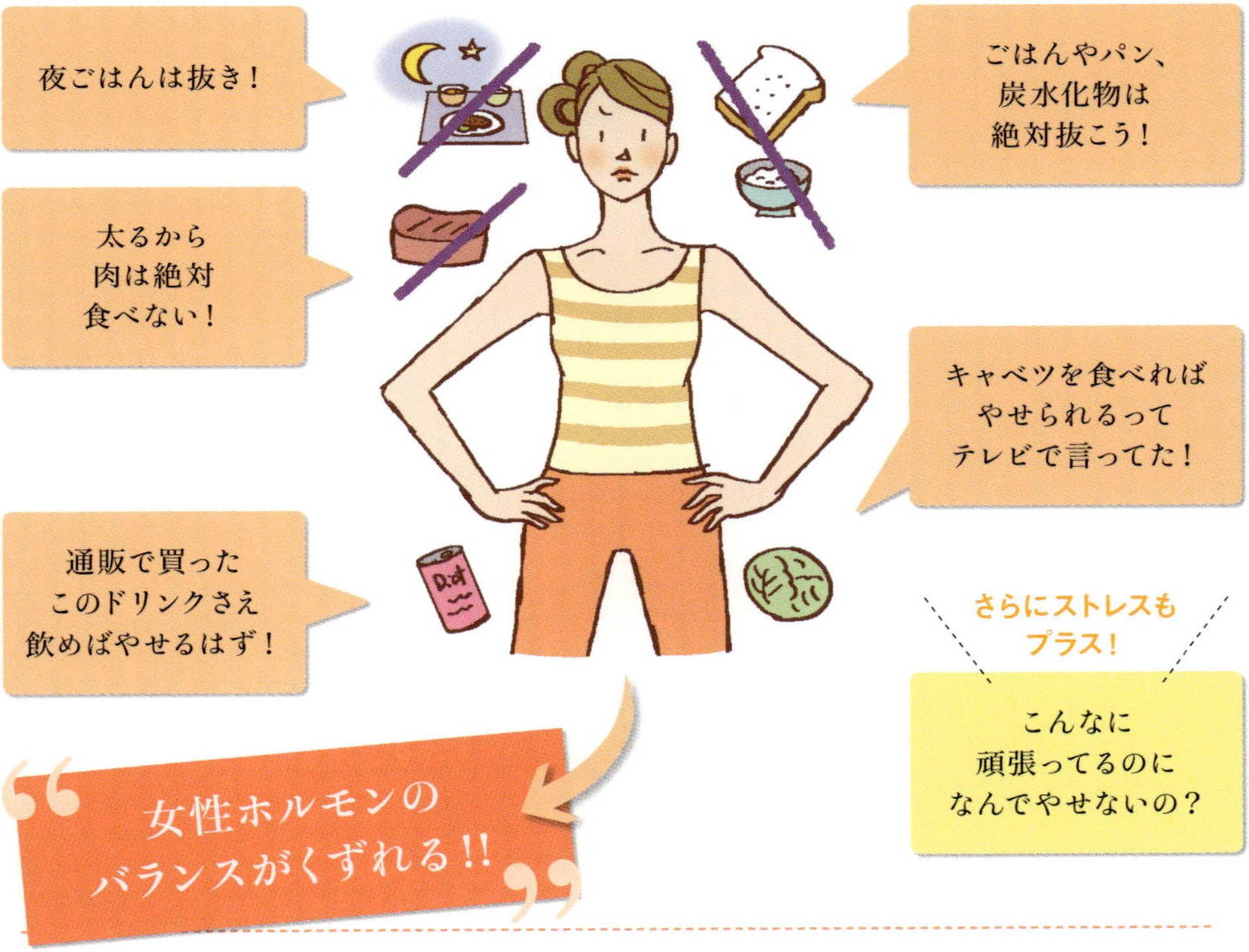
夜ごはんは抜き！
太るから
肉は絶対
食べない！
通販で買った
このドリンクさえ
飲めばやせるはず！
ごはんやパン、
炭水化物は
絶対抜こう！
キャベツを食べれば
やせられるって
テレビで言ってた！
さらにストレスも
プラス！
こんなに
頑張ってるのに
なんでやせないの？
女性ホルモンの
バランスがくずれる!!

現代女性を取り巻く
ダイエット情報
惑わされずによく考えて

夜9時以降は何も食べない、肉や油は避ける……。様々な制限を設けたダイエット情報が飛び交っています。無理なダイエットは一時的にはやせるかもしれませんが、失敗したり続かなかったりするとリバウンドして逆に太ってしまいます。

ダイエットの本来の意味は「食事療法」です。ずっと継続できる方法でなければ意味がありません。

ダイエットによって筋肉量が低下したり、骨が弱くなったりすると、基礎代謝が低下し、逆にやせにくく太りやすい体質になってしまいます。リバウンドしたときには脂肪ばかりが増えた状態になりかねません。

本気でやせるためには結局のところ、バランスよく食事をとることが何より一番の近道です。

現代女性の陥りやすい甘いワナ！

女性ホルモン分泌を妨げるNGな食事

毎日食べていたらアウト！

【コーヒー（カフェイン）】

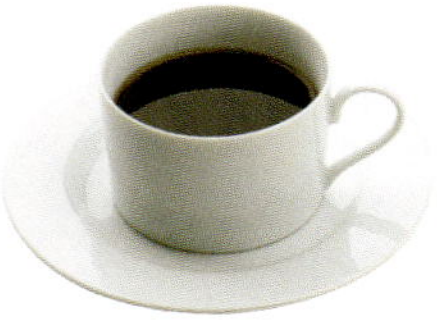

交感神経（こうかんしんけい）を興奮させる。夕方以降に飲むと、眠りが浅かったり、リラックスできなかったりする。

↓

対策

夕方以降はカフェインを含むものは避け、ほうじ茶やハーブティーなどカフェインレスの温かい飲みものを。

【揚げもの】

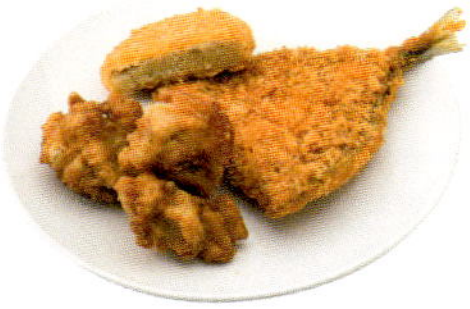

揚げものは総じてカロリーが高い。とくに市販品は衣部分が厚いことがあり、より高カロリーに。

↓

対策

揚げものは３日に一度までにする。自炊して低カロリーになる工夫をする。比較的低カロリーな唐揚げにするなど。

チョコレートやポテト…中毒症状起こっていませんか？

お菓子を毎日あたり前のように食べたり、袋の封を開けたら食べつくすまで手が止まらなかったりしていませんか。このような人は、お菓子が原因で、卵《らん》巣《そう》の細胞が傷つけられて女性ホルモンの生成に支障をきたしているかもしれません。

とくに、揚げたお菓子は全体的に高カロリー、高脂質なので要注意です。油は時間がたつと「活《かっ》性《せい》酸《さん》素《そ》」を発生します。活性酸素は卵巣をはじめ、体の様々な細胞をサビつかせ、正常な働きを妨げてしまいます。手軽に食べがちなので意識を高めて減らしましょう。

スナック菓子やハンバーガー、揚げもの

【コンビニ弁当】

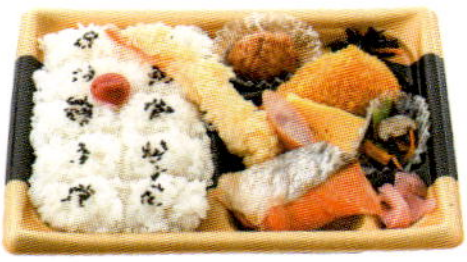

週に３回以上コンビニで昼食を買っている人は赤信号。保存料など添加物のとりすぎに。

対策

使っている食材数ができるだけ多いお弁当にしたり、お惣菜のサイドメニューを加えてみて。

【ファストフード】

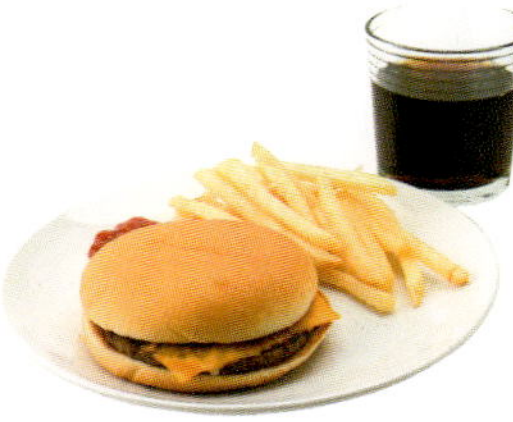

人工脂肪酸であるトランス脂肪酸を含む。手軽なため、つい頻度が高くなるのも問題点。

対策

食べるなら月に２～３回までに。野菜中心のサイドメニューなど健康志向の商品を優先して選ぶとよい。

【お菓子】

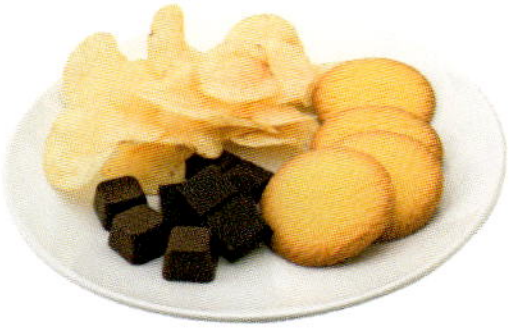

甘いお菓子は糖質の塊、揚げたスナック菓子は油の宝庫。しかも、体に悪い脂質を多く含むことも。

対策

すべて禁止にするのはストレスになって逆効果。お菓子デーを決めて、食べる回数や量を減らすようにする。

「低カロリー」表示の大きなワナに要注意！

体重や体型が気になる女性にとって、「低カロリー」や「ゼロキロカロリー」と表示されている商品は心強い味方です。しかし、こういった人工的なものにばかり頼るのは少し考えものです。

カロリーオフ商品によく使われている人工甘味料ですが、今は体に害が現れていないとしても、この先も１００％安全とはいいきれないのが現実です。

また、ほかに陥りがちな「低カロリー」志向のＮＧはサラダです。サラダを食べれば、野菜もとれるしヘルシーと思っている人は多いのではないでしょうか。もちろん、サラダは体によいのですが、生野菜はかさがあるので、思っているほど量をとれません。さらに、サラダにかけるドレッシングの中には高カロリーのものも多くあります。蒸しものやお浸しなどにすれば、ヘルシーに量をとることができます。

いったい何を食べたらいいの？

現代女性が守りたい食事のルール

女性のための食事5か条

1か条　朝食を食べる

朝食をとると副交感神経（ふくこうかんしんけい）から交感神経（こうかんしんけい）が優位に。腸も刺激を受けて、排便の朝型リズムが作れる。

2か条　冷たい飲みものは避けてホットを

冷たい飲みものばかりとると、内臓を冷やしてしまうので注意。冷えは自律神経（じりつしんけい）の乱れを招くことも。

3か条　食事の時間を守る

食事は体内時計を整えるきっかけに。できるだけ、毎日同じ時間に食べることを心がけて。

4か条　一部より丸ごと食べる

野菜の皮などには栄養素がたっぷり。捨ててしまわずに、できるだけすべて使う工夫をするとよい。

5か条　“命の種”を積極的に

「命の種」とは豆や卵、ナッツのこと。そこから生命が生まれるための栄養分がぎゅっと詰まっている。

体内時計を整えて体を冷やさない食生活を

「体内時計が乱れる」「体が冷える」状態になると女性ホルモンのバランスを乱してしまう可能性があります。

体内時計を正常化するポイントは、生活リズムを整えることです。食事は朝・昼・晩の三食とり、できるだけ同じ時間に食べます。とくに、体内時計は朝にリセットされるので、朝食は大切です。

体の冷えが気になる人は、朝に味噌汁を飲むことをおすすめします。タンパク質をとることで、体温が上がり、体の目覚めもスムーズに。また、卵巣《らんそう》の働きを鈍らせる「冷え」を改善するために、冷たい飲みものは避け、できるだけ温かいものを飲むようにします。

女性に必要な“黒い食べもの”

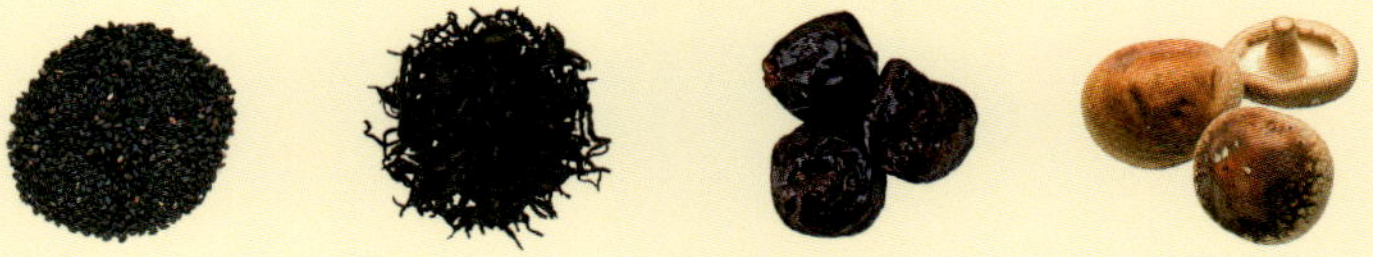

黒ごま　ひじき　プルーン　しいたけ　など

【 漢方の五行論 】

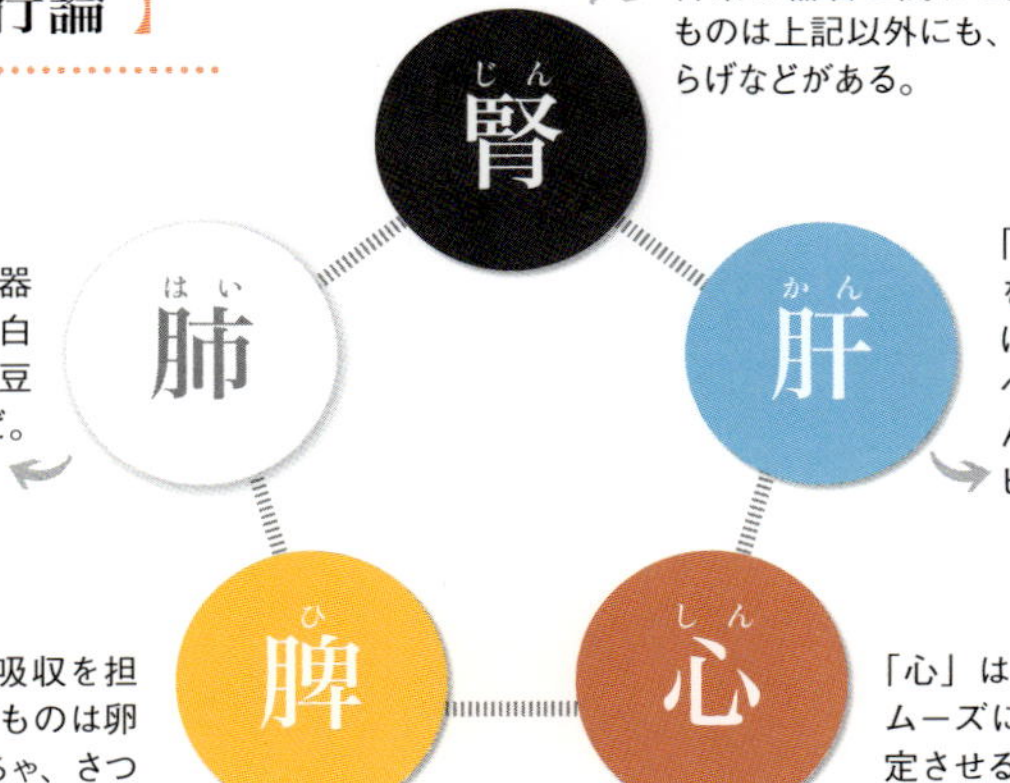

「腎」は水分の代謝を行い、婦人科系の器官に関わる。黒い食べものは上記以外にも、黒豆やきくらげなどがある。

「肝」は作られた血液をためて、栄養を全身に送る。青は緑の食べものをさし、ほうれん草やブロッコリー、ピーマン、青じそなど。

「心」は血液の循環をスムーズにし、気持ちを安定させる。赤身の肉や魚、にんじん、トマトなどの赤い食べもの。

「脾」は栄養の吸収を担う。黄色い食べものは卵やしょうが、かぼちゃ、さつまいも、たけのこのほか、米や麦などの穀物も含む。

「肺」は皮膚や呼吸器の働きを維持する。白い食べものは大根、豆腐、玉ねぎ、白菜など。

東洋医学に伝わる色を意識した食事療法

東洋医学には「黒」「青」「赤」「黄」「白」を意識した食事療法があります。5色をバランスよく食べると心身の各部分が正常に働き、エネルギーが行き渡ると伝えられています。

女性がとくに意識して摂取したいのが黒い食べものです。泌尿《ひにょう》・生殖《せいしょく》器を司る「腎」は卵巣や子宮《しきゅう》などに関わり、活性化する働きがあります。

この説は現代の栄養学からも注目されています。食べもののもつ濃い色の成分には「ファイトケミカル」といい、細菌や紫外線などから身を守るための成分が含まれています。様々な色の食べものを取り入れることで、体の働きを強化することができます。

上記以外に赤ワインやブルーベリーもおすすめ。「アントシアニン」という血流をスムーズにする働きをもつ成分があり、健康や美容に効果的です。

【 女性ホルモンと同じ働きをする食材 】

大豆イソフラボンという成分は、女性ホルモンのエストロゲンと似た分子構造をしています。体を賢くだまして、嬉しい効果を引き出しましょう。

大豆イソフラボン

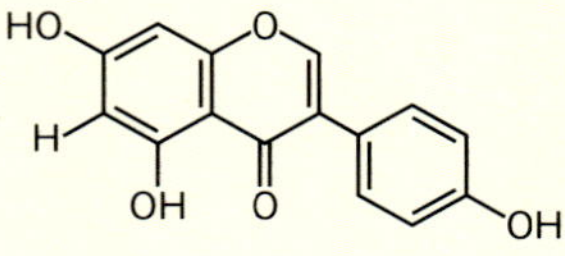

エストロゲンと似た構造をもつフラボノイドの一種。

エストロゲン

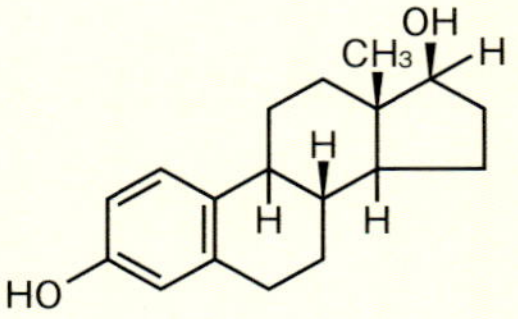

ステロイド構造をもち、上に記した分子構造はエストラジオール。ほかにエストロン、エストリオールがある。

大豆製品の嬉しい働き

1 肌の弾力をアップする

肌の弾力に大切なコラーゲンの生成を促す効果がある。質のよいタンパク質や肌の再生を促すビタミン B_6 も含むので、美肌に有能。

2 肥満を防止する

大豆タンパクに含まれる成分が余分なコレステロールや中性脂肪を減らし、内臓脂肪をつきにくくしてくれる。女性にとって嬉しい食品。

3 骨量を保つ

骨が溶け出すのを抑え、骨量の低下を防ぐ。大豆製品の摂取と運動を習慣づけると骨密度が高まるという報告もある。

女性の強い味方 大豆イソフラボン

納豆や豆腐、豆乳、味噌などの大豆製品に含まれる大豆イソフラボンは、摂取すると腸内細菌によって分解され、「大豆イソフラボンアグリコン」という物質になります。

この物質の化学構造は女性ホルモンのエストロゲンによく似ています。そのため、体内でエストロゲンと同じように働きますが、エストロゲンをキャッチする受容体との結合が弱いので、おだやかに作用します。

また、大豆イソフラボンには、女性ホルモンの原料となるホルモン「ＤＨＥＡ」を増やす効果ももっているという報告も。まさに、大豆製品は女性にとってうってつけの食材といえるでしょう。

大豆製品はどれも安く簡単に手に入ります。ぜひ、積極的に毎日の食事に取り入れてみてください。

栄養も量もちょうどいい！万能な納豆1パック

point 1
食物繊維を多く含む

大豆イソフラボンだけでなく、食物繊維も含んでいるので、腸内環境を整えるのにも効果がある。

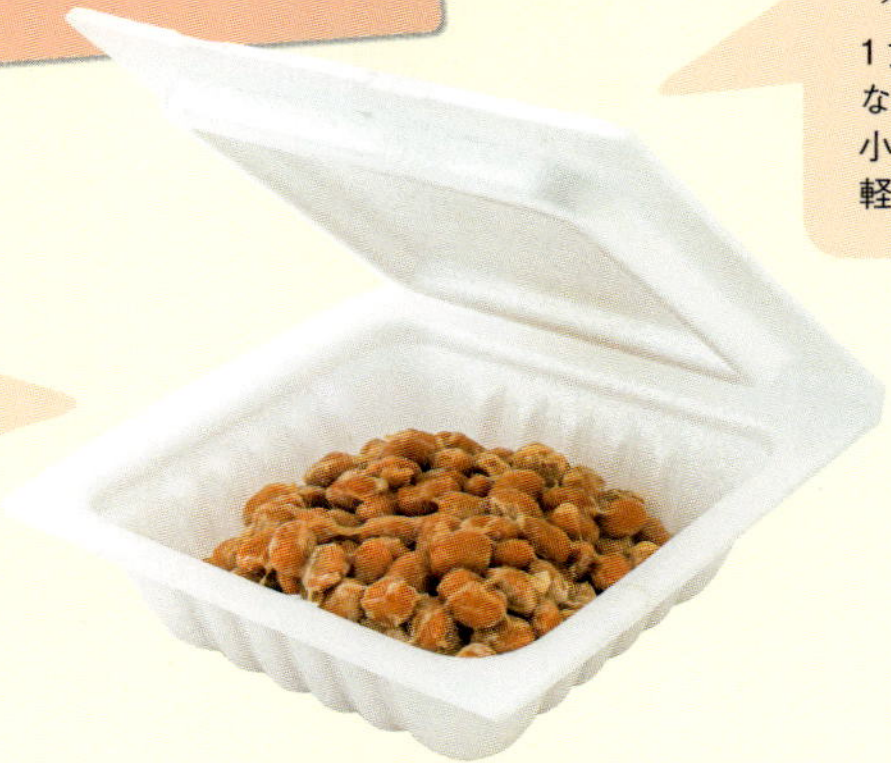

point 2
食べきりサイズ

1食分にちょうどよい量なので、朝食やちょっと小腹がすいたときに手軽に食べられる。

納豆 ＋α でおいしさ、効果さらにUP

（＋練り梅）

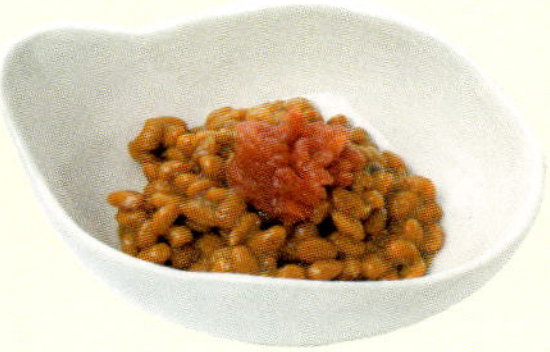

（＋青じそ）

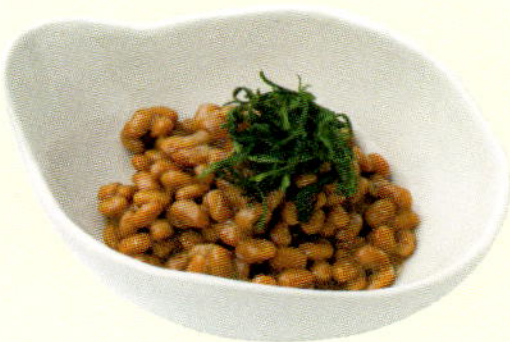

（＋アボカド）

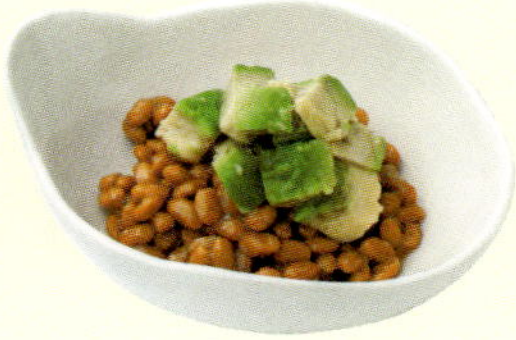

そのほか こんな大豆製品も！

味噌

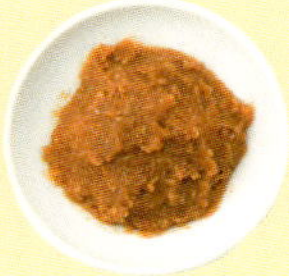

豆腐

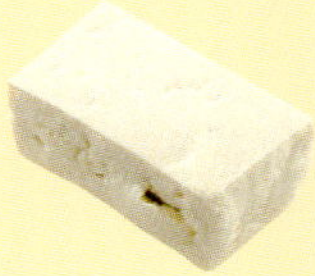

油揚げ

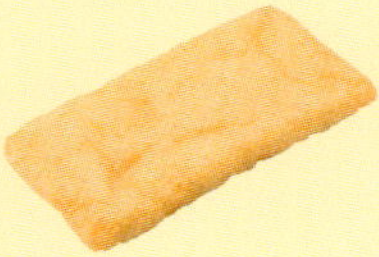

おから

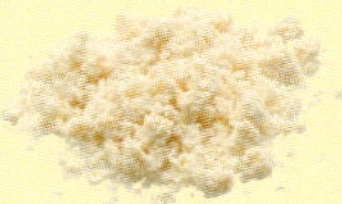

きな粉

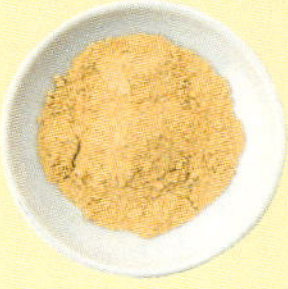

豆乳

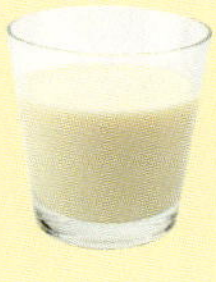

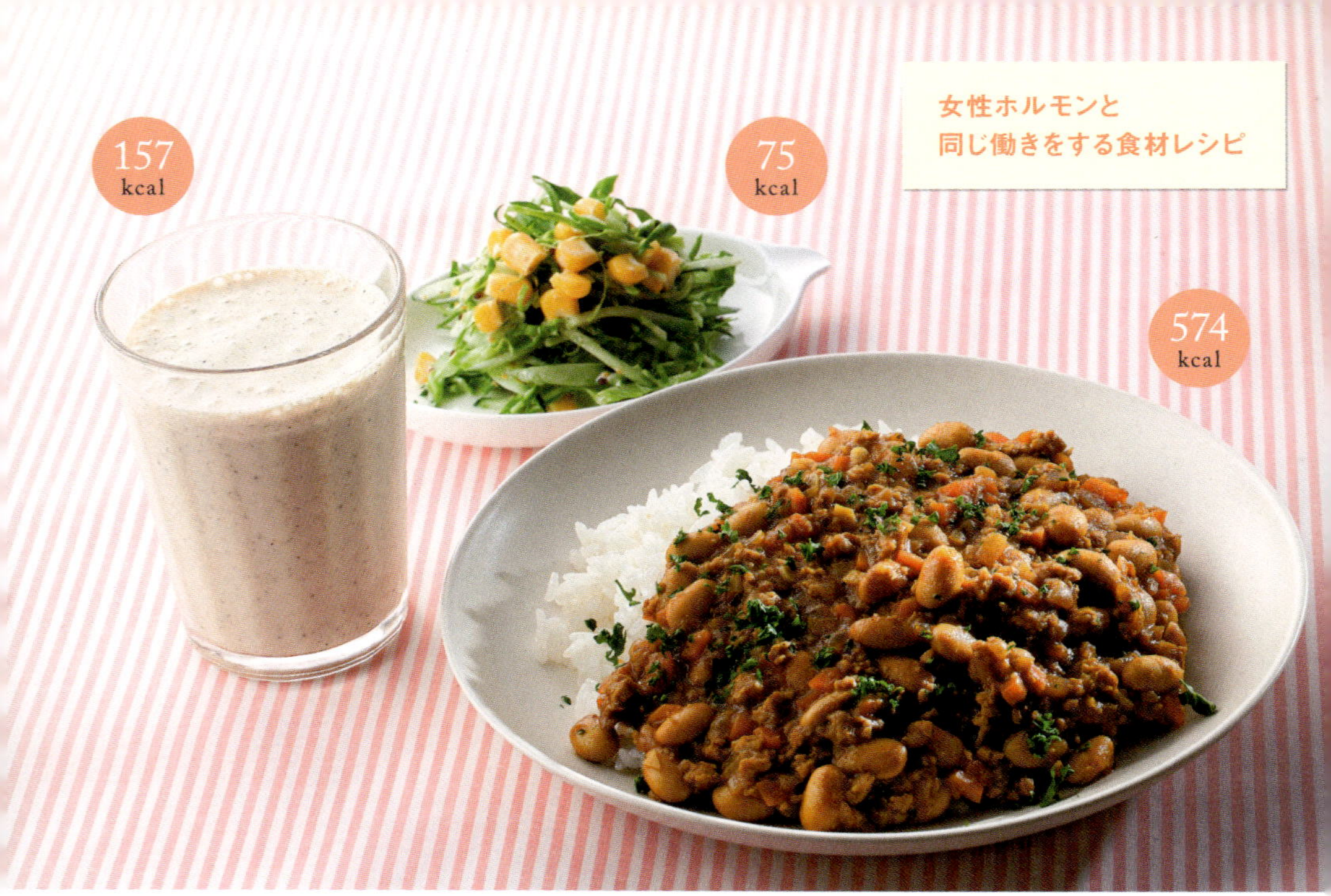
157
kcal
75
kcal
574
kcal

大豆とひき肉のドライカレー

材料（2人分）

にんにく…½片（みじん切り）、玉ねぎ…¼個（みじん切り）、にんじん…50g（粗みじん切り）、豚ひき肉…80g、大豆（水煮缶）…100g、サラダ油…小さじ2、A【小麦粉…小さじ1、カレー粉…小さじ1】、コンソメ…小さじ½、B【カレールウ…30g、味噌…大さじ1】、塩・こしょう…各少々、ごはん…2杯分、パセリ…少々（みじん切り）

作り方

1　フライパンにサラダ油とにんにくを入れて弱火にかける。

2　香りがしてきたら、中火にして玉ねぎ、にんじん、豚ひき肉、水気をきった大豆を加えて炒める。

3　豚ひき肉が白っぽくなったら、Aをふり入れ、粉っぽさがなくなるまで炒める。

4　水1カップ（分量外）とコンソメを加え、沸騰したらアクを取り除き、中火で7～8分煮る。Bを加え、約5分煮ながら溶かす。味が足りなければ、塩・こしょうで味を調える。

5　器にごはんを盛り、4をかけてパセリを散らす。

コーンサラダ

材料（1人分）

キャベツ…1枚（せん切り）、きゅうり…⅓本（せん切り）、コーン（缶詰）…大さじ2、A【マヨネーズ…小さじ1、レモン汁…小さじ1、粒マスタード…小さじ½、黒こしょう…少々】

作り方

1　器に野菜すべてを盛り合わせ、混ぜ合わせたAをかける。

きな粉入りスムージー

材料（1人分）

きな粉…大さじ2、豆乳…300㎖、ヨーグルト（加糖・カップ）…2個（冷凍しておく）

作り方

1　すべての材料をミキサーに入れてペースト状になるまで撹拌し、グラスに注ぐ。

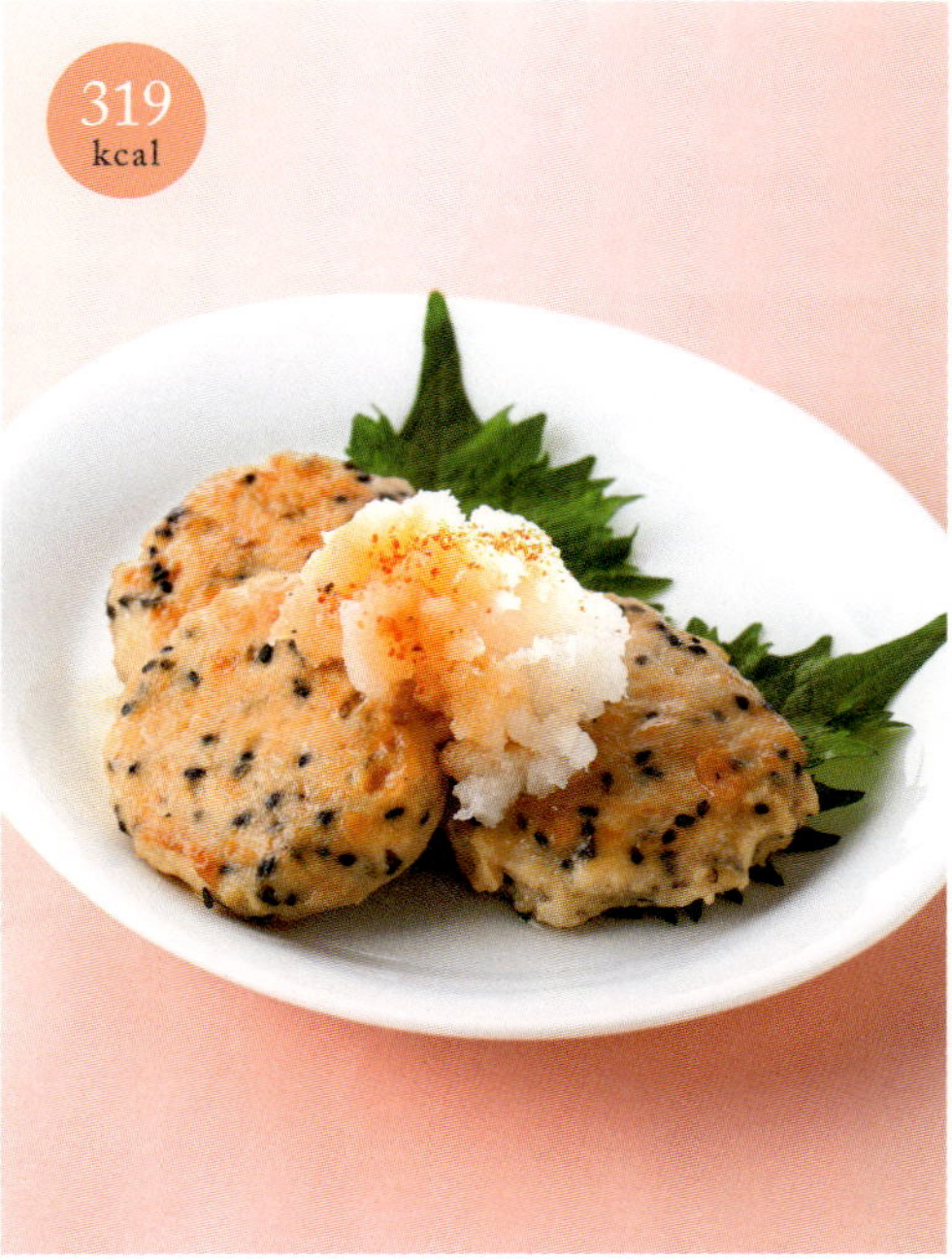

豆腐入りごまつくね

材料（1人分）

木綿豆腐…小$\frac{1}{2}$丁（ペーパータオルに包み電子レンジで約2分加熱し、水気をきる）、鶏ひき肉…80g、しょうが…5g（みじん切り）、黒ごま…小さじ2、A【酒…小さじ1、片栗粉…小さじ1、塩…少々】、ごま油…小さじ1、B【水…50mℓ、めんつゆ…大さじ1】、青じそ…2枚、大根おろし…少々、一味唐辛子…少々

作り方

1　ボウルに具材とAを入れてよく練り合わせ、3等分に分けて丸く平たい形に成形する。
2　フライパンにごま油を熱し、**1**を入れて、両面をこんがりと焼く。
3　Bを加えてふたをし、水分が飛ぶまで蒸し焼きにする。
4　器に青じそを敷いて**3**を盛り、大根おろしをのせて残りの蒸し汁をかける。大根おろしに一味唐辛子をかける。

お刺身の白和え

材料（1人分）

ほたて貝柱…2枚（厚みを半分に切る）、いか（刺身用）…40g、にんじん…20g（いちょう切り）、にら…20g（2cm長さに切る）、絹豆腐…小$\frac{1}{2}$丁（ペーパータオルに包み電子レンジで約2分加熱し、水気をきる）、A【練りごま…小さじ1、塩…少々、薄口醤油…小さじ$\frac{1}{2}$、砂糖…小さじ$\frac{1}{2}$】、白すりごま…少々

作り方

1　鍋にたっぷりの湯（分量外）を沸かし、ほたて、いか、にんじん、にらをさっと茹でてザルにあける。
2　すり鉢で絹豆腐をすりつぶし、Aを加えて混ぜ合わせる。水気をよくきった**1**を加えて和え、器に盛って白すりごまをかける。

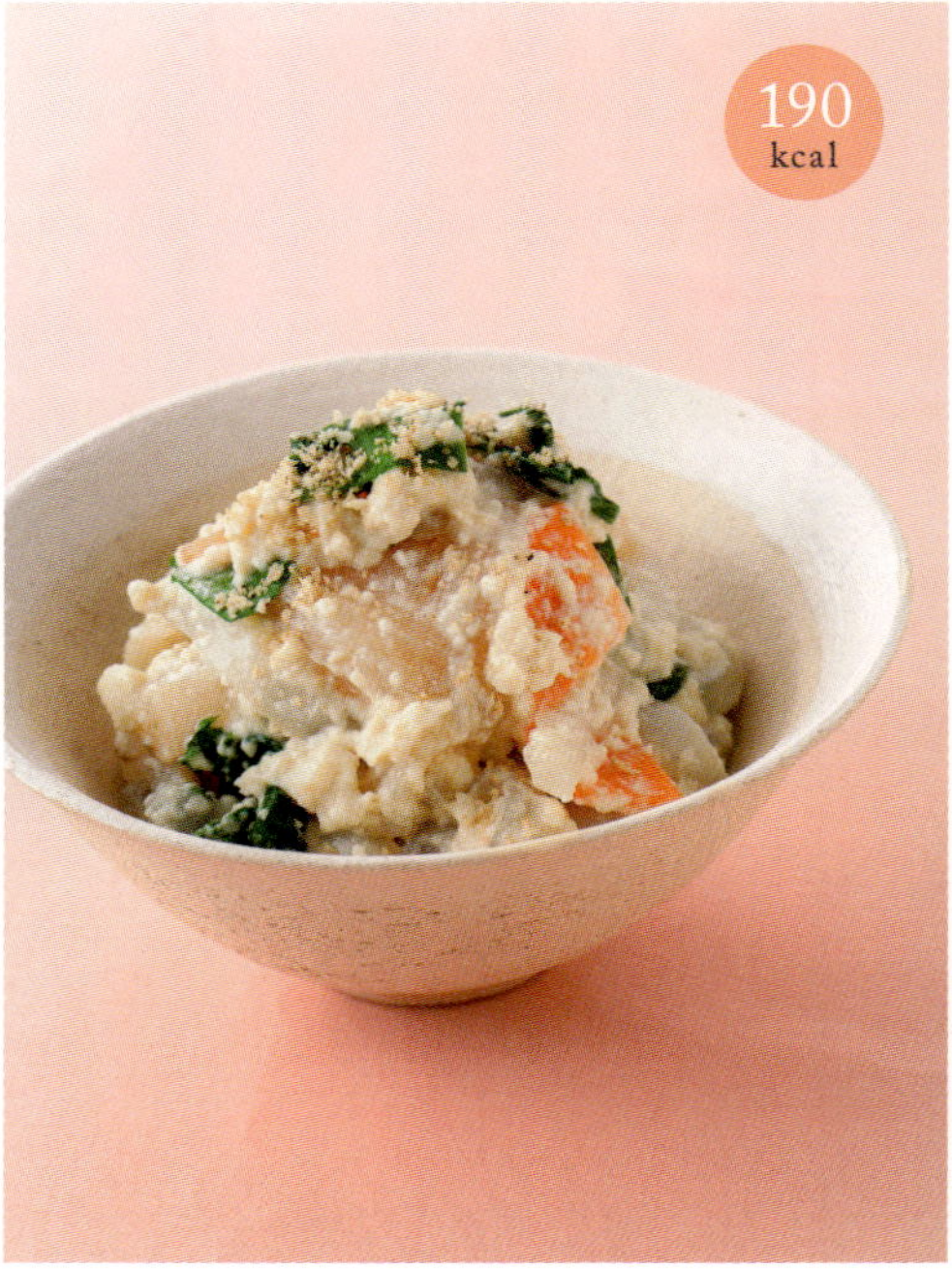

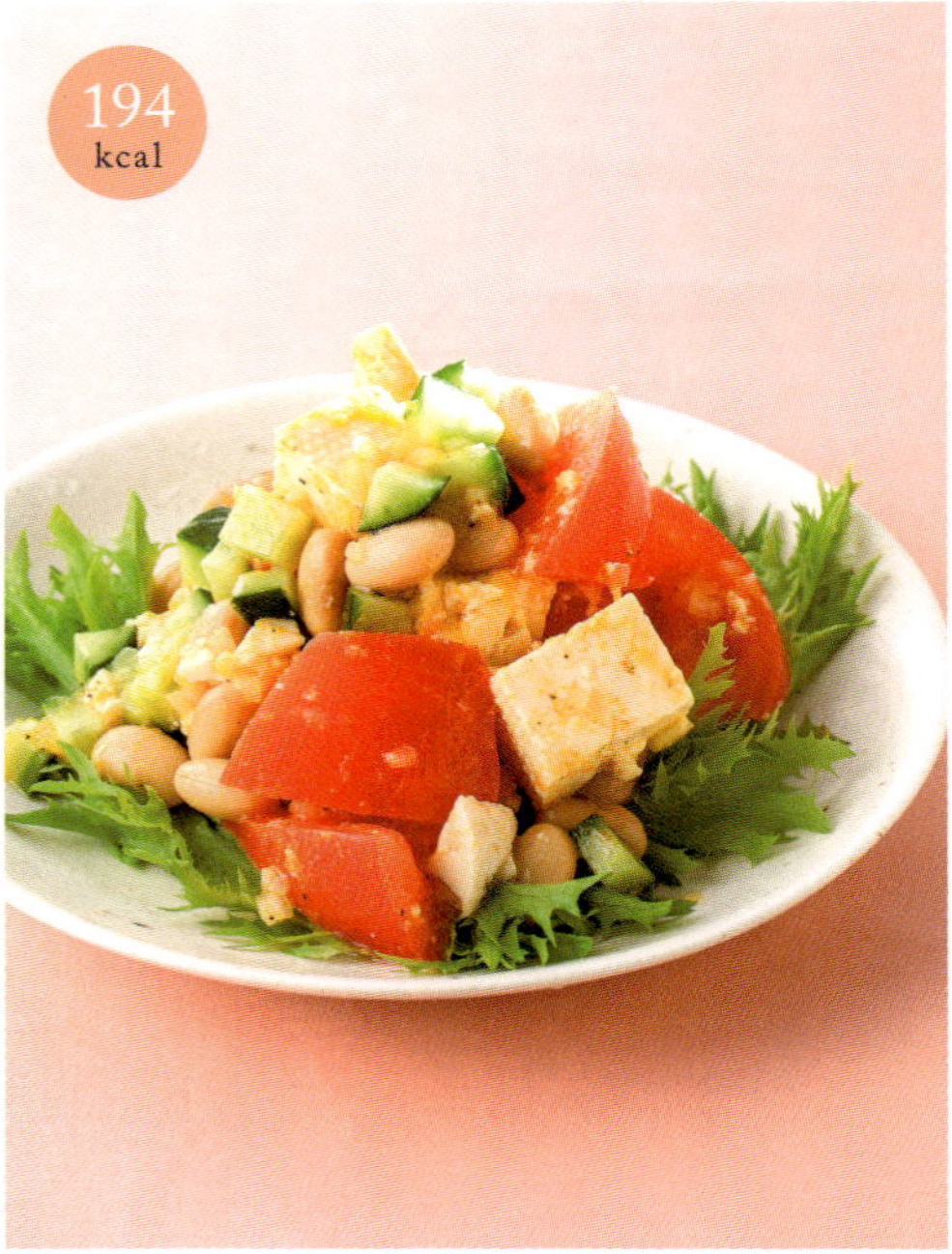

豆腐とトマトのサラダ

材料（1人分）

木綿豆腐…1/2丁、玉ねぎ…1/6個（みじん切り）、大豆（水煮缶）…30g、A【フレンチドレッシング（市販）…小さじ2、マスタード…小さじ1/2、黒こしょう…少々】、トマト…1/2個（ひと口大に切る）、きゅうり…1/3本（5㎜角切り）、リーフレタス…1枚

作り方

1　木綿豆腐は水気を軽くきって1.5㎝の角切りにする。玉ねぎは水にさらす。大豆は水気をきる。

2　ボウルにAを混ぜ合わせ、**1**とトマト、きゅうり、を加えて軽く混ぜ合わせる。

3　器にリーフレタスをちぎって敷き、**2**を盛る。

焼き油揚げのキムチ和え

材料（1人分）

油揚げ…1枚、白菜キムチ…60g、かいわれ大根…10g（根を切る）、ポン酢醤油…小さじ1

作り方

1　油揚げはトースターでこんがり焼き、短冊切りにする。白菜キムチは細かく刻む。

2　ボウルに**1**とかいわれ大根を加え、ポン酢醤油で味を調えて、器に盛る。

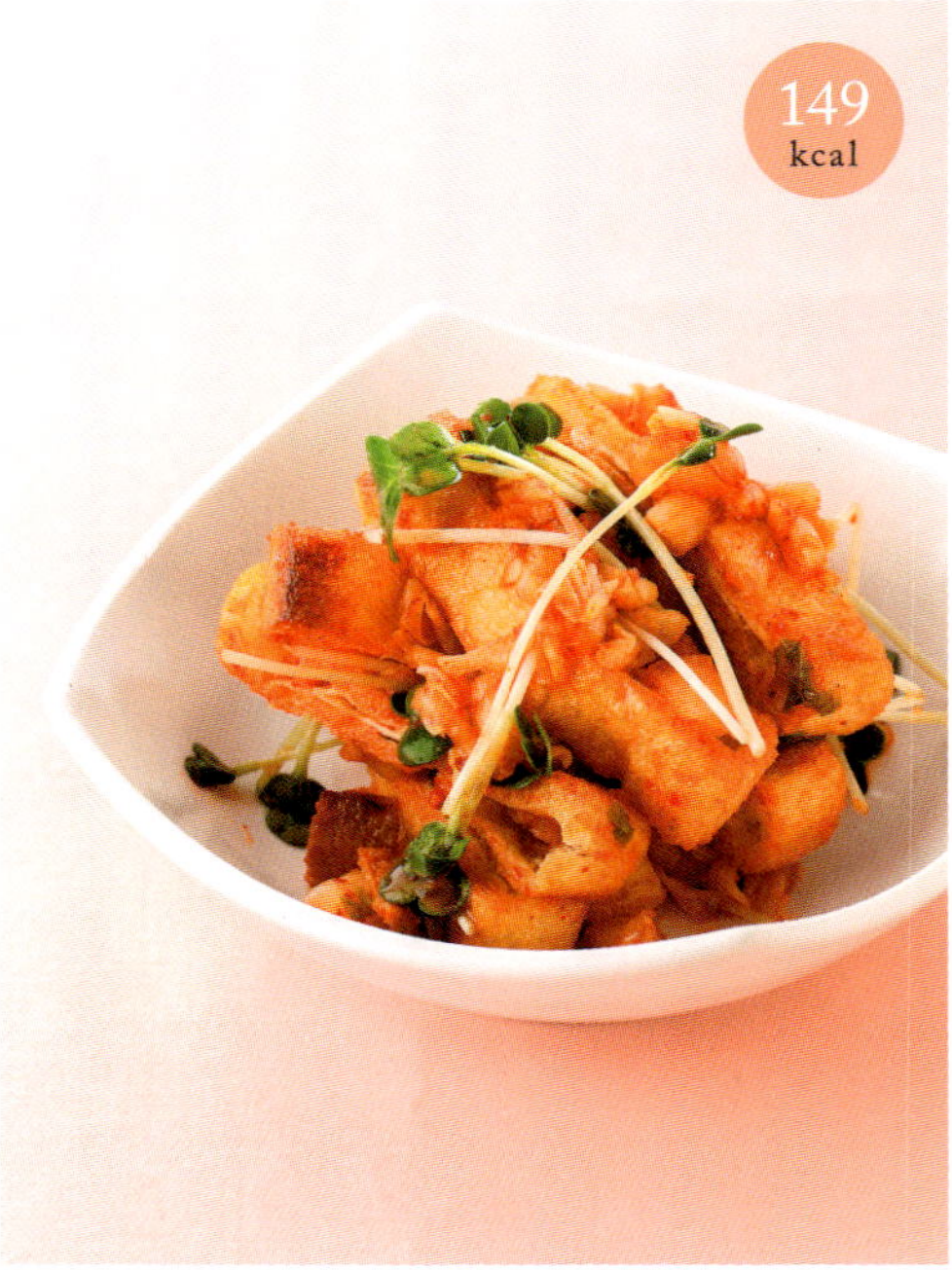

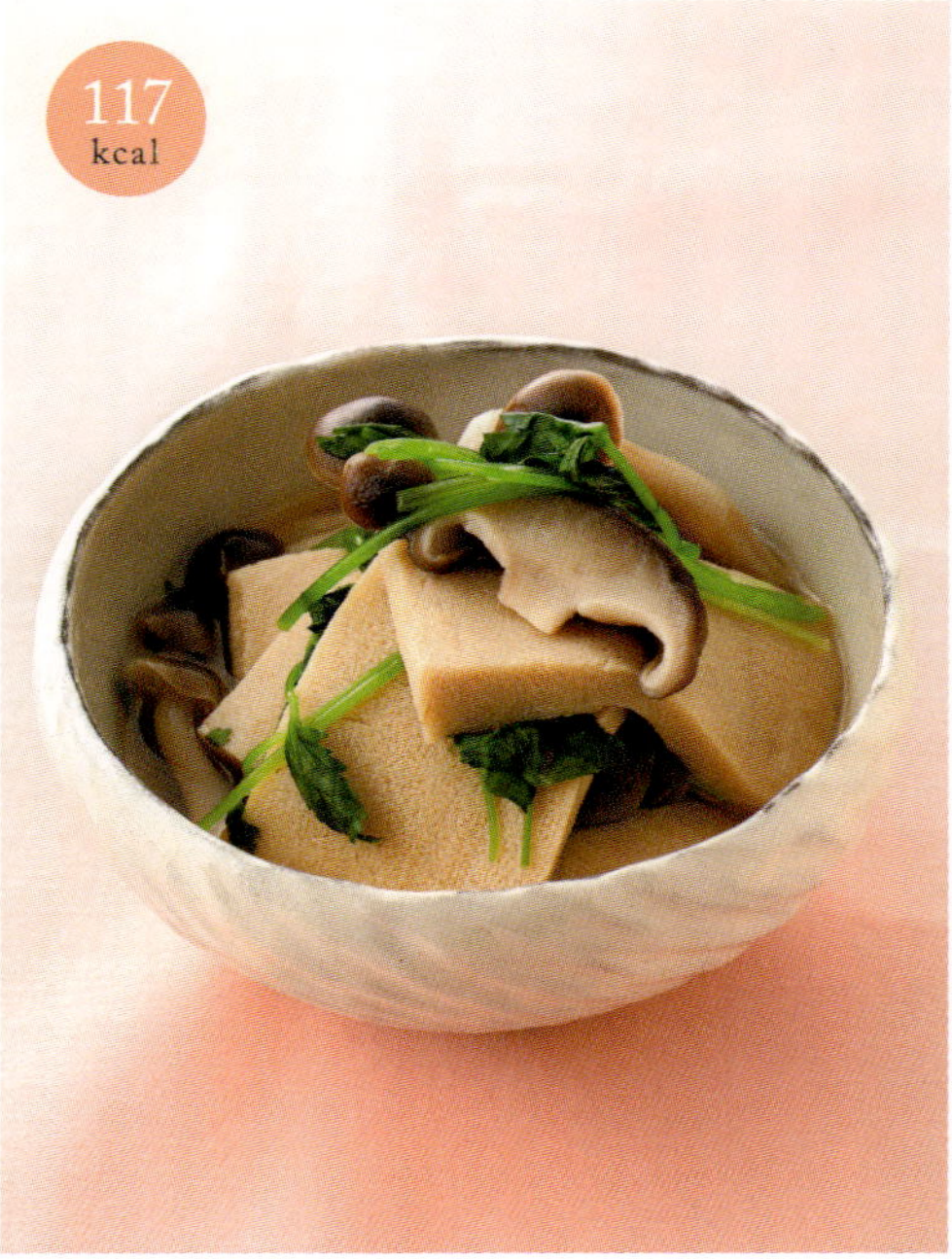

高野豆腐ときのこの煮浸し

材料（2人分）

高野豆腐（乾）…2枚、A【だし汁…300㎖、濃口醤油…大さじ1・1/2、酒…大さじ1、みりん…大さじ1】、生しいたけ…2枚（軸をとってそぎ切り）、しめじ…1/2パック（石突きを落とし、小房に分ける）、三つ葉…1/3（根を切り、4㎝長さに切る）

作り方

1　高野豆腐はたっぷりの水で戻し、厚みを半分に切る。

2　鍋にAを入れて火にかけ、沸騰したら1、生しいたけ、しめじを加える。

3　落としぶたをして中火で7～8分煮含める。ふたを取り、三つ葉を加えてさらに1～2分煮たら器に盛る。

里いもとおからの和風ポテトサラダ

材料（2人分）

里いも…4個、おから…60g、さやいんげん…4本、桜えび…6g、A【和風ノンオイルドレッシング（市販）…大さじ2、マヨネーズ…小さじ1、わさび…小さじ1/2】

作り方

1　里いもはひと口大に切って茹で、粗くつぶす。

2　おからはから炒りする。さやいんげんは茹でて斜め切り、桜えびは電子レンジで約20秒加熱してから粗く刻む。

3　ボウルに1と2のおからを入れて混ぜ、なじませる。

4　さらに2のさやいんげん、桜えび、Aを加えてよく和え、器に盛る。

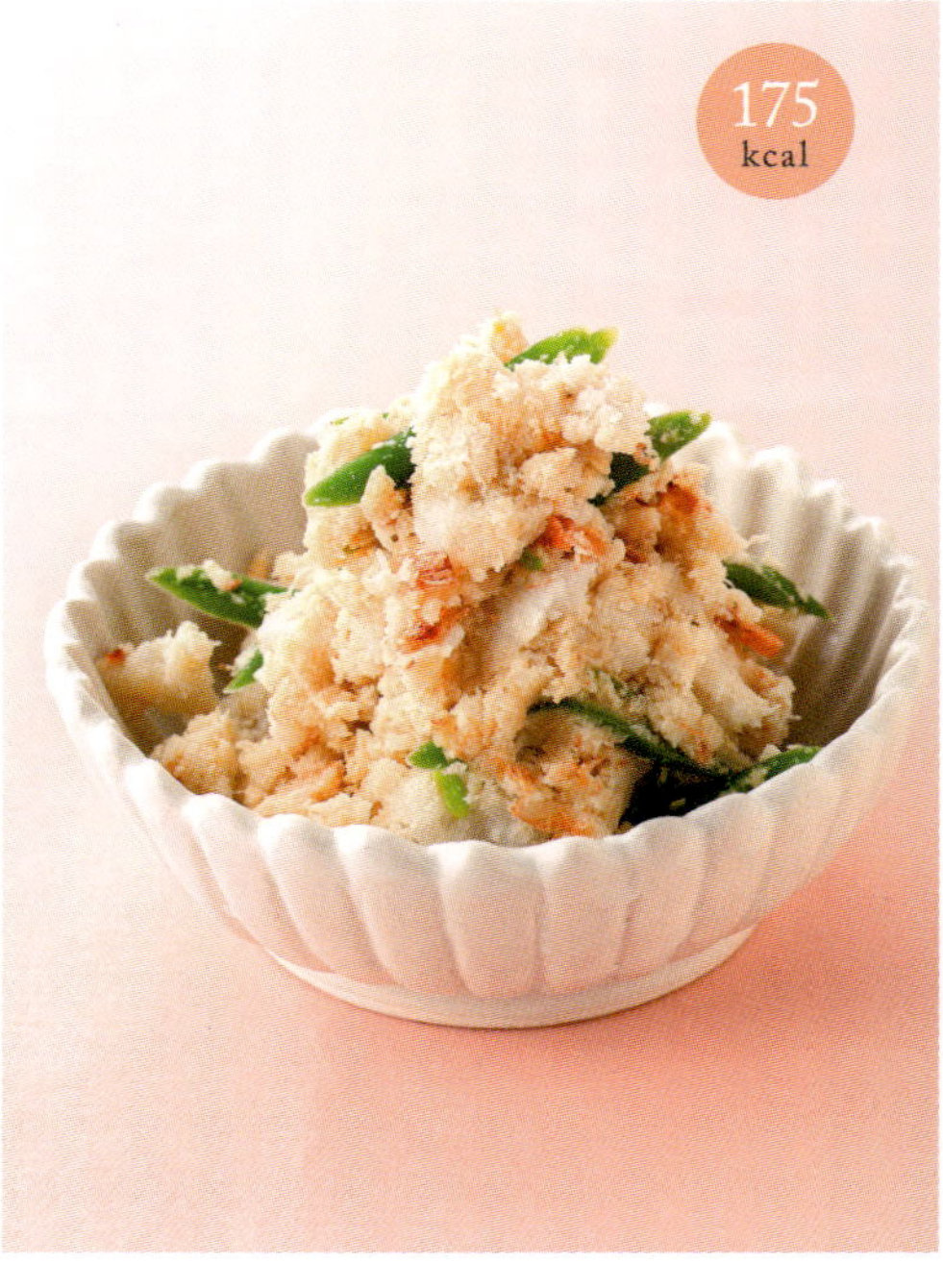

【女性ホルモンの原料になる食材】

女性ホルモンの原料としてとくに大切にしたいのは「タンパク質」と「脂質」。油を避けている人は多いようですが、質のよい油選びを心がけることが大切です。

キーワードはω《オメガ》3系脂肪酸

グリーンナッツオイル

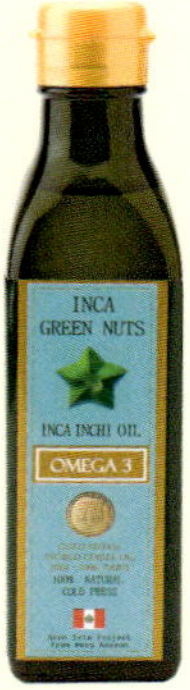

星の形をしたインカグリーンナッツのさやにあるナッツから絞った油。加熱料理でも風味が失われない。／アルコイリスカンパニー

しそ油

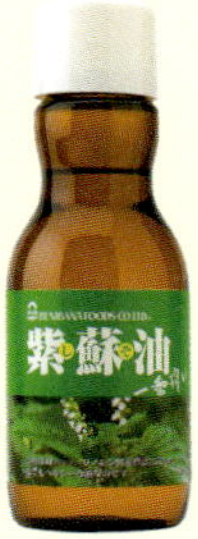

しその実の種子から抽出されたヘルシーな油。カルパッチョにかけたりマヨネーズ作りに。／紅花食品

アマニ油

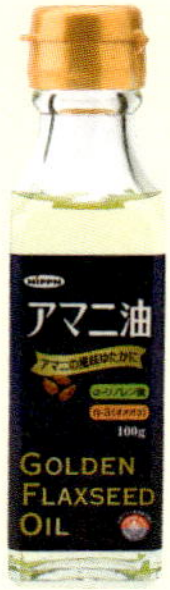

亜麻（あま）という植物の種子から抽出した油。サラダにかけたりスープにたらしたりして使うとよい。／日本製粉

油にこだわることで女性ホルモンの分泌アップ

せっかくとるならより高品質な油を

女性ホルモンはステロイド構造を基本としており、その原料は脂質の一種である「コレステロール」です。女性の中には、体重を気にして脂質を避ける人がいますが、それでは原料であるコレステロールの配給が不足します。女性ホルモンをしっかり分泌させるには、必要最低限の脂質は摂取するようにしましょう。

脂質といっても、成分である脂肪酸には様々な種類があります。どうせならより質のよい脂肪酸を摂取したいものです。

上記で紹介した油は「ω3系脂肪酸」という成分を多く含みます。ω3系脂肪酸は中性脂肪を低下させる働きがあります。ただし、酸化しやすいのでグリーンナッツオイル以外はドレッシングにするなど加熱せずに使いましょう。

こんな食材がおすすめ

脂質

右のページで紹介した以外に、ナッツ類、青魚、まぐろやかつおなどの赤身魚など。

鮭

さば

あじ

くるみ

アーモンド

まぐろ

タンパク質

肉や魚、卵、大豆製品などのタンパク質も女性ホルモンの原料。肉はなるべく脂肪の少ない赤身がおすすめ。

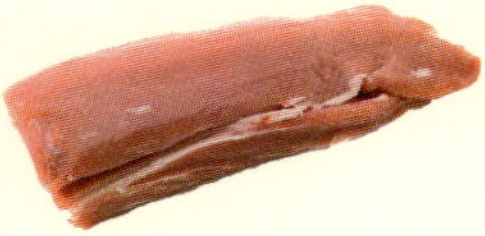
豚ひれ肉

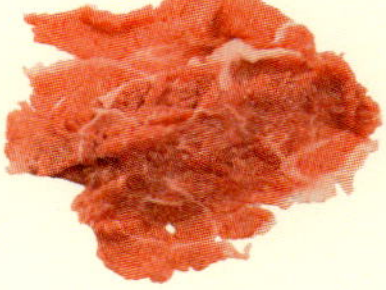
牛肉

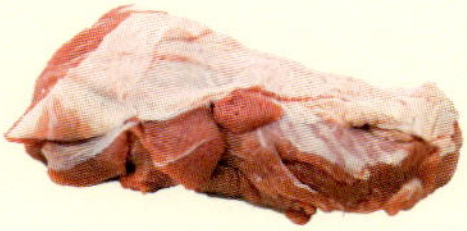
ラム肉

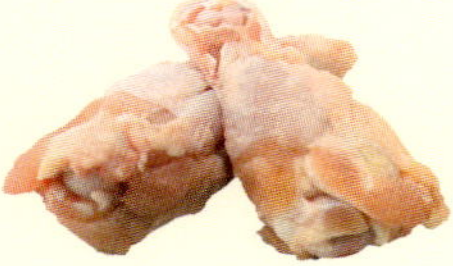
鶏手羽元

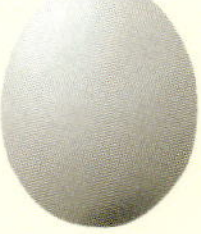
卵

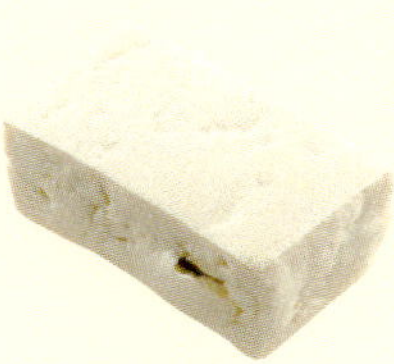
豆腐

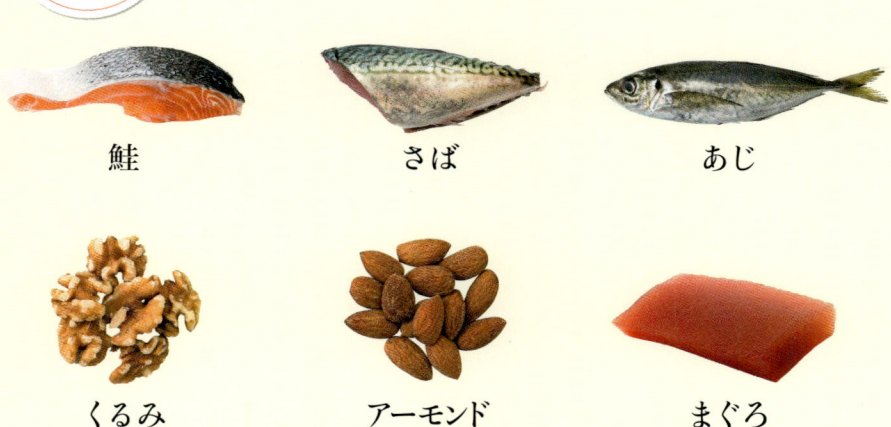

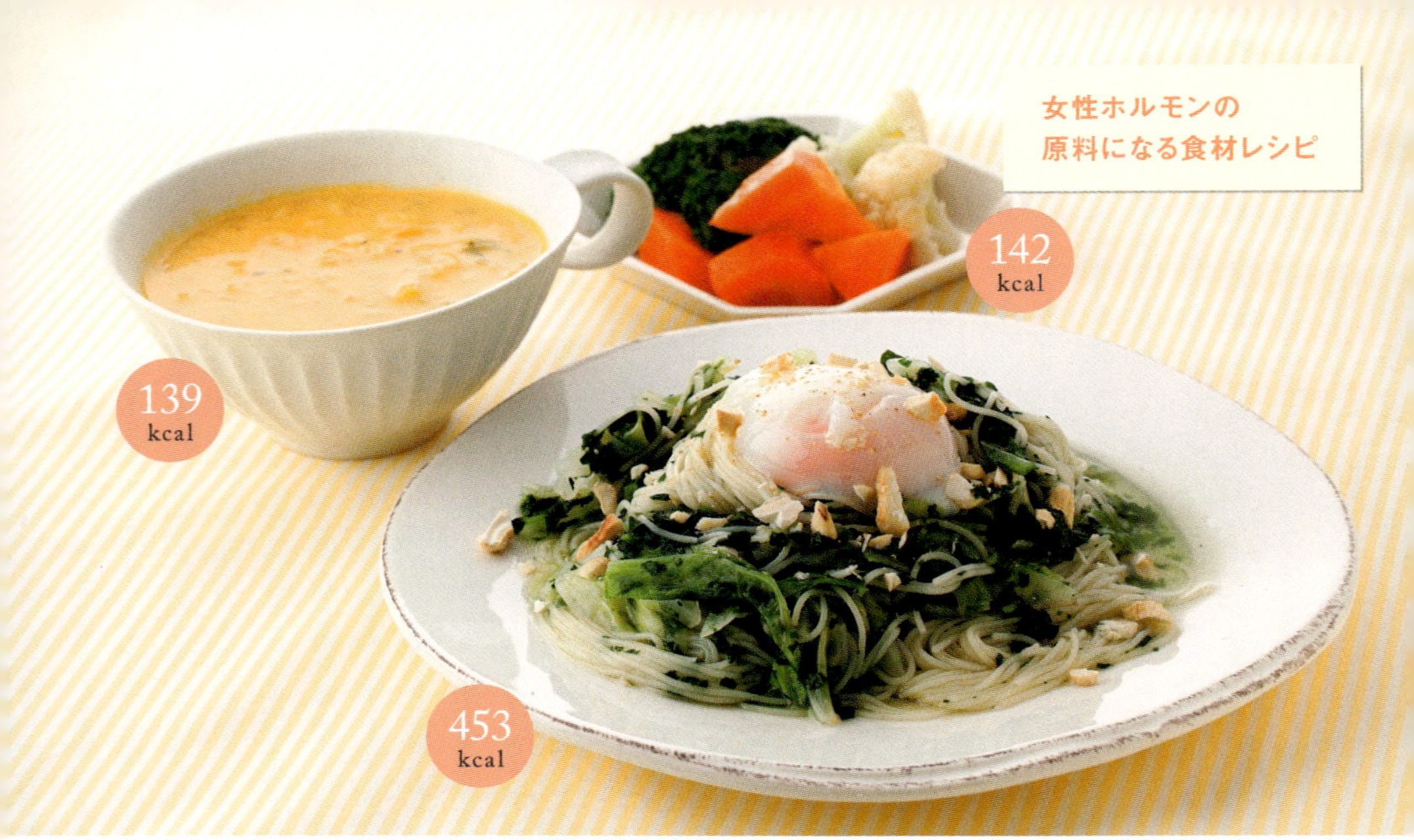
女性ホルモンの
原料になる食材レシピ
142
kcal
139
kcal
453
kcal

卵とモロヘイヤの冷たいパスタ

材料（1人分）

モロヘイヤ…1/2束、カシューナッツ…20g、カッペリーニ…50g、A【水…80mℓ、コンソメ…小さじ2/3、オリーブ油…小さじ1、塩・こしょう…各少々】、キャベツ…1枚（1cm幅の細切り）、温泉卵…1個、白こしょう…少々

作り方

1　モロヘイヤは葉先を茹でて細かく刻む。カシューナッツはから炒りして粗く刻む。

2　カッペリーニは表示時間通りに茹でて水にはなち、水気をよくきる。

3　鍋にAとキャベツを入れて火にかけ、沸騰したら1〜2分煮る。

4　ボウルに移して氷水にあてながら冷やし、粗熱が取れたら1のモロヘイヤの葉先も加えて混ぜる。

5　2のカッペリーニを絡めて器に盛る。温泉卵をのせて1のカシューナッツを散らし、白こしょうをふる。

かぼちゃのポタージュスープ

材料（2人分）

かぼちゃ…180g（ひと口大に切る）、玉ねぎ…1/4個（薄切り）、オリーブ油…大さじ1/2、コンソメ（顆粒）…小さじ1/2、豆乳…150mℓ、塩・こしょう…各少々

作り方

1　鍋にオリーブ油を熱し、かぼちゃと玉ねぎを炒める。

2　全体に油がなじんだら、コンソメと水1カップ（分量外）を加えて煮る。

3　かぼちゃがやわらかくなったら粗くつぶし、豆乳を加え、塩・こしょうで味を調える。

蒸し野菜

材料（1人分）

にんじん…40g（乱切り）、ブロッコリー…80g（小房に分ける）、カリフラワー…80g（小房に分ける）、白ワイン…小さじ2、A【しそ油…小さじ2、レモン汁…大さじ1、塩・こしょう…各少々】

作り方

1　耐熱皿に野菜を均等にのせ、白ワインをふりかけて軽くラップをする。

2　電子レンジで2〜2分半加熱して器に盛り、混ぜ合わせたAをかける。

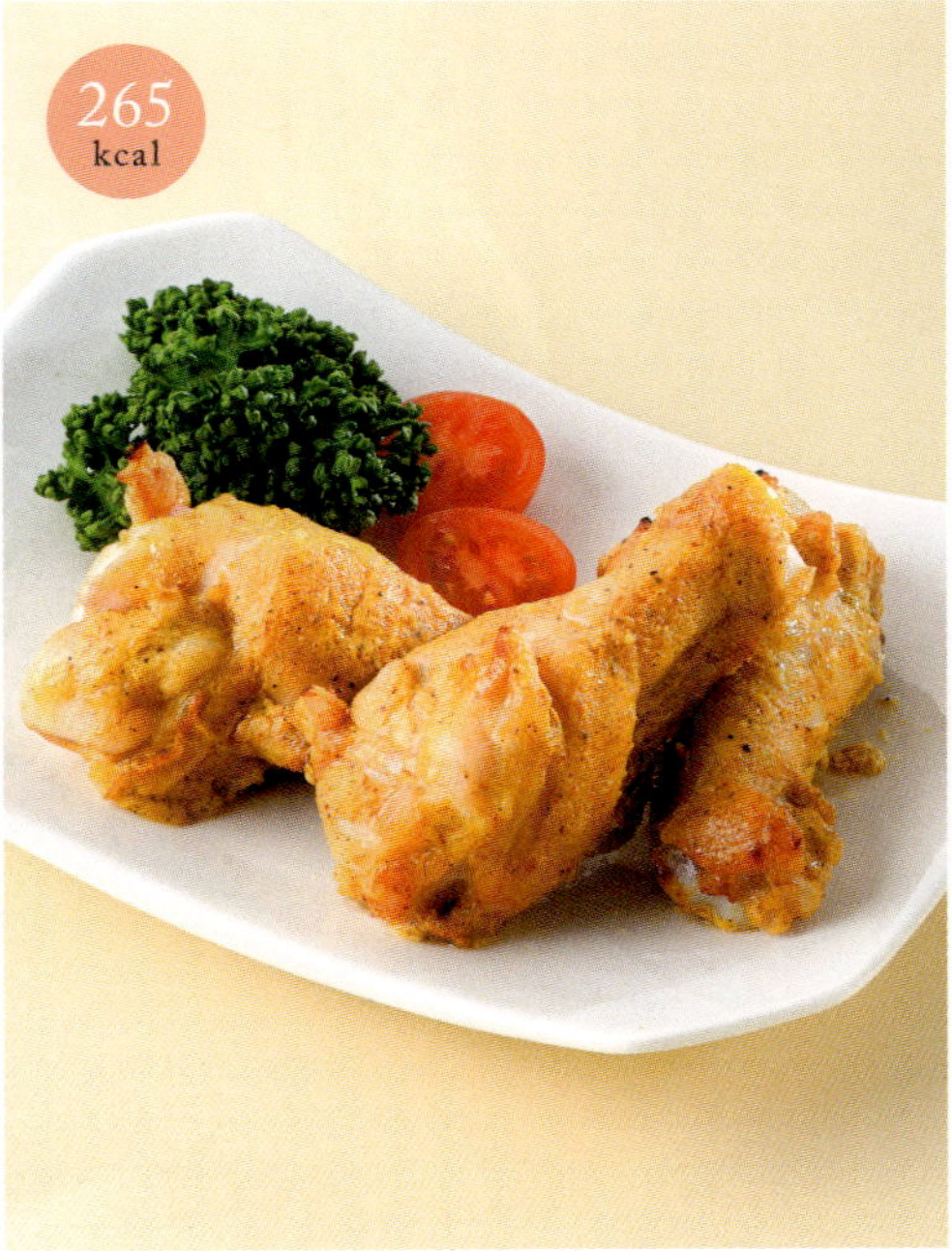

タンドリーチキン

材料（2人分）

鶏手羽元…6本、A【ヨーグルト（無糖）…100g、マーマレードジャム…大さじ1、カレー粉・チリパウダー・ナツメグ…各小さじ1、塩・こしょう…各少々】、パセリ…適量、ミニトマト…2個（ヘタをとり半分に切る）

作り方

1　鶏手羽元はフォークなどで数箇所穴をあける。
2　ボウルにAを入れてよく混ぜ、1を加えてポリ袋に入れてよくもみ込む。
3　冷蔵庫でひと晩漬け込み、軽く表面をぬぐってオーブンシートを敷いた天板に並べる。
4　180℃に熱したオーブンで20～25分ほど焼き、パセリとミニトマトと一緒に器に盛る。

野菜の牛肉巻きソテー

材料（1人分）

ごぼう…30g（せん切り）、にんじん…30g（せん切り）、牛もも薄切り肉…2枚、テンメンジャン…小さじ1、小麦粉…少々、オリーブ油…小さじ2、A【濃口醤油…大さじ2、酒…小さじ1、みりん…小さじ1、水…40mℓ】、クレソン…少々

作り方

1　鍋にごぼうとにんじんを入れ、たっぷりの水（分量外）を加えて火にかける。
2　沸騰したら中火で約5分茹でてザルにあけ、粗熱を取る。
3　牛肉を広げてテンメンジャンをぬり、2を巻き込んで表面に薄く小麦粉まぶす。
4　フライパンにオリーブ油を熱し、3を入れて表面を焼きつける。
5　Aを回し入れて肉巻きを転がしながら焼く。汁気がなくなったら器に盛り、クレソンを添える。

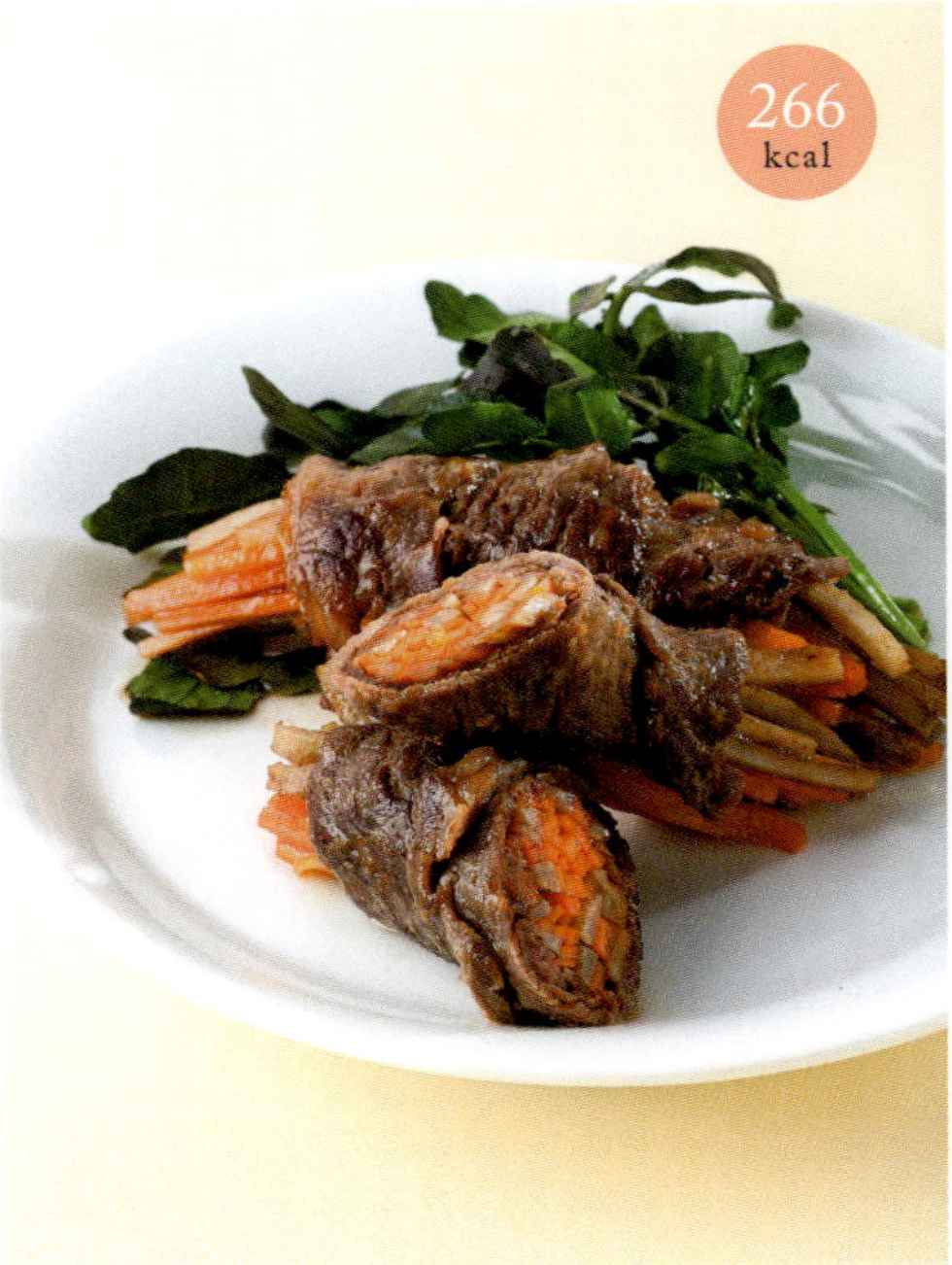

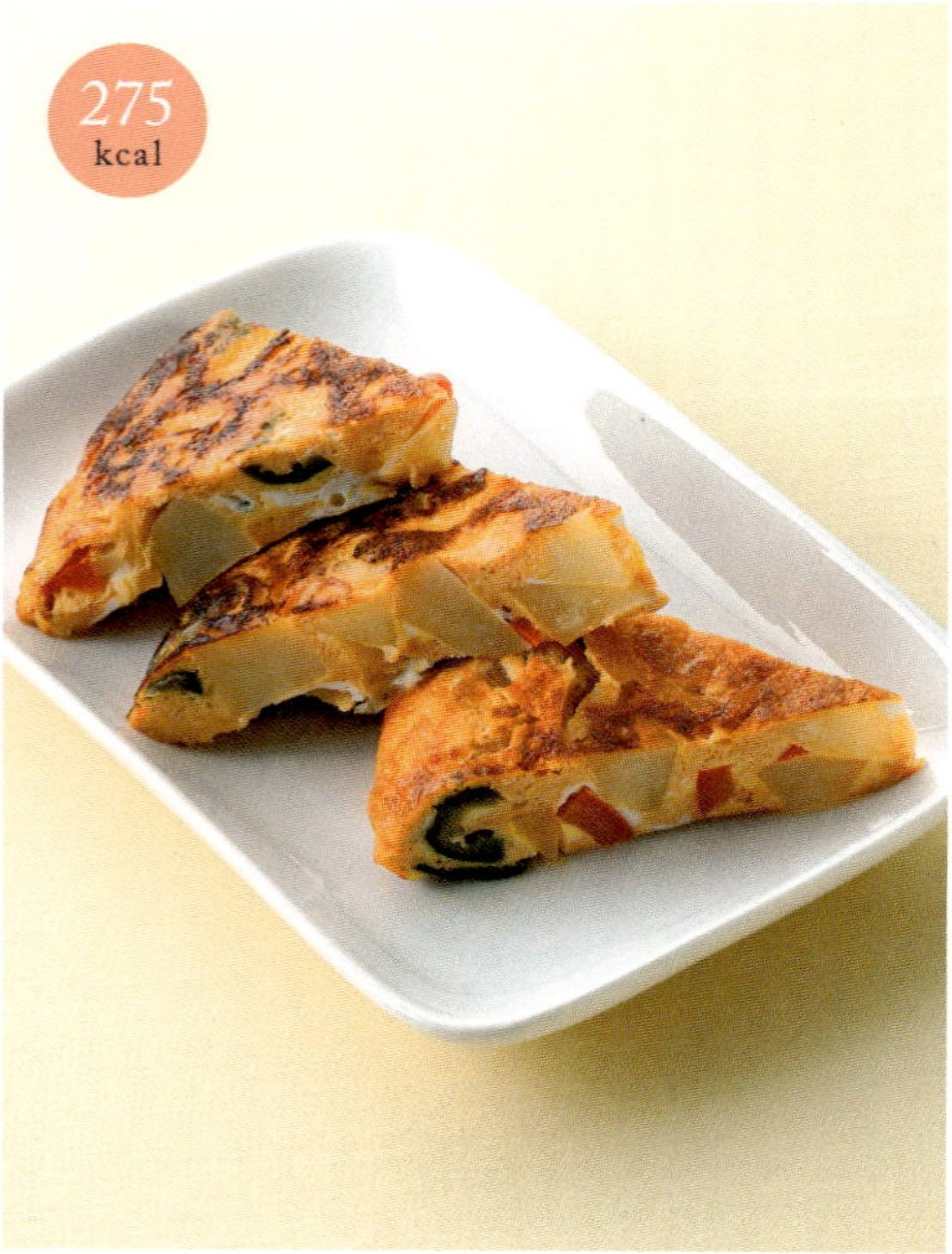

275
kcal

スパニッシュオムレツ

材料（2人分）

じゃがいも…1個（ひと口大に切る）、赤パプリカ…¼個（乱切り）、黄パプリカ…¼個（乱切り）、ピーマン…1個（乱切り）、白ワイン…大さじ1、卵…3個、A【牛乳…大さじ2、ケチャップ…大さじ2、粉チーズ…大さじ1、塩・こしょう…各少々】、オリーブ油…大さじ1

作り方

1　耐熱皿にじゃがいも、パプリカ、ピーマンを均等に並べる。白ワインをかけて軽くラップをし、電子レンジで約3分半加熱する。

2　ボウルに卵を溶き、Aを混ぜ、粗熱の取れた**1**を加えて混ぜる。

3　フライパンにオリーブ油を熱し、**2**を⅓量ほど入れ、まわりから混ぜ込んでいく。

4　半熟状になったら残りの½量を加えて混ぜ、半熟状になったら残り分も加える。

5　全部加えたらふたをして約2分蒸し焼きし、返してから、さらに約2分蒸し焼きする。

6　**5**を6等分に切り分け、器に盛る。

ブロッコリーのごま和え

材料（1人分）

ブロッコリー…80g（小房に分ける）、A【濃口醤油…小さじ1、砂糖…小さじ½、黒すりごま…大さじ½】、茹でたこ…30g（そぎ切り）

作り方

1　ブロッコリーは熱湯で1〜1分半茹でてザルにあけ、粗熱を取る。

2　ボウルにAを混ぜ合わせる。**1**とたこを加えて和え、器に盛る。

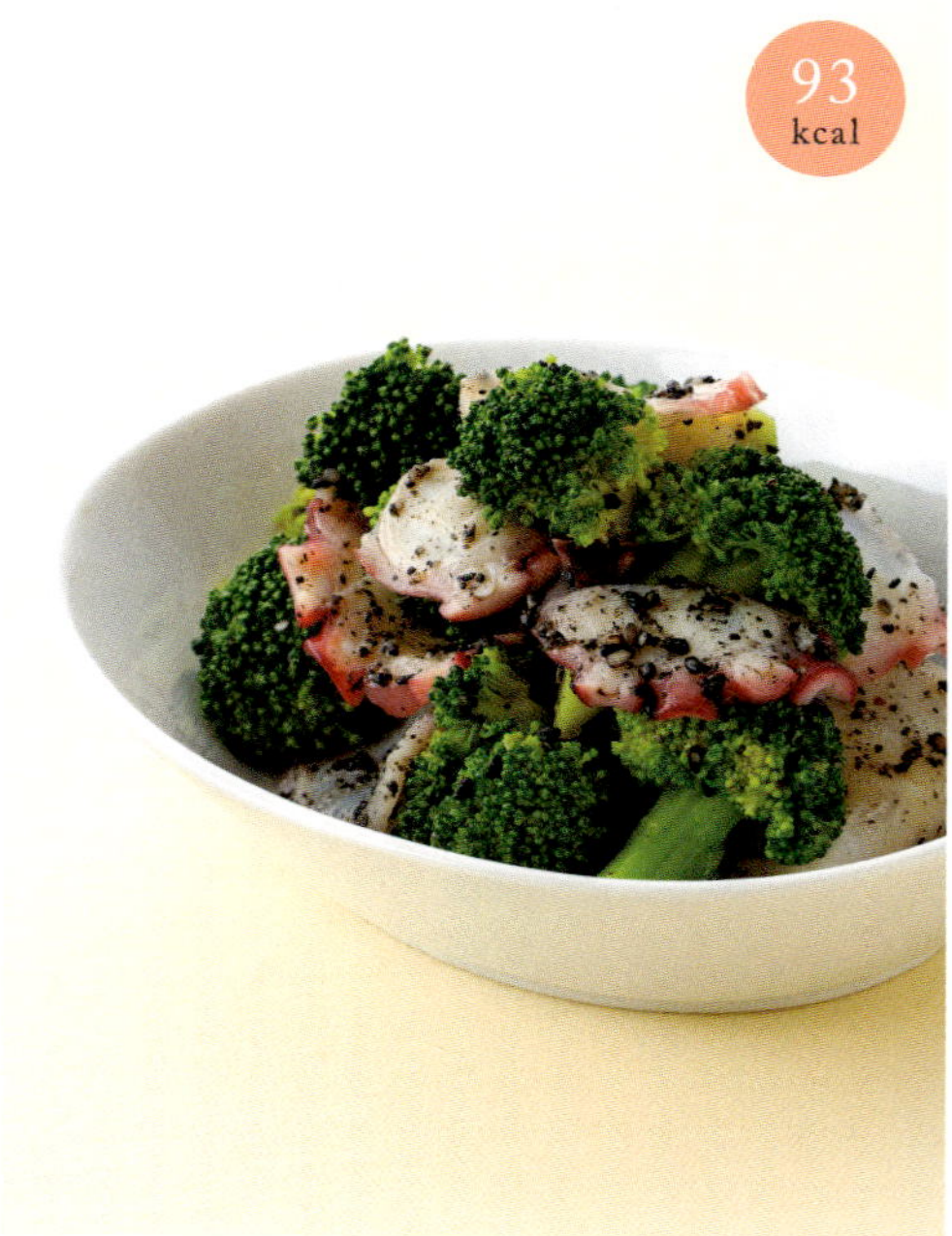

93
kcal

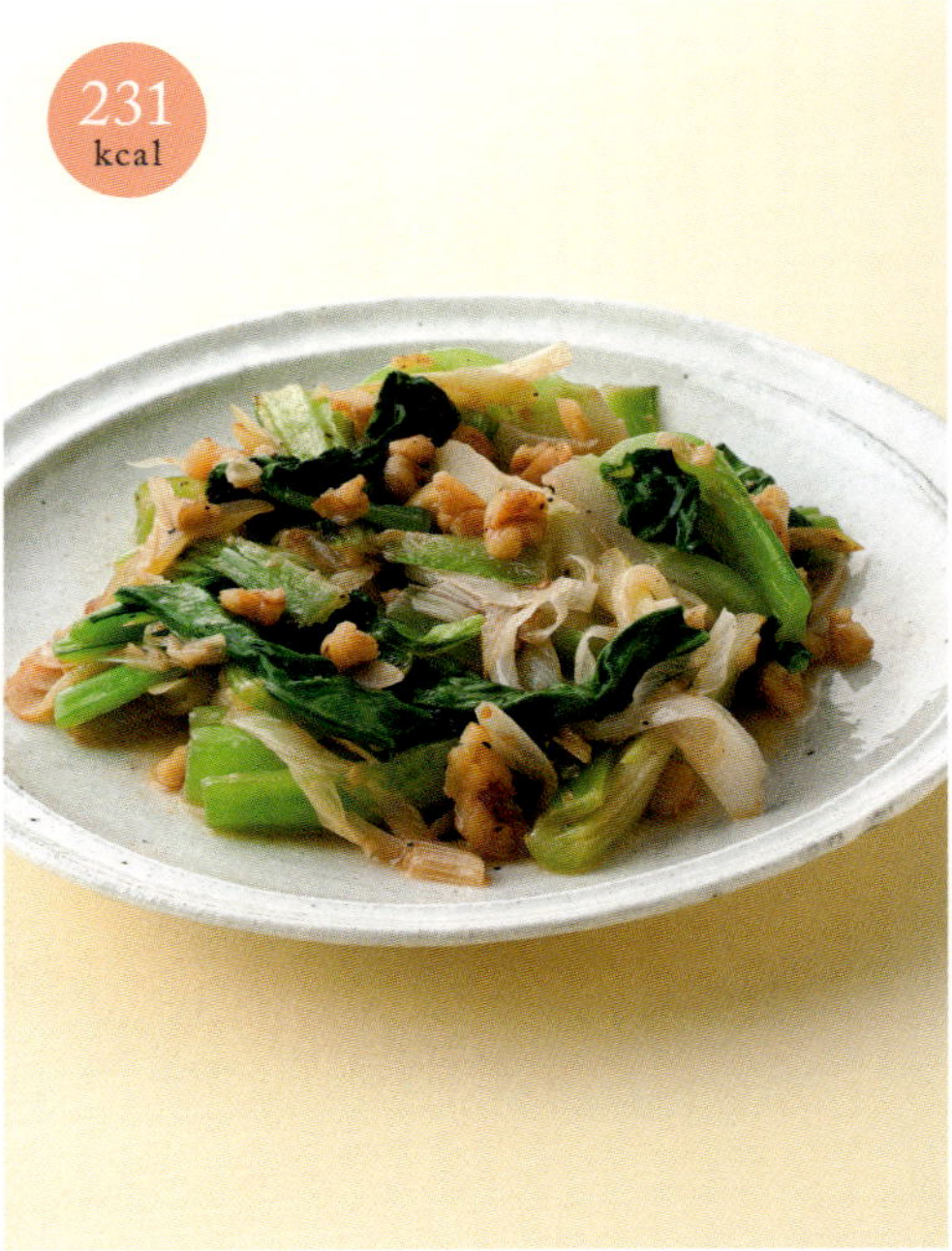

チンゲン菜のくるみ炒め

材料（1人分）

にんにく…1/2片（薄切り）、長ねぎ…1/4本（斜め切り）、くるみ…20g（粗く刻む）、チンゲン菜…1株（縦6等分にし、3～4㎝長さに切る）、ごま油…小さじ2、酒…小さじ2、塩・こしょう…各少々

作り方

1　フライパンにごま油とにんにくを入れて火にかける。
2　にんにくの香りがしてきたら、長ねぎとくるみを加えて炒め、こんがりと色がついてきたら、チンゲン菜を加える。
3　酒をふり入れて塩・こしょうで味を調え、器に盛る。

アボカドとサーモンのサラダ

材料（1人分）

アボカド…1/2個、レタス…2枚（せん切り）、サーモン…40g（そぎ切り）、ケッパー…小さじ1、A【しそ油…大さじ1/2、りんご酢…大さじ1、砂糖…小さじ1/2、濃口醤油…小さじ1、黒こしょう…少々】

作り方

1　アボカドは3～4㎜厚さにスライスしてレモン汁小さじ2（分量外）をかける。
2　器にレタスを敷き、上に1とサーモンを交互に並べて盛る。
3　上に粗く刻んだケッパーを散らし、混ぜ合わせたAをかける。

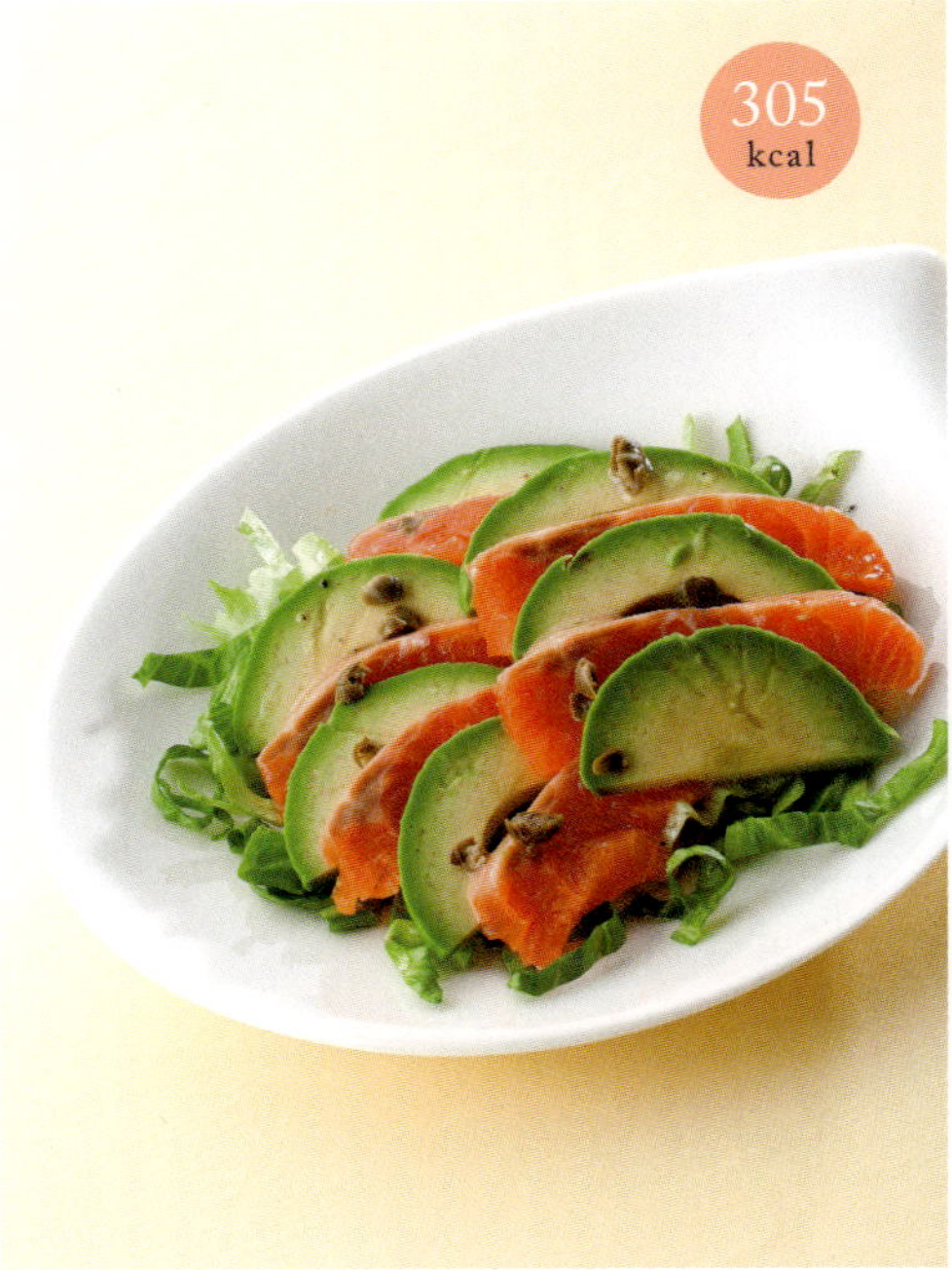

【 血液の流れを促す食材 】

女性にとって血液はとても大切な要素です。
不足したり、流れが滞ったりしないように日頃から食生活でケアを行いましょう。

女性に多い“鉄《てつ》欠《けつ》乏《ぼう》性《せい》貧《ひん》血《けつ》”はなぜ起こる？

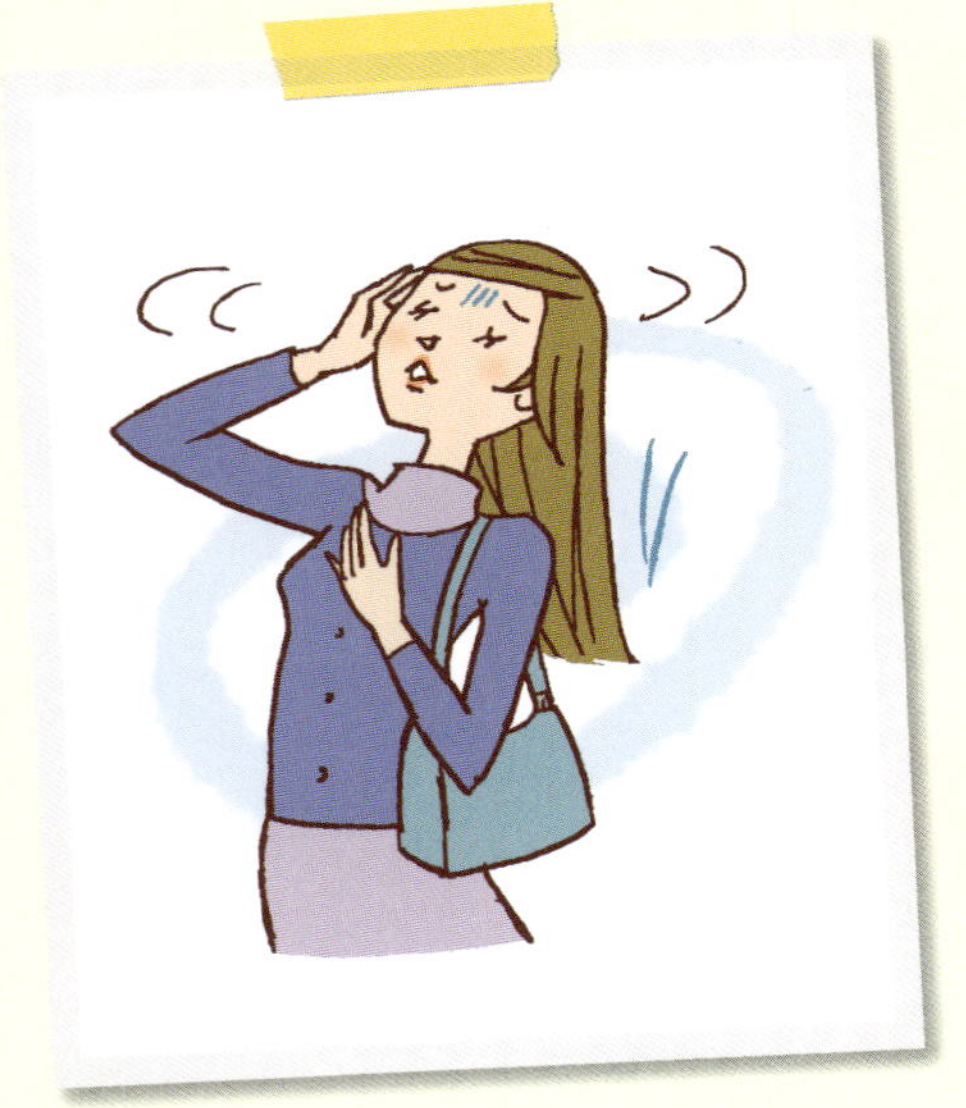

原因 1 食生活での鉄不足

ダイエットをしていたり、偏食をしていたりすると、鉄分の摂取量が足りなくなる。月経のある女性は一日12mg摂取するのが理想。

原因 2 うまく鉄を吸収できない

コーヒーや緑茶、赤ワインなどに含まれるタンニンは、非ヘム鉄と結合して吸収を阻害するので一緒にとることを避ける。

原因 3 出血によるもの

汗、尿、便として一日約1mgずつ鉄分が排出されるほか、月経によって多量に失う。消化器の病気で気づかずに出血していることもある。

食べ合わせで高い効果を目指す

女性は1回の月経によって約20〜30㎎もの鉄分を失うので、男性より鉄分を多く必要としています。

食品中の鉄分には「ヘム鉄」と「非ヘム鉄」があります。ヘム鉄は動物性の食材、非ヘム鉄は植物性の食材に含まれます。吸収率に差があり、ヘム鉄が約10〜30％なのに対し、非ヘム鉄は5％程度しかありません。

ヘム鉄のほうが吸収率がよいとはいえ、鉄分は非常に吸収しづらい栄養素といえます。高い効果を得るためには、効率よく吸収できる食べ方を身につけることが大切です。

たとえば、鉄分はにんにくや玉ねぎに含まれるアリシン、ビタミンC、タンパク質と一緒に摂取すると体への吸収と働きが高まります。料理のメニューを考えるときに、少し組み合わせを意識してみましょう。

こんな食材がおすすめ

ヘム鉄

肉や魚など動物性の食品に含まれる。
かつお節や干しえびなどは栄養が凝縮されていて、おすすめ。

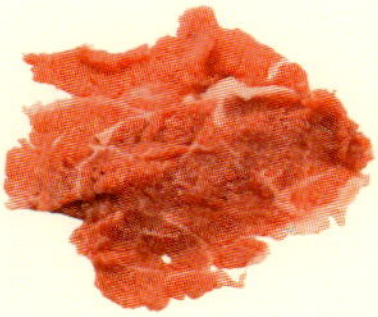
赤身肉

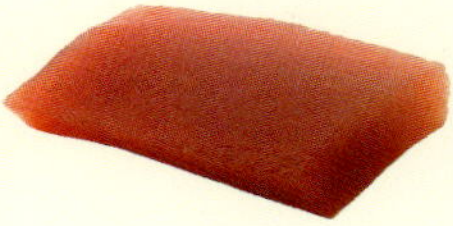
赤身魚

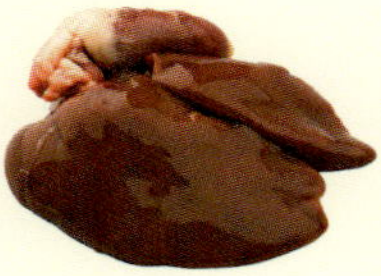
レバー

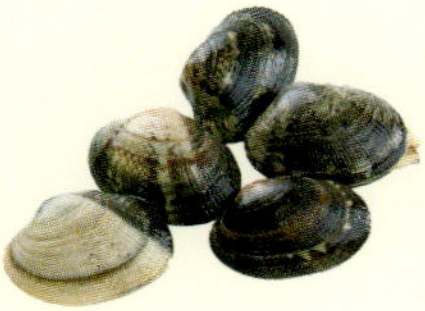
あさり

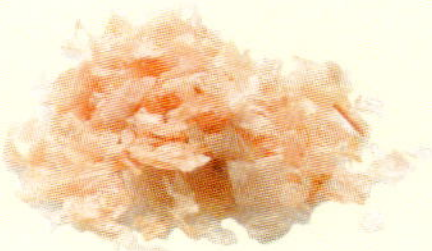
かつお節

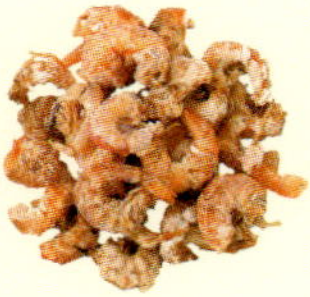
干しえび

非ヘム鉄

植物性の食品に含まれる。小松菜やほうれん草などは非ヘム鉄とビタミンCを兼ね備えているので、積極的に取り入れたい。

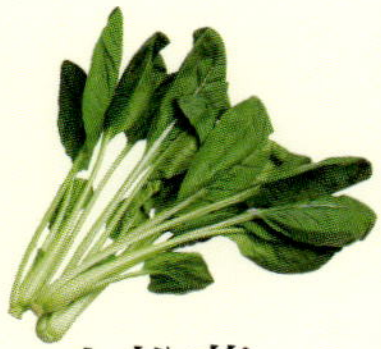
小松菜

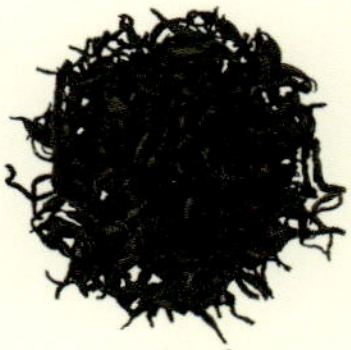
ひじき

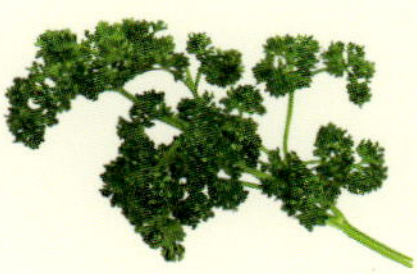
パセリ

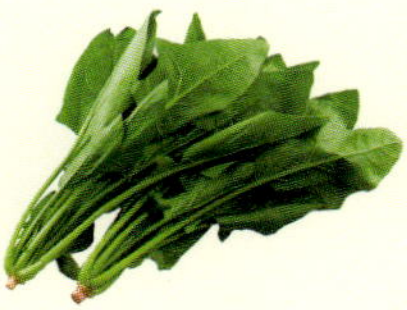
ほうれん草

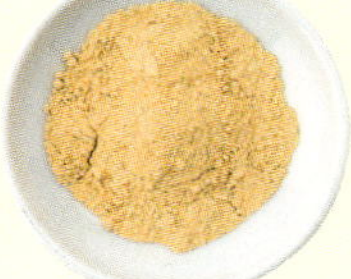
きな粉

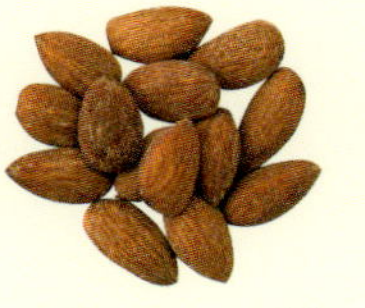
アーモンド

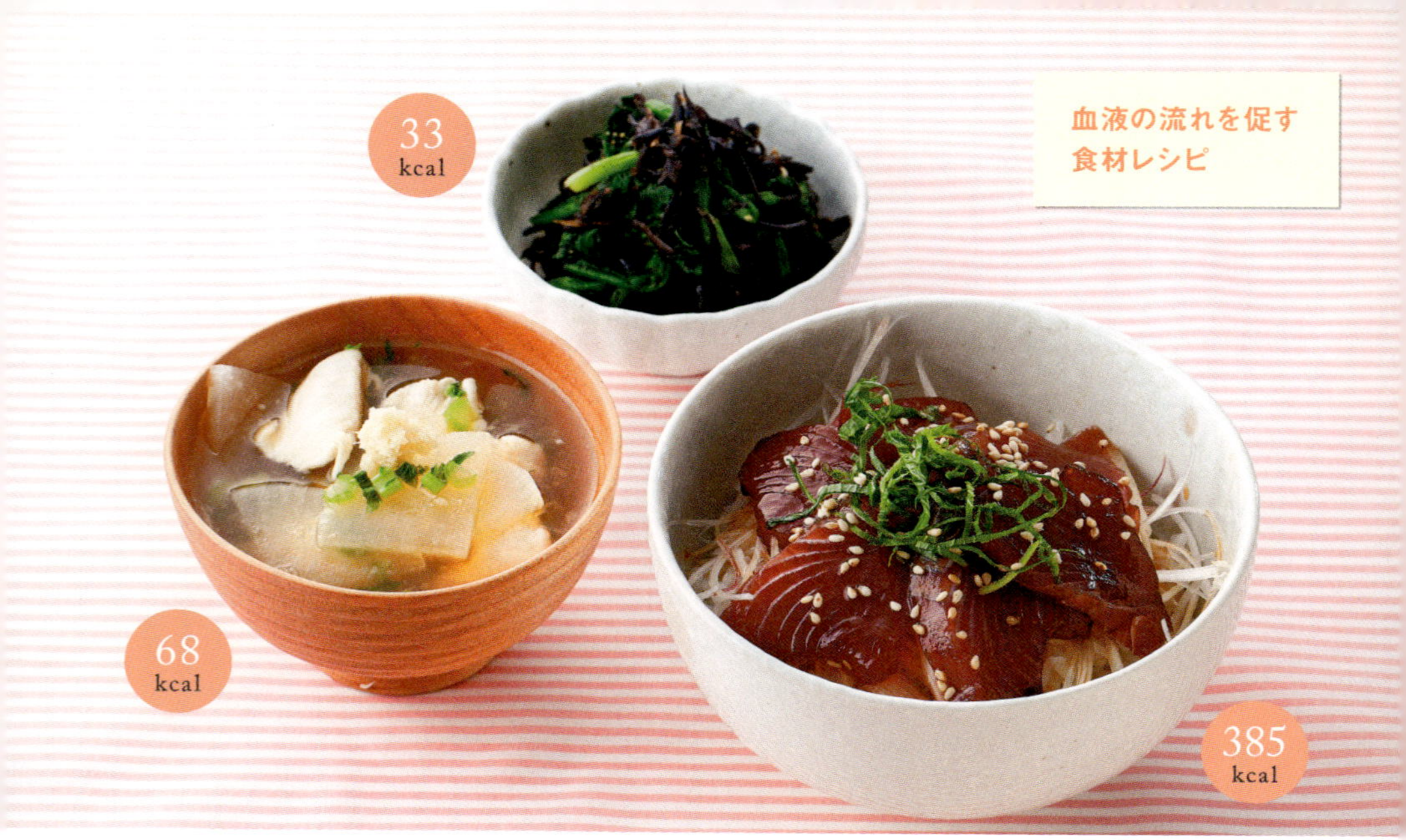
血液の流れを促す
食材レシピ
33
kcal
68
kcal
385
kcal

漬けかつおと香味野菜の小丼

材料（1人分）

A【濃口醤油…大さじ1/2、酒…小さじ1、みりん…小さじ1】、わさび…小さじ1/2、かつお（刺身用）…90g（そぎ切り）、白髪ねぎ…少々、みょうが…1個（せん切り）、雑穀ごはん…1杯分、青じそ…1枚（せん切り）、白ごま…少々

作り方

1　小さめのボウルにAを入れて、電子レンジで約30秒加熱してわさびと一緒にバットに入れて混ぜる。
2　粗熱が取れたらかつおを加えて、途中で返しながら、約20分漬け込む。
3　白髪ねぎとみょうがを合わせる。
4　器に雑穀ごはんを盛り、3を敷く。2をのせて青じそと白ごまをかける。

青菜とひじきの和えもの

材料（1人分）

ほうれん草…100g、ひじき（乾）…3g、塩昆布…5g、ポン酢醤油…小さじ1/2、山椒…少々

作り方

1　ほうれん草は茹でて3～4㎝長さに切る。ひじきは水で戻し、熱湯で約1分茹でる。
2　ボウルに水気をきった1を入れて塩昆布とポン酢醤油で和え、器に盛り、山椒を散らす。

ささ身のしょうがスープ

材料（1人分）

鶏ささ身…1本、片栗粉…少々、大根…50g（いちょう切り）、A【だし汁…250㎖、酒…小さじ2】、濃口醤油…小さじ1、しょうが（すりおろす）…小さじ1、大根の葉…1本（小口切り）

作り方

1　鶏ささ身は筋を取り除いてそぎ切りにし、薄く片栗粉（分量外）をまぶす。
2　鍋にAと大根を入れて火にかける。沸騰したら中火にして5～6分煮て1と大根の葉を加える。
3　2～3分煮たら、濃口醤油で味を調え、しょうがを加えて器に盛る。上にも、しょうがを添える。

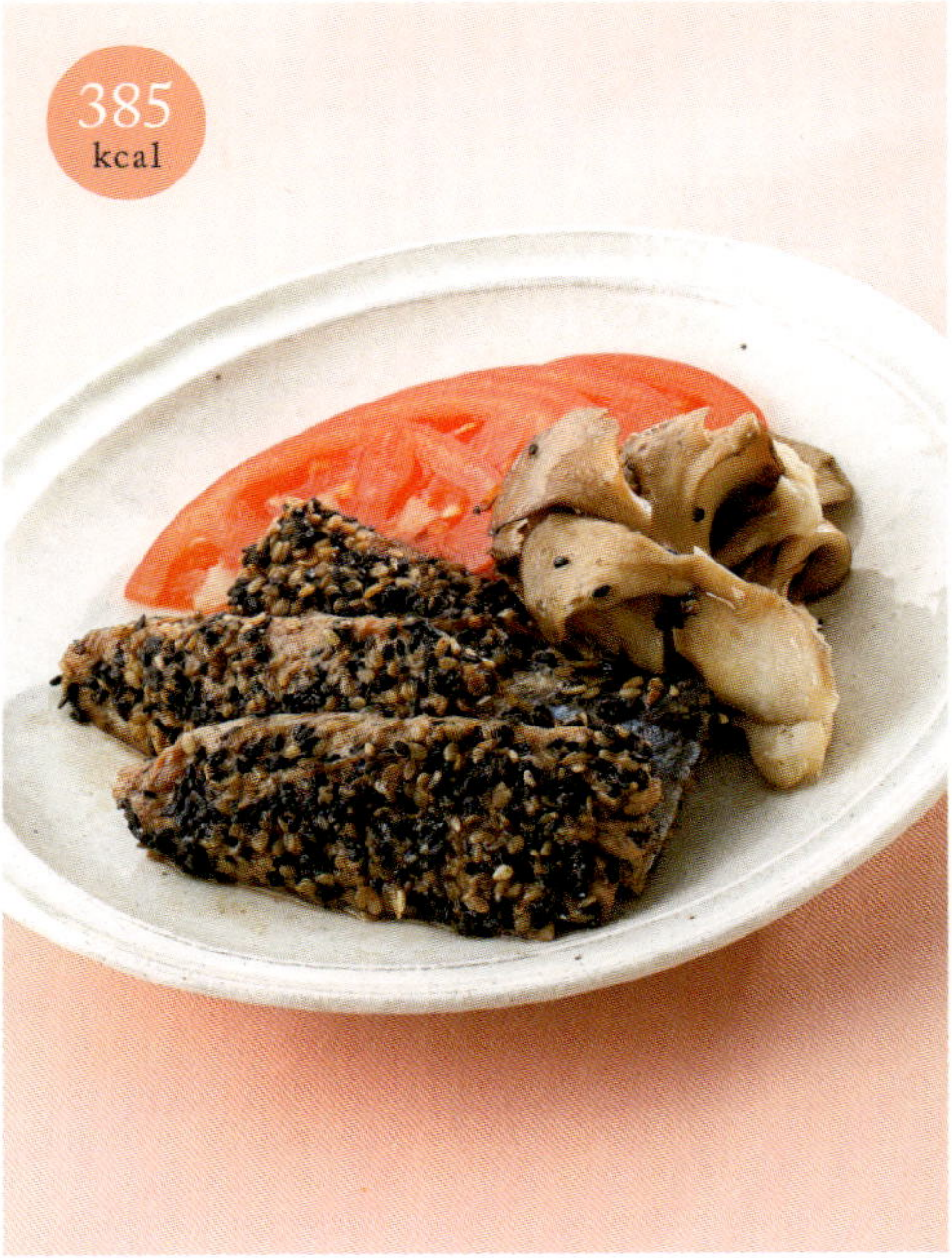
385
kcal

さんまのごまソテー

材料（1人分）

さんま…1尾、A【だし汁…大さじ1、めんつゆ…小さじ2、酒…小さじ1、わさび…小さじ$\frac{1}{2}$】、白ごま・黒ごま…各小さじ1、ごま油…小さじ1、まいたけ…$\frac{1}{3}$パック(小房に分ける)、トマト…$\frac{1}{4}$個(縦半分に切って薄切り)

作り方

1　さんまは3枚におろして長さを半分に切る。

2　Aを混ぜてからバットに入れて1を入れて途中で返しながら約20分漬け込む。

3　2の水気を軽くふき取り、片面にごまをまんべんなくつける。(Aの漬け汁は残しておく)

4　フライパンにごま油を熱し、3を入れて両面こんがり焼き、空いている場所でまいたけを炒める。

5　残りのAを回しかけて汁気がなくなるまで焼き、トマトとともに器に盛る。

豚ひれ肉の青のり蒸し

材料（1人分）

豚ひれ肉…90g（3等分する）、酒…小さじ1、青のり…少々、かぶ…1個（薄切り）、かぶの葉…2～3本（3～4㎝長さに切る）、カットわかめ（乾）…2g、酒…小さじ2、A【濃口醤油…大さじ$\frac{1}{2}$ みりん…小さじ1、ゆず果汁…大さじ1、片栗粉…小さじ$\frac{1}{2}$】、ゆずの皮（せん切り）…少々

作り方

1　豚ひれ肉に酒をもみ込み、表面に青のりをまぶす。

2　耐熱皿にかぶとかぶの葉、水に戻したわかめを敷く。上に1を盛り、まわりに酒を回しかけ、蒸気の上がった蒸し器で5～6分蒸す。

3　鍋にAと2の蒸し汁をすべて入れてよく混ぜながら火にかける。とろみがついてきたら約1分煮て2にかけ、ゆずの皮を散らす。

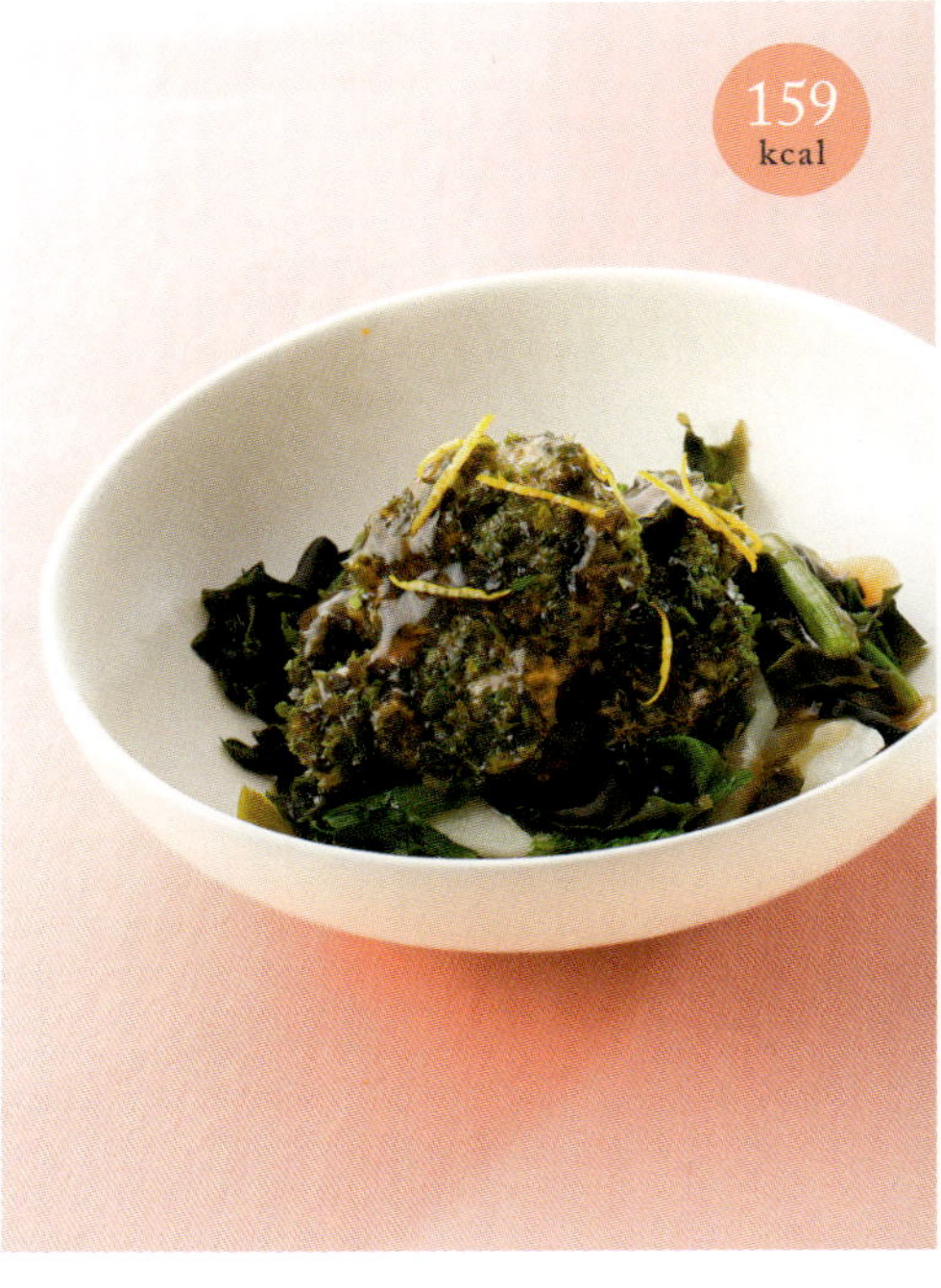
159
kcal

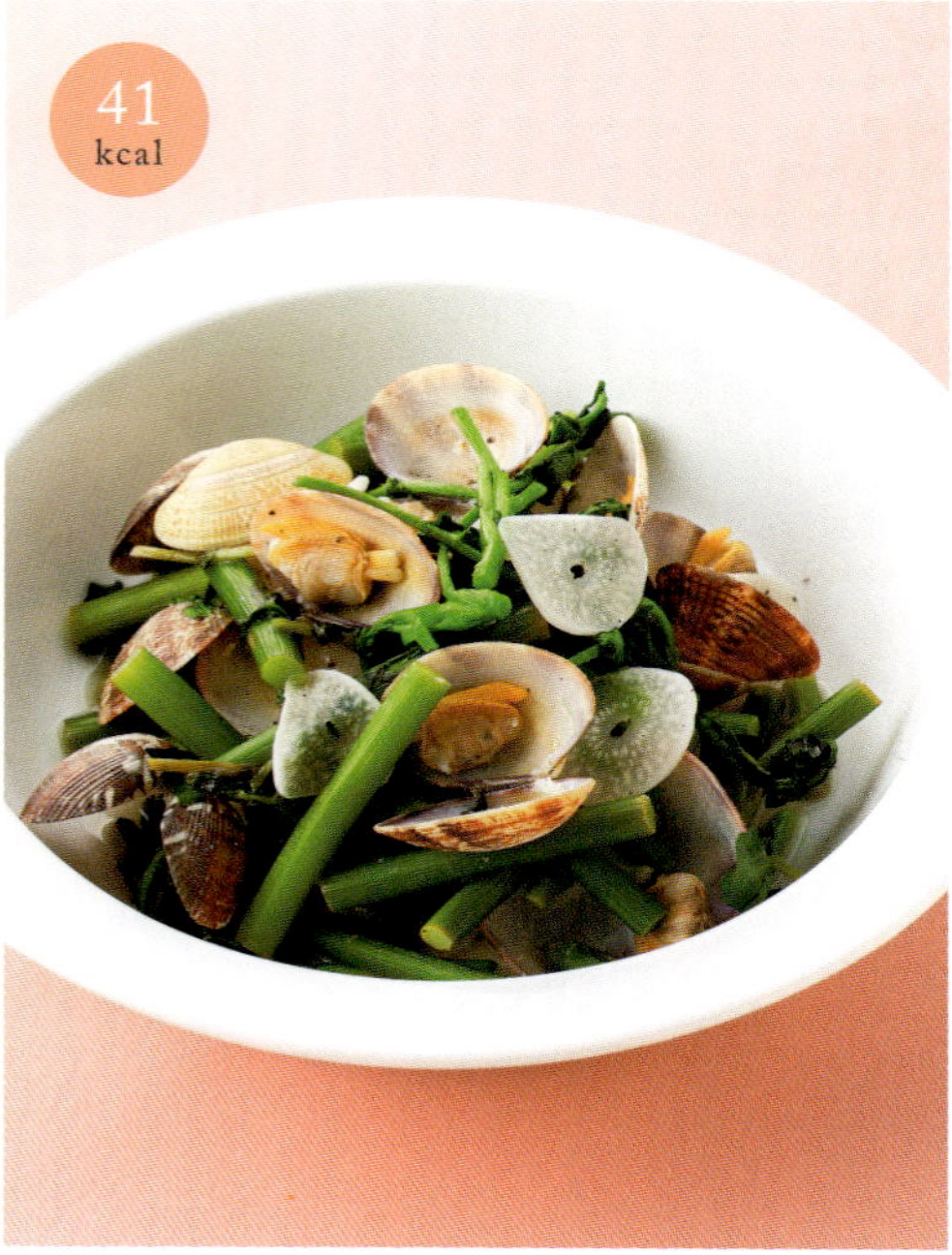

あさりとクレソンのガーリック蒸し

材料（1人分）

あさり…120g(砂抜きする)、にんにく…½片(薄切り)、にんにくの芽…40g(3～4㎝長さに切る)、白ワイン…大さじ1、クレソン…½束（半分に切る)、塩・こしょう…各少々

作り方

1　フライパンにあさり、にんにく、にんにくの芽を均等にのせ、白ワインをふり入れる。

2　ふたをして火にかけ、2～3分蒸し焼きする。

3　あさりの殻が開きかけたらクレソンを加えてさらに1～2分蒸す。

4　味が足りなければ、塩・こしょうをして器に盛る。

牛肉とパプリカのサラダ バルサミコドレッシング

材料（1人分）

A【バルサミコ酢…大さじ1、赤ワイン…大さじ1、みりん…小さじ2、濃口醤油…小さじ2、バター…小さじ1】、赤パプリカ…¼個（薄切り)、黄パプリカ…¼個（薄切り)、牛薄切り肉…80g、片栗粉…少々、ベビリーフ…20g

作り方

1　鍋にAを入れて火にかけ、一度沸騰したら火を止めて、粗熱を取る。

2　沸騰した湯でパプリカをさっと茹で、その後に薄く片栗粉をまぶした牛肉を加え茹でて冷水にとり、水気をきる。

3　ボウルで**2**とベビーリーフを軽く和えて器に盛り、**1**をかける。

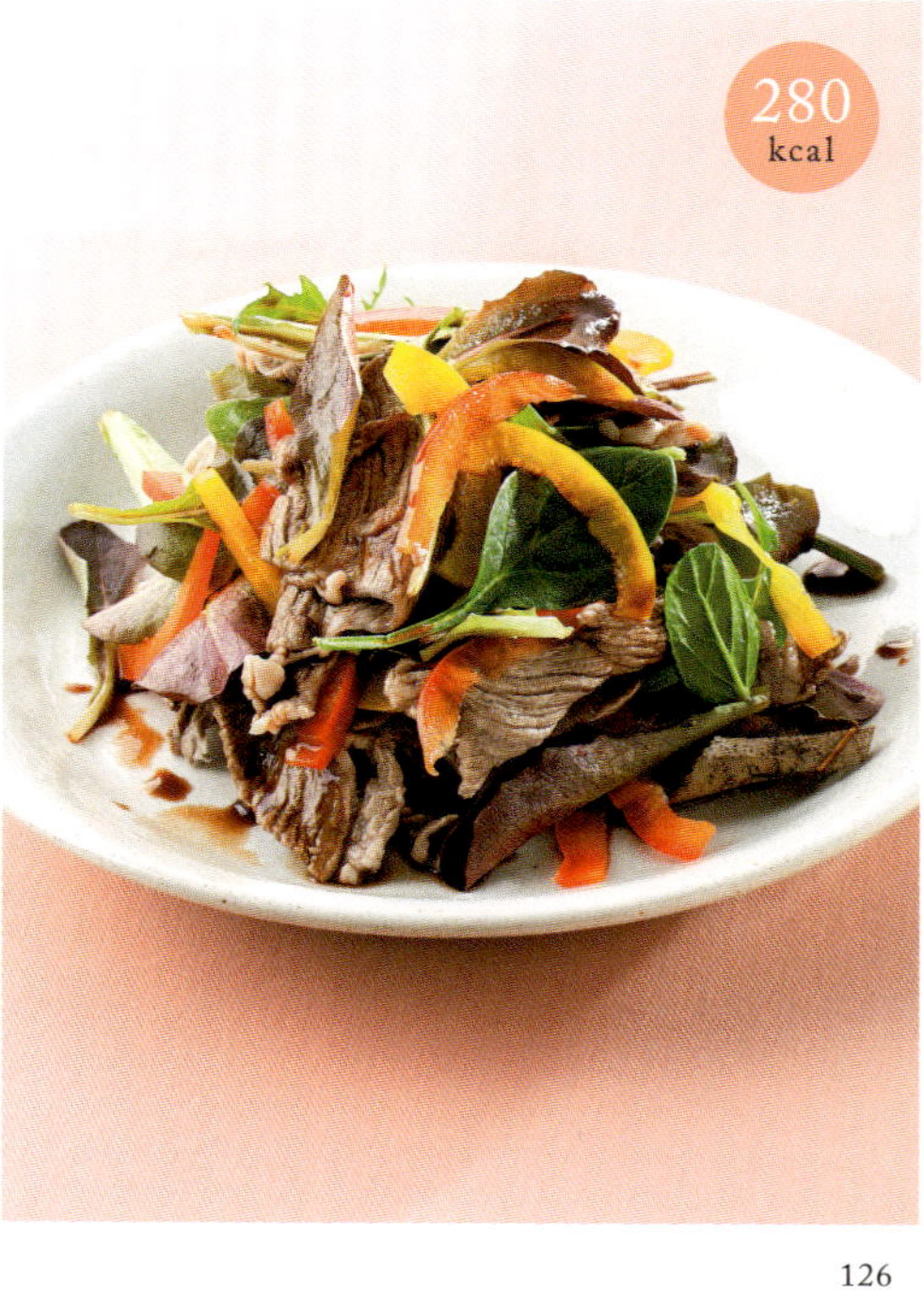

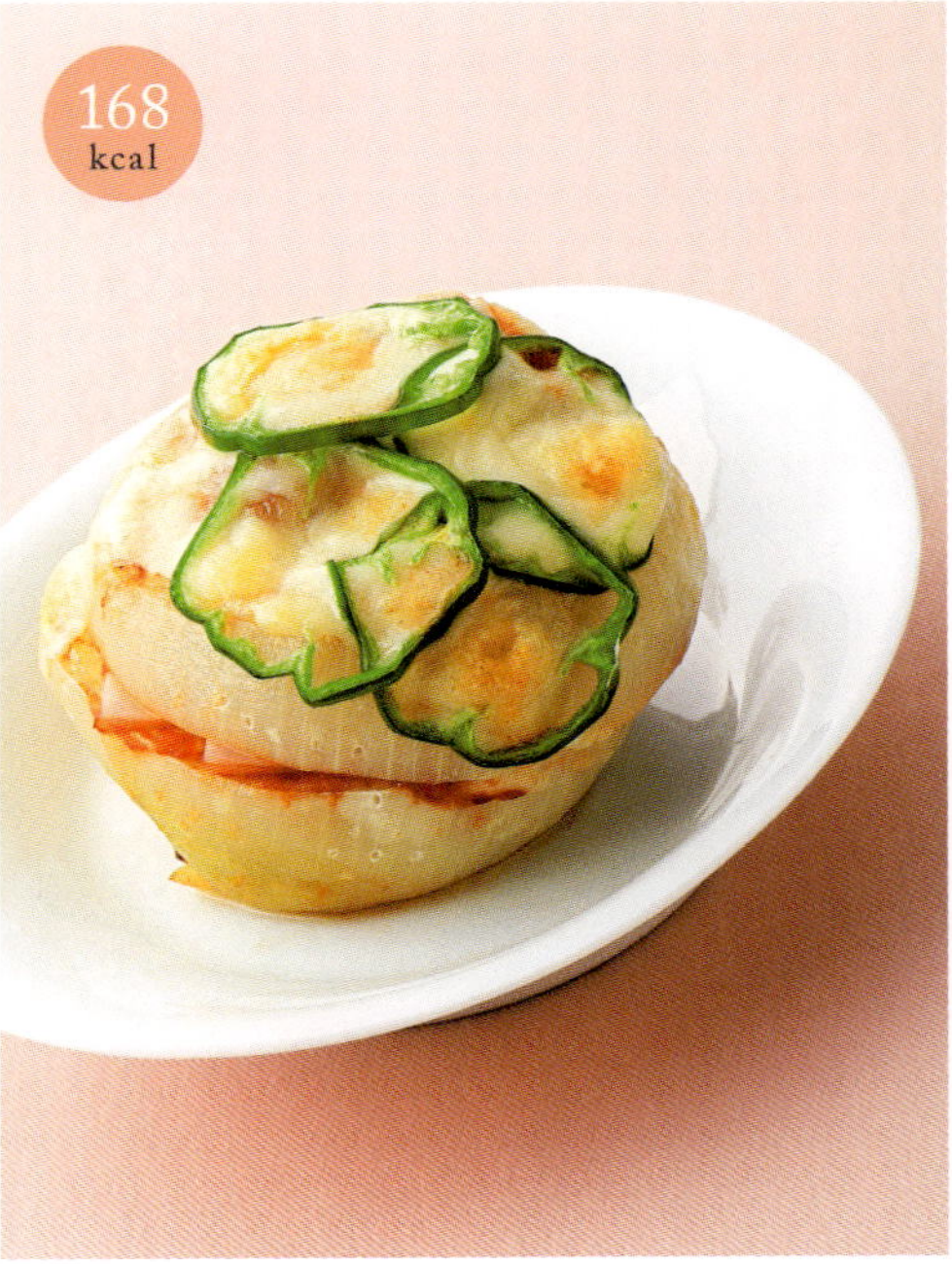

丸ごと玉ねぎのチーズ焼き

材料（1人分）

玉ねぎ…小1個、コンソメ（顆粒）…小さじ$\frac{1}{2}$、ピザ用ソース（市販）…大さじ1、スライスハム…1枚（4等分する）、スライスチーズ…1枚（半分に切る）、ピーマン…$\frac{1}{2}$個（輪切り）

作り方

1　玉ねぎは皮をむき、フォークで数か所穴をあける。コンソメをふりかけ、軽くラップをして、電子レンジで約5分加熱する。

2　**1**の玉ねぎを横半分に切り、下部分の切り口にピザ用ソースをぬり、半量のハム、チーズ、ピーマンをのせる。

3　上半分の玉ねぎをのせ、上に残りのハム、チーズ、ピーマンをのせる。オーブントースターでこんがり焼き色がつくまで焼く。

いわしのしょうが煮

材料（3人分）

いわし…4尾、長ねぎ…1本、A【だし汁…2カップ、濃口醤油…大さじ2、酒…50㎖、みりん…大さじ2】、しょうが…10g（せん切り）、山椒の実…10g

作り方

1　いわしは筒切りにし、長ねぎは切り込みを入れながら2～3㎝長さに切る。

2　鍋にAとしょうが、山椒の実を入れて火にかける。（しょうがは仕上げ用に少し残しておく）

3　沸騰したら**1**を加え、落としぶたをして中火で15～20分煮含める。

4　一度火を止めて約30分おき、再度火にかけて約15分煮込み、火を止める。冷めたら器に盛ってしょうがをのせる。

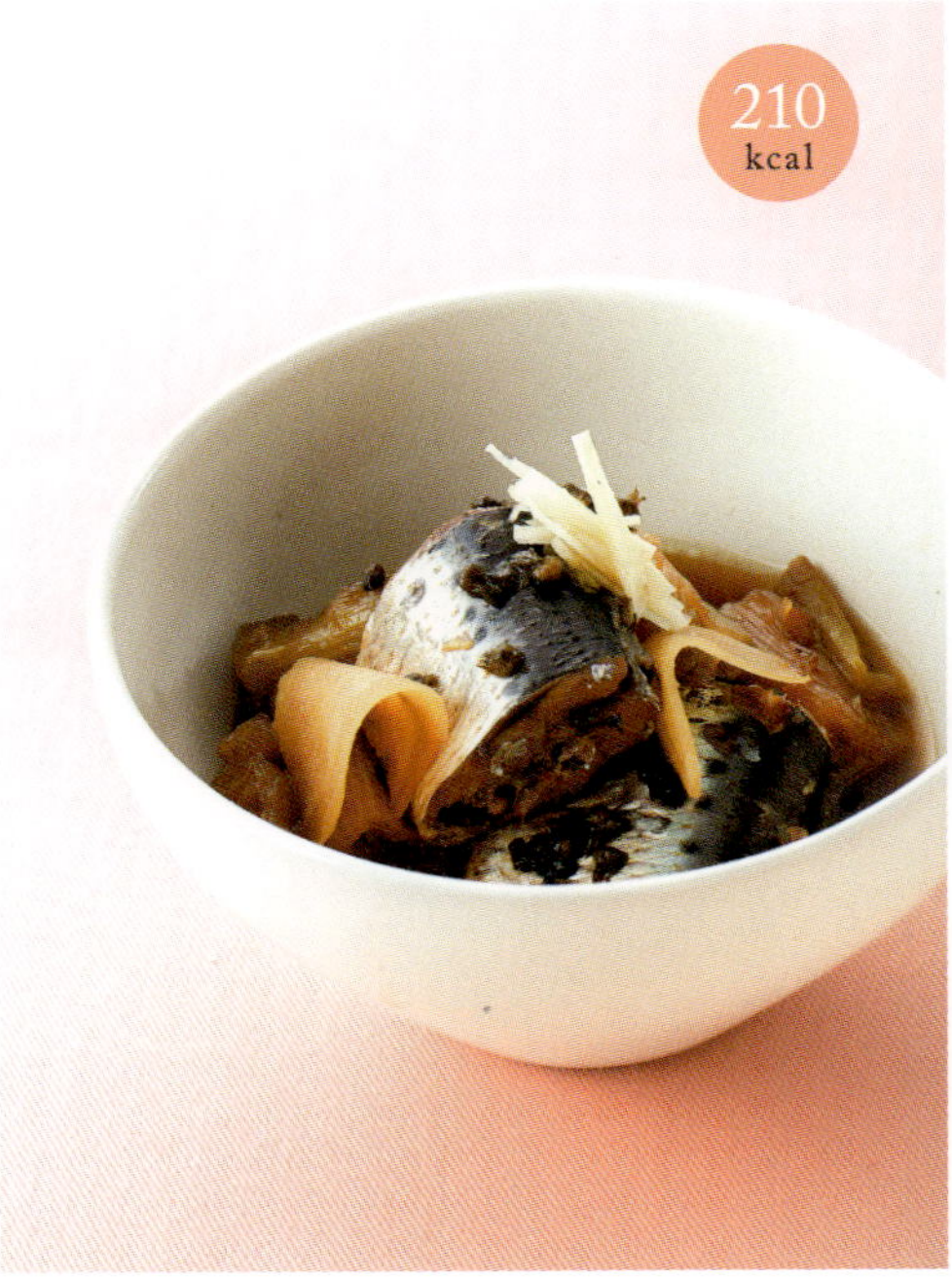

【腸内を整える食材】

現代女性には便秘が慢性化している人が多いようです。
腸内の乱れは肌にも影響するので、快便を目指しましょう。

便秘の主な原因

1 便のかさが足りないタイプ

食べる量が少ないと作られる便の量も少なくなる。腸が十分に刺激されず、便秘になりやすい。

2 腸内細菌バランスが悪いタイプ

腸内には善玉菌と悪玉菌が勢力を争っている。悪玉菌が優勢だと毒素を出し、便秘や下痢になりやすい。

3 水分不足タイプ

便がかたくなり、腸内を移動しにくくなる。朝一番に常温の水をコップ一杯飲むのが効果的。

4 自律神経《じりつしんけい》が乱れたタイプ

腸は副交感神経（ふくこうかんしんけい）が優位なときに活発に動く。交感神経（こうかんしんけい）が働き続けると腸のぜん動運動も抑えられる。

腸内の善玉菌を食事でサポート

月経前はプロゲステロンの影響で、腸の動きが緩慢になり、水分吸収がさかんになるので便秘になりがちです。この場合は一時的で、月経とともに解消されることが多いのですが、月経とは関係なく慢性的な便秘の人は、腸内環境を整えることが必要です。

積極的にとりたいのは、上記の原因1と2に効く「食物繊維」です。食物繊維は水分を含んでふくらみ、便のかさを増やします。便量が多くなると腸が刺激され、ぜん動運動が促されます。また、善玉菌が優勢な腸内環境を作るのにも効果を発揮します。

同じく善玉菌増殖に有効なものは、チーズやヨーグルトなどに含まれる「乳酸菌」です。乳酸菌は酸を作り出し悪玉菌の増殖を抑制してくれ、腸の環境を整えるのに役立ちます。

こんな食材がおすすめ

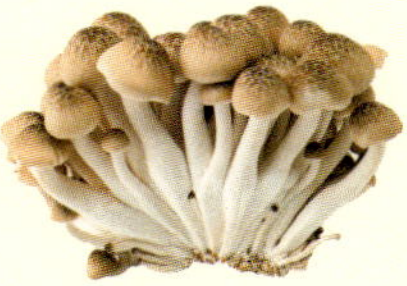
しめじ

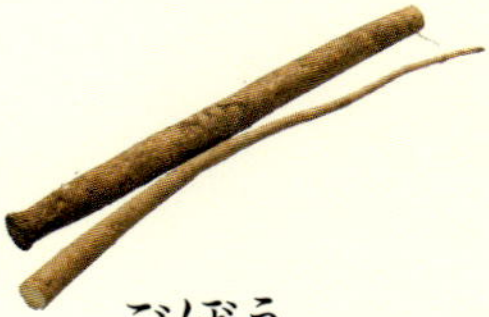
ごぼう

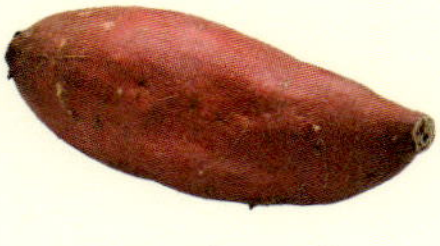
さつまいも

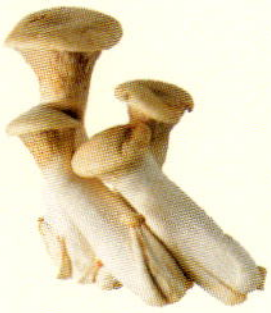
エリンギ

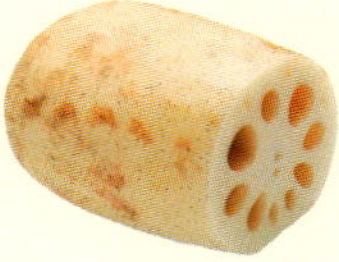
れんこん

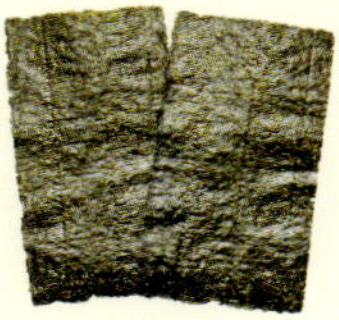
のり

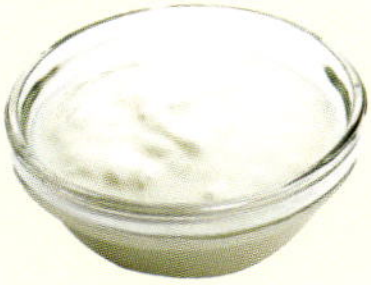
ヨーグルト

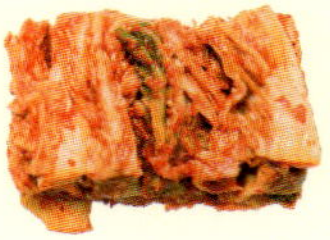
キムチ

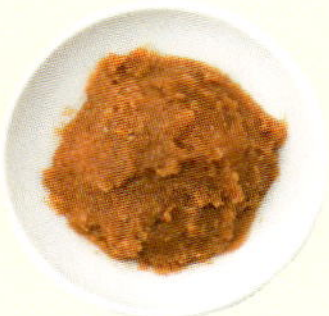
味噌

食事と一緒に マッサージも

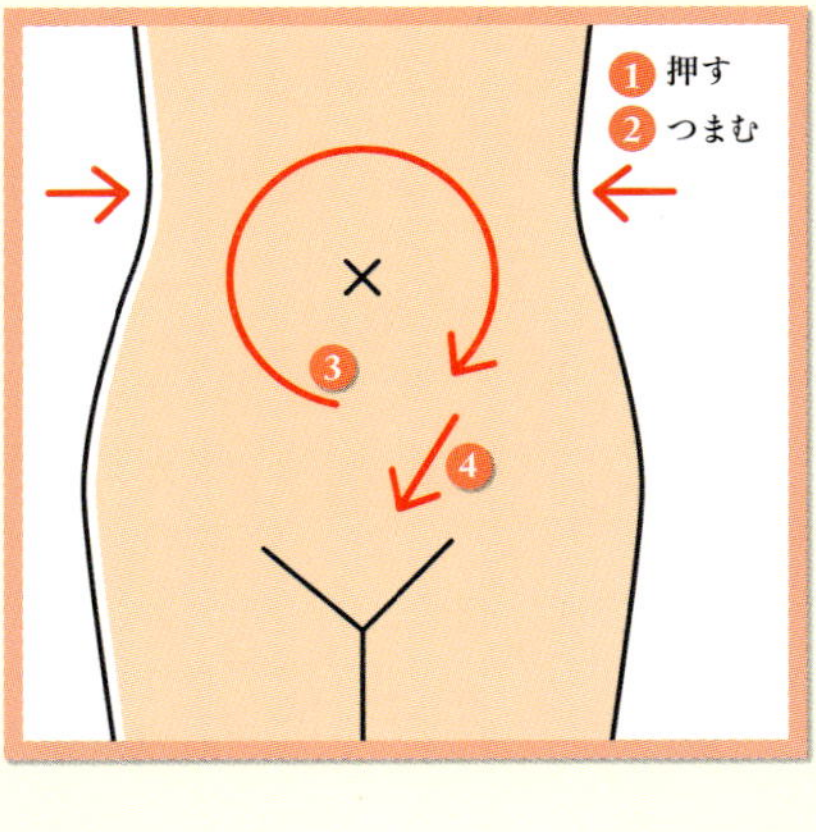

1. 両脇腹を押し、やさしくほぐす（5～10回）
2. 両脇腹をつまんでほぐす（約10回）
3. へそを中心に時計回りに手をあてながら動かす（約5回）
4. へその左下から股間へ便を軽く押し進めるイメージで動かす（2～3回）

※1～4をゆっくりとゆるやかな刺激を送るイメージで行う。

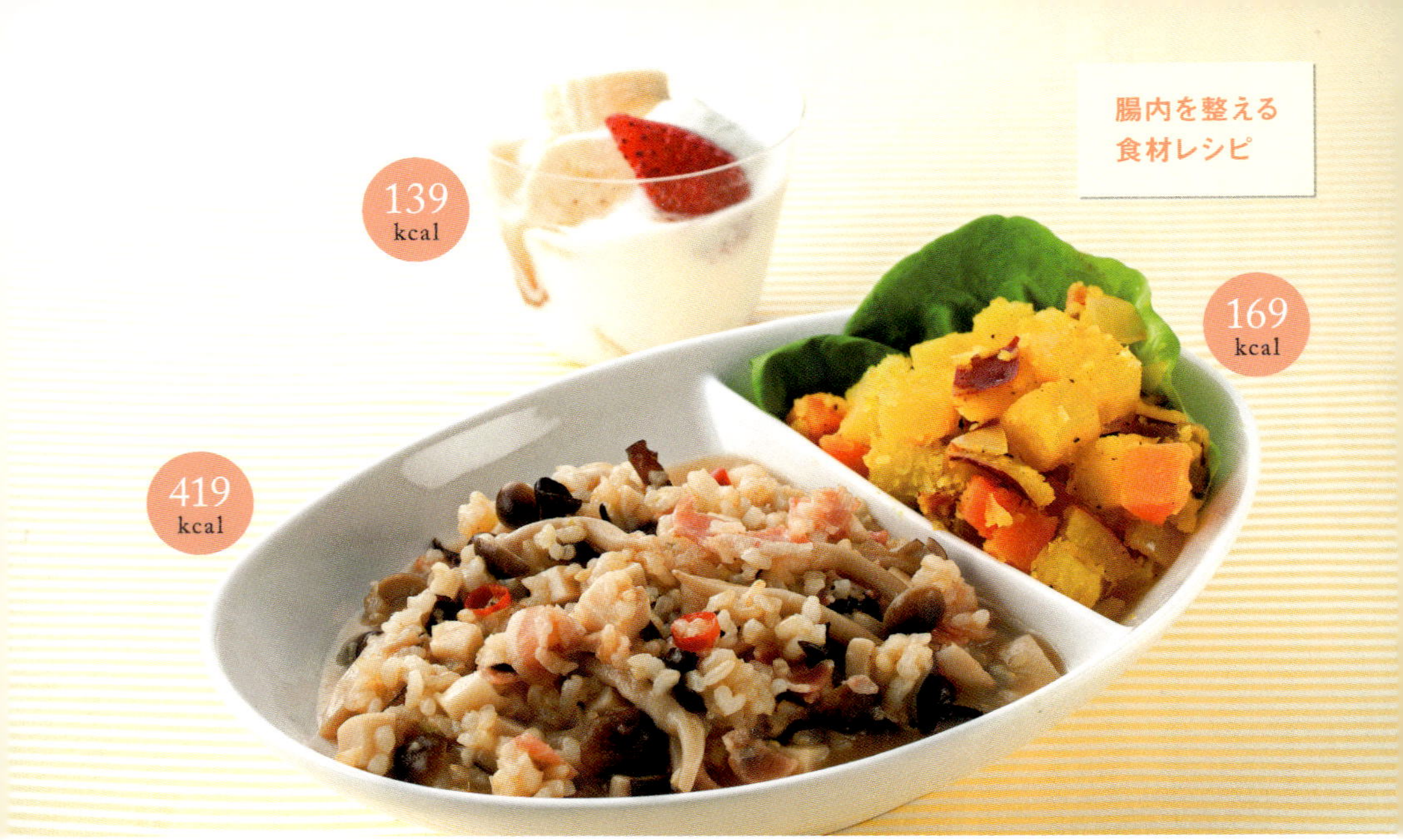

きのこたっぷりのリゾット

材料（1人分）

きくらげ(乾)…2g、ベーコン…2枚(1cm幅に切る)、しょうが…6g(みじん切り)、赤唐辛子…$\frac{1}{2}$片(輪切り)、長ねぎ…10cm分(みじん切り)、エリンギ…1本(5mm角切り)、しめじ…$\frac{1}{2}$パック(石突きを落とし、小房に分ける)、A【だし汁…250㎖、酒…小さじ1、めんつゆ…大さじ1】、ごま油…小さじ1、玄米ごはん…100g、塩・こしょう…各少々

作り方

1　きくらげは水に浸して戻し、かたい部分を切り落とす。

2　フライパンにごま油とベーコン、しょうが、赤唐辛子を入れて弱火にかける。

3　香りがしてきたら中火にし、長ねぎときのこ類を加えて炒める。

4　全体に油がなじんだらAを加える。沸騰したら玄米ごはんを加える。

5　途中混ぜながら水分がなくなるまで7～8分煮て、塩・こしょうで味を調える。

スイートポテトサラダ

材料（1人分）

さつまいも…80g(1cm角切り)、にんじん…30g(1cm角切り)、玉ねぎ…$\frac{1}{6}$個(1cm角切り)、A【オリーブ油…小さじ$\frac{1}{2}$、レモン汁…大さじ1、カレー粉…小さじ$\frac{1}{2}$、砂糖…小さじ1、塩、こしょう…各少々】、サラダ菜…1枚

作り方

1　さつまいもとにんじんを鍋に入れ、たっぷりの水(分量外)を加えて火にかける。

2　沸騰したら中火で約5分茹で、玉ねぎを加えて1～2分茹でてザルにあける。

3　ボウルにAを合わせ、粗熱が取れたら**2**を加えて和え、サラダ菜を敷いた器に盛る。

フルーツ&ヨーグルト

材料（1人分）

バナナ…$\frac{1}{2}$本(輪切り)、いちご…2粒(4等分する)、ヨーグルト(無糖)…100g、はちみつ…小さじ1

作り方

1　器にバナナ、いちご、ヨーグルトを盛り、はちみつをかける。

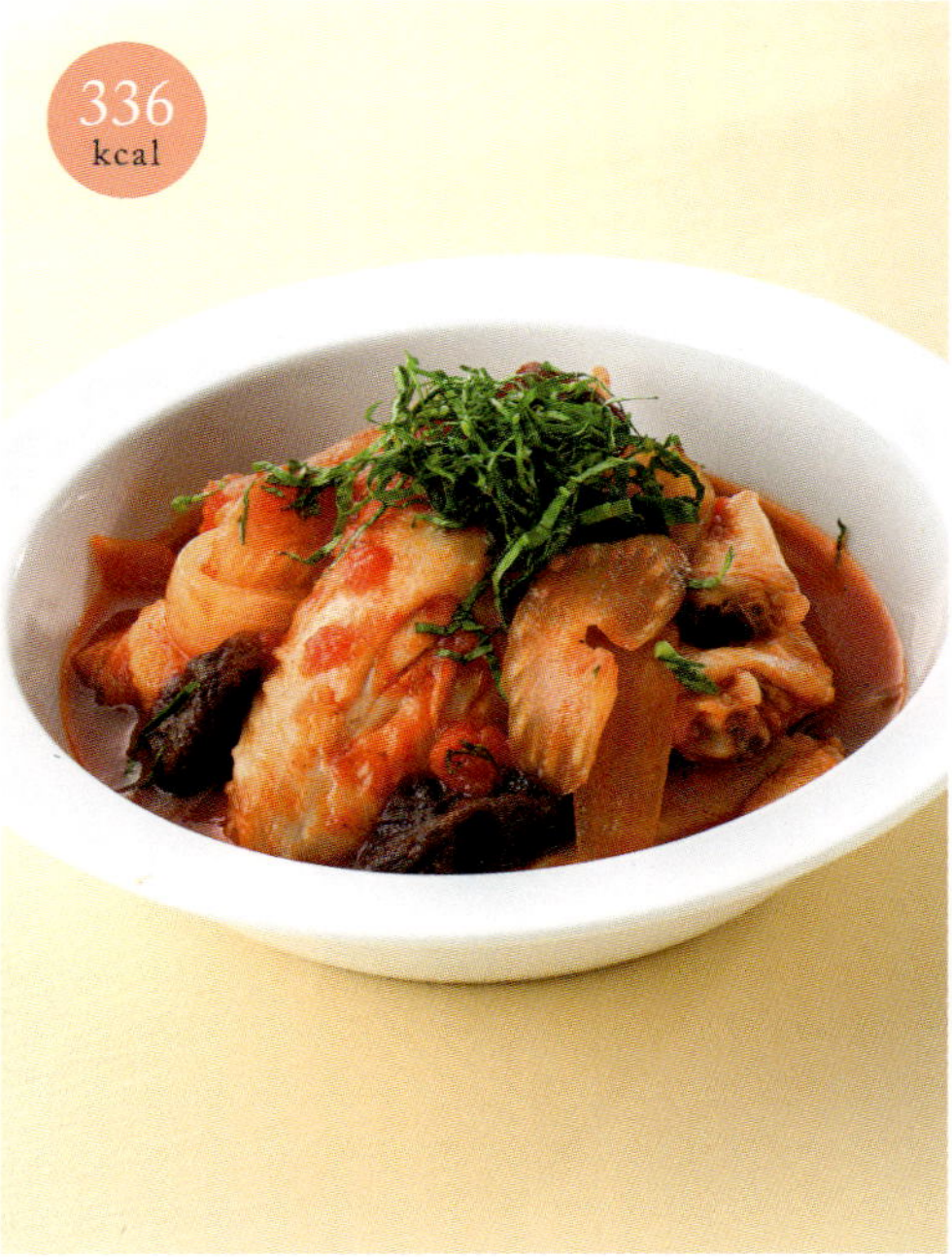

鶏肉とプルーンのトマト煮込み

材料（２人分）

鶏手羽先…４本、小麦粉…少々、セロリ…½本、にんにく…½片、玉ねぎ…½個（くし形切り）、オリーブ油…大さじ1、水…50㎖、コンソメ（顆粒）…小さじ1、トマト缶…200g、プルーン…６個（半分に切る）、塩・こしょう…各少々

作り方

1　鶏手羽先は骨に添って切り込みを入れ、関節の部分を切り落とし、塩・こしょう（分量外）で下味をつける。

2　セロリは筋を取って茎を斜め切り、葉はせん切りにする。

3　鍋にオリーブ油とつぶしたにんにくを入れて弱火にかける。香りがしてきたら、**1**に小麦粉を薄くまぶして加え表面を焼きつける。

4　玉ねぎと**2**のセロリの茎を加え炒め、しんなりしてきたら水、コンソメ、トマト缶、プルーンを加えて煮る。

5　沸騰したらアクを取り除き、落としぶたをして中火で７〜８分煮込む。

6　塩・こしょうで味を調え、全体を混ぜて器に盛り、**2**のセロリの葉をのせる。

大豆入りシュウマイ

材料（２人分）

大豆（水煮缶）…100g、豚ひき肉…80g、ほたて（水煮缶）…30g、玉ねぎ…⅙個（みじん切り）、たけのこ（水煮）…60g、A【片栗粉…大さじ1、酒…小さじ1、濃口醤油…小さじ2、ほたて缶の汁…大さじ1】、シュウマイの皮…12枚、グリーンピース（缶）…12粒、レタス…２〜３枚

作り方

1　大豆は水気をきり、粗くつぶす。

2　ボウルに豚ひき肉、ほたて、玉ねぎ、たけのこ、Aを加えてよく練り混ぜる。

3　シュウマイの皮に**2**を等分に包み、上にグリーンピースをのせる。

4　蒸気の上がった蒸し器に適当にちぎったレタスを敷く。くっつかないように**3**を均等に並べ、約10分蒸し上げる。

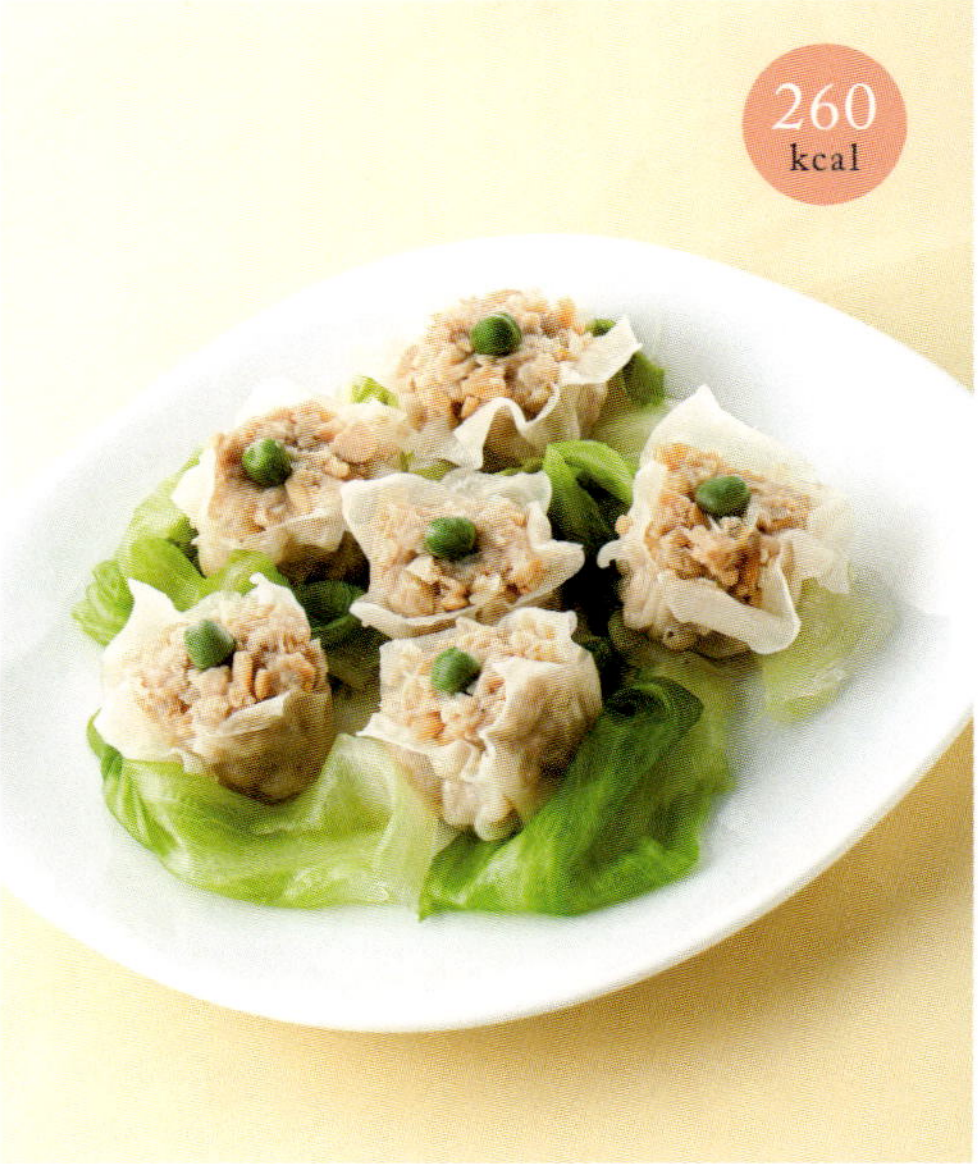

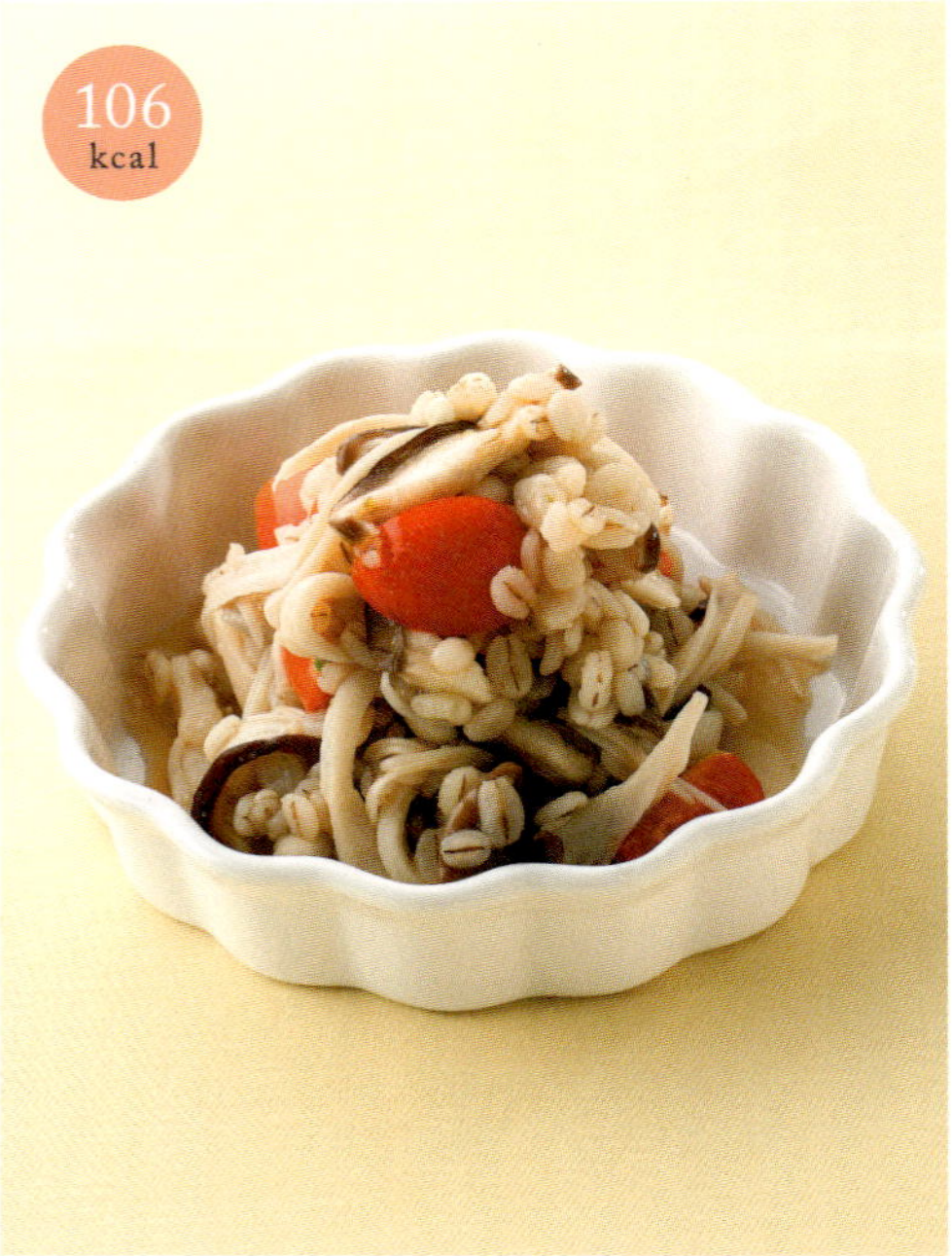

きのこの押し麦和え

材料（1人分）

押し麦…15g、まいたけ…50g（小房に分ける）、エリンギ…1本（縦に裂く）、生しいたけ…2枚（軸をとって薄切り）、A【和風ドレッシング（市販）…大さじ1、ゆずこしょう…小さじ$\frac{1}{2}$】、ミニトマト…4個（4等分する）

作り方

1　押し麦は沸騰した湯で約10分茹で、粗熱を取る。

2　耐熱皿にきのこ類を均等にのせ、軽くラップをして電子レンジで約1分半加熱する。

3　ボウルにAを合わせ、**1**とミニトマトを加えて混ぜる。さらに**2**を和えて器に盛る。

野菜チップスのせ海藻サラダ

材料（1人分）

海藻ミックス…3g、ごぼう…30g（薄切り）、にんじん…20g（薄切り）、れんこん…30g（薄切り）、A【ポン酢醤油…大さじ1、ゴマ油…小さじ$\frac{1}{2}$・ラー油…少々】、黄パプリカ…$\frac{1}{4}$個（せん切り）、リーフレタス…2枚（ちぎる）

作り方

1　海藻ミックスは水で戻し、水気をきる。

2　耐熱皿にオーブンシートを敷き、ごぼう、にんじん、れんこんを重ならないように並べ、電子レンジで約4分加熱する（一度で加熱できなければ、2～3回に分ける）。

3　ボウルにAを混ぜ、**2**に**1**、パプリカ、リーフレタスを和えて器に盛る。

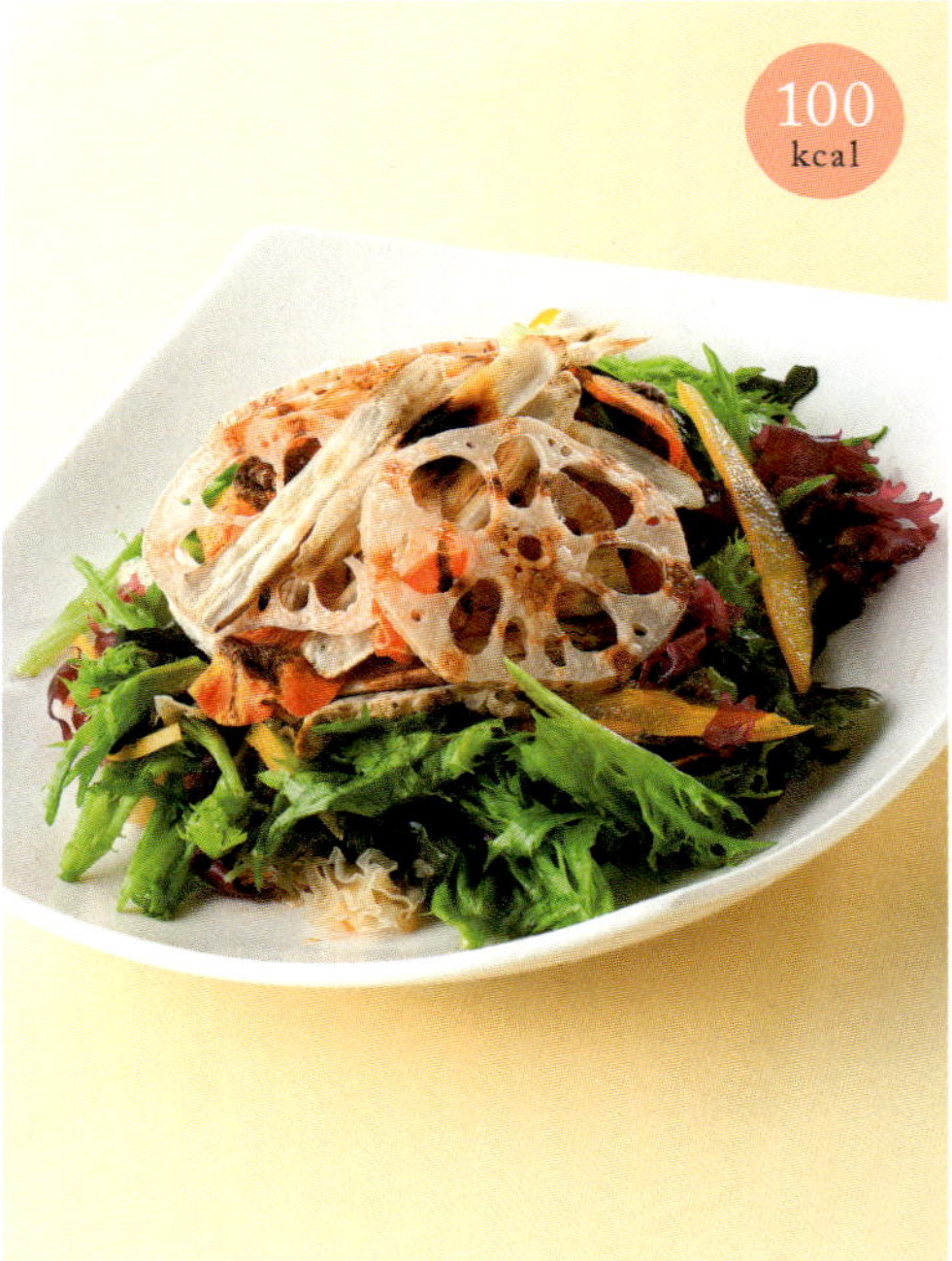

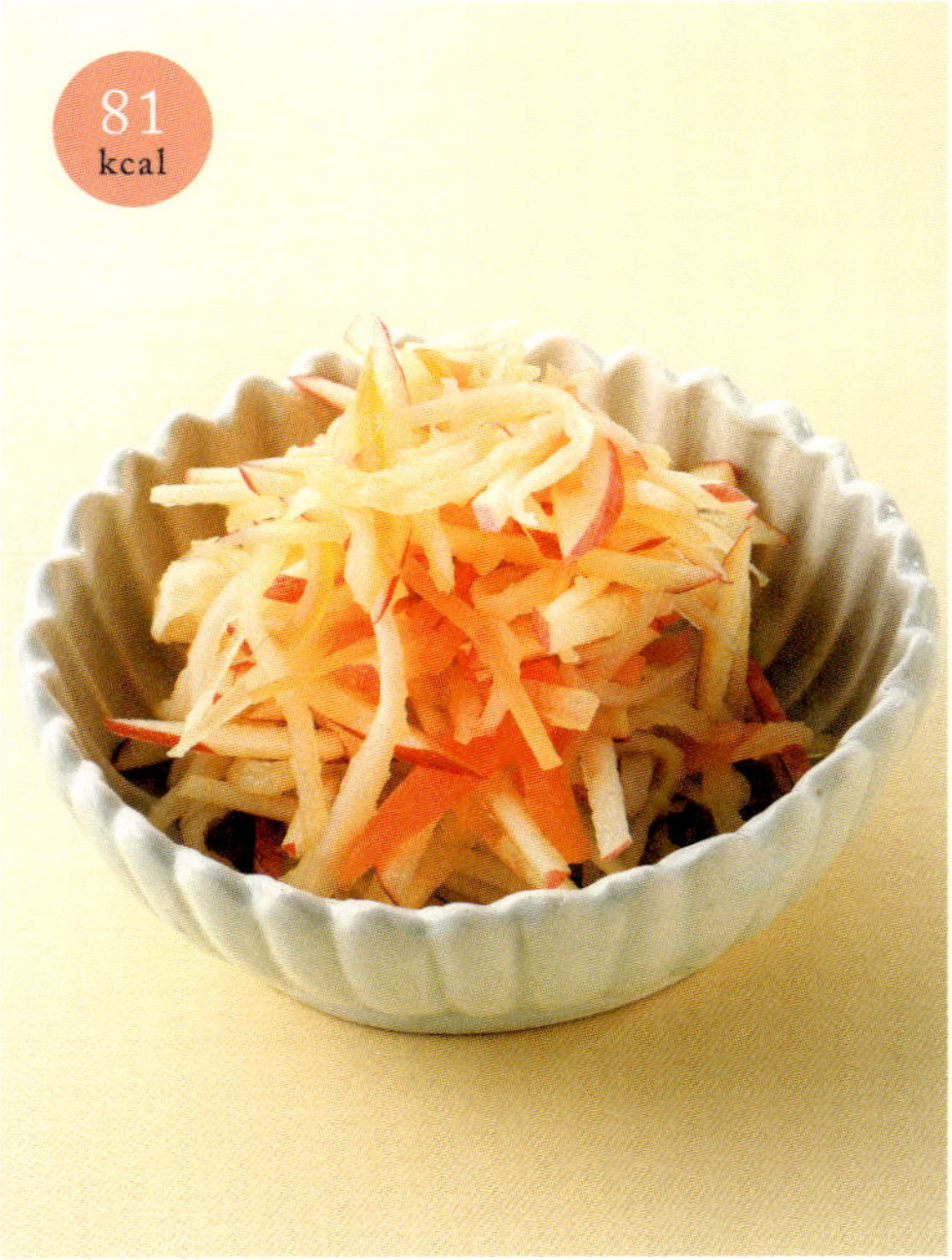

りんごと切り干し大根の酢のもの

材料（1人分）

切り干し大根(乾)…8g、りんご…$\frac{1}{4}$個(せん切り)、にんじん…15g (せん切り)、A【りんご酢…大さじ1、砂糖…小さじ$\frac{2}{3}$、塩…少々、辛子…小さじ$\frac{1}{2}$】

作り方

1　切り干し大根は水で戻し、水気をきる。
2　熱湯で1の切り干し大根とにんじんをさっと茹で、ザルにあける。
3　ボウルにAを合わせ、りんごを加えて和える。
4　水気をよくきった2を加えて和え、器に盛る。

高野豆腐ののり巻きソテー

材料（1人分）

高野豆腐(乾)…1枚、のり…3枚、A【だし汁…100㎖、めんつゆ…小さじ2】、かいわれ大根…15g(根を切る)、片栗粉…少々、ごま油…小さじ2、山椒…少々

作り方

1　高野豆腐は水で戻し、水気をよくきって3等分する。のりは高野豆腐を巻ける長さに切る。
2　鍋にAと1の高野豆腐を入れ、中火で5〜6分煮含めて軽く水気をしぼる。(煮汁は残しておく)
3　2とかいわれ大根を一緒にのりで巻き、片栗粉をまぶす。
4　フライパンにごま油を熱し、3を両面こんがりと焼く。2で残しておいた煮汁を加え、汁気がなくなるまで焼き含め、器に盛る。山椒を散らす。

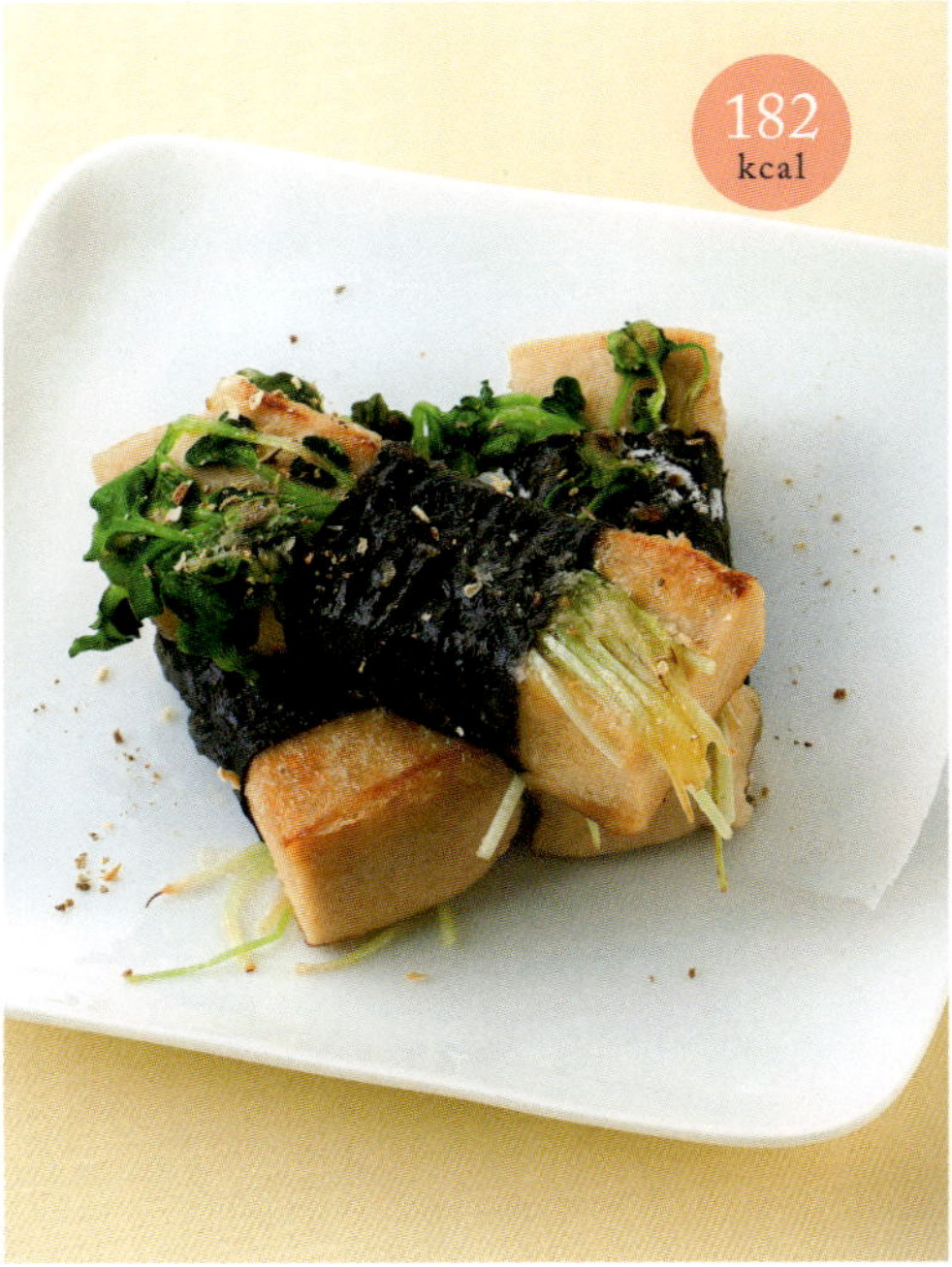

【 周期別 取り入れたい食材 】

**月経周期によって女性の体と心の状態はコロコロ変化します。
体が求める栄養素を知って、ホルモンバランスを整えましょう。**

月経周期における体調の変化

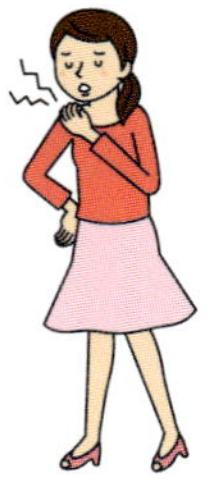

月経前
22日〜28日

プロゲステロンの分泌がさかんになり、便秘や肌荒れなどが起こりやすい。整腸作用のある食べものを。

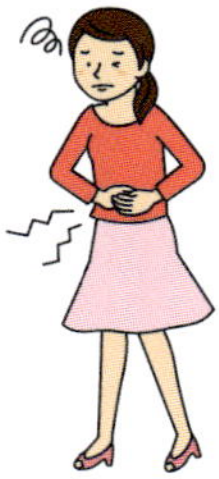

月経中
1日〜7日

女性ホルモンの分泌が一番少ない時期なため体調は不良気味。出血があるので、鉄分が不足しがち。

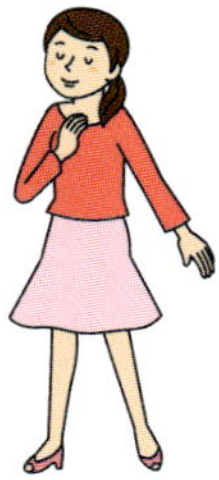

月経後
8日〜14日

エストロゲンの分泌がさかんになり、体調がよくなる。飲み会やデートなどの予定はこの時期が最適。

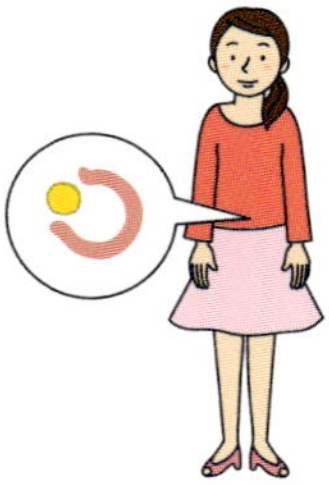

排卵《はいらん》後
15日〜21日

排卵後からは体調が下り坂傾向。むくみ予防に野菜をしっかりとるなど、体をいたわる食事を心がけて。

体調に合わせた食事でブルーデーも乗りきる！

月経周期における女性ホルモンの変化は、女性の心と体に様々な影響を及ぼします。

とくに、プロゲステロンの働きが強くなる時期は腸の動きも鈍り、急激なホルモンの変動から体調がくずれたりイライラして暴飲暴食に走りがちです。これでは体調は悪くなる一方。こんな時期こそ栄養素の働きを考慮した、いわゆる「正しい食生活」を心がけるべきなのです。

しかし、わかってはいてもなかなかコントロールできないもの。その分、エストロゲンの分泌が多くなる代謝のよい時期に自分の好きなものを食べて、メリハリをつけましょう。

月経周期を意識して食事内容を考える癖をつければ、ストレスのため込みやお肌のトラブルを予防することもできるでしょう。

月経中

デトックス期
血行を促す食事を

月経で鉄分が失われるため、123ページで紹介したような食材で補給を。また、体温が下がって血行が悪くなりがちなので、血行促進作用のあるビタミンEもおすすめ。

おすすめ！

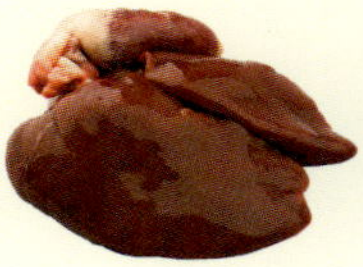

レバー
（鉄）

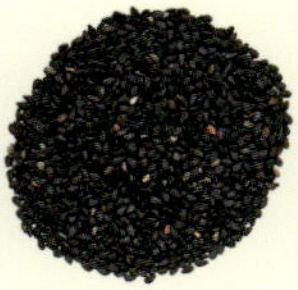

黒ごま
（鉄）

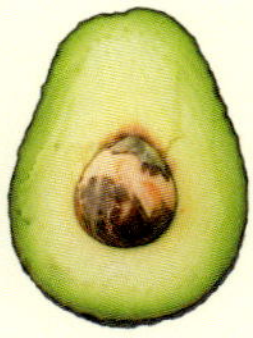

アボカド
（ビタミンE）

月経後

代謝のよい時期
ちょっと甘いものも OK

代謝のアップを後押しする辛味成分や香味野菜を積極的に取り入れて。また、子宮内膜（しきゅうないまく）や肌の角質の再生を促す亜鉛は牡蠣やカシューナッツなどに含まれる。

おすすめ！

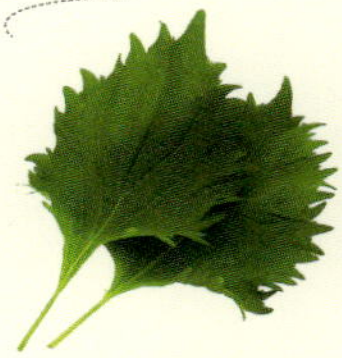

青じそ
（香味野菜）

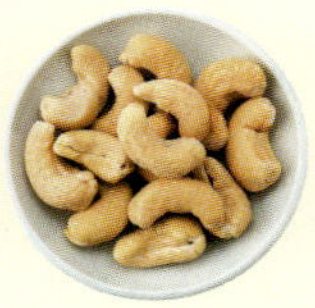

カシューナッツ
（亜鉛）

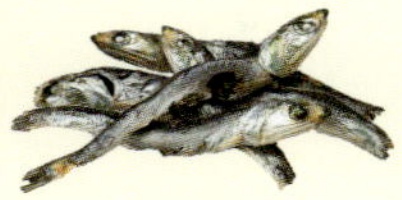

煮干し
（亜鉛）

排卵後

体調は下り坂
むくみや便秘防止を

むくみには水分排出を促すカリウムの摂取がおすすめ。右以外に、オレンジやザクロなどの果物にも含まれる。便秘には129ページで紹介した食材を取り入れて腸の働きを整える食事を。

おすすめ！

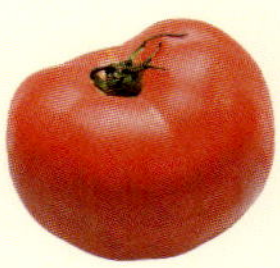

トマト
（カリウム）

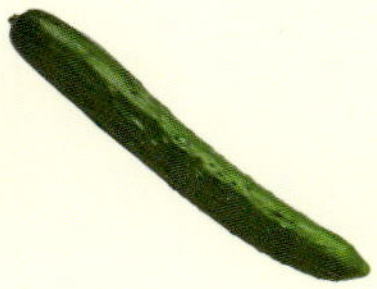

きゅうり
（カリウム）

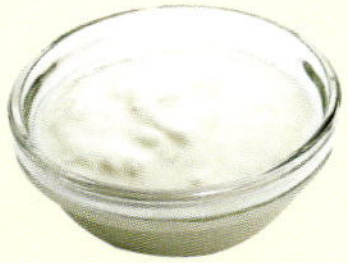

ヨーグルト
（乳酸菌）

月経前

体調変化の激しい月経前
欲望に負けないで！

落ち込みやイライラを防止するためにはトリプトファンやビタミンB_6を。これらは幸福感をもたらす神経伝達物質セロトニン（20ページ参照）の原料となる。

おすすめ！

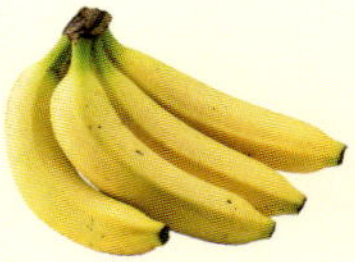

バナナ
（トリプトファン）

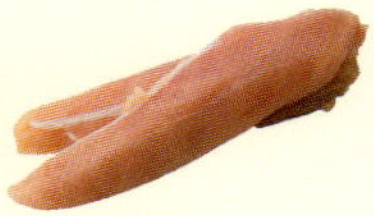

鶏ささ身
（ビタミン B_6）

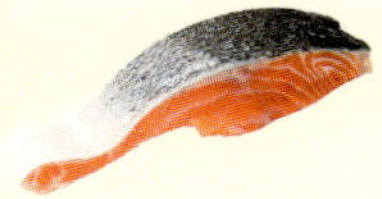

鮭
（ビタミン B_6）

毎日一杯！

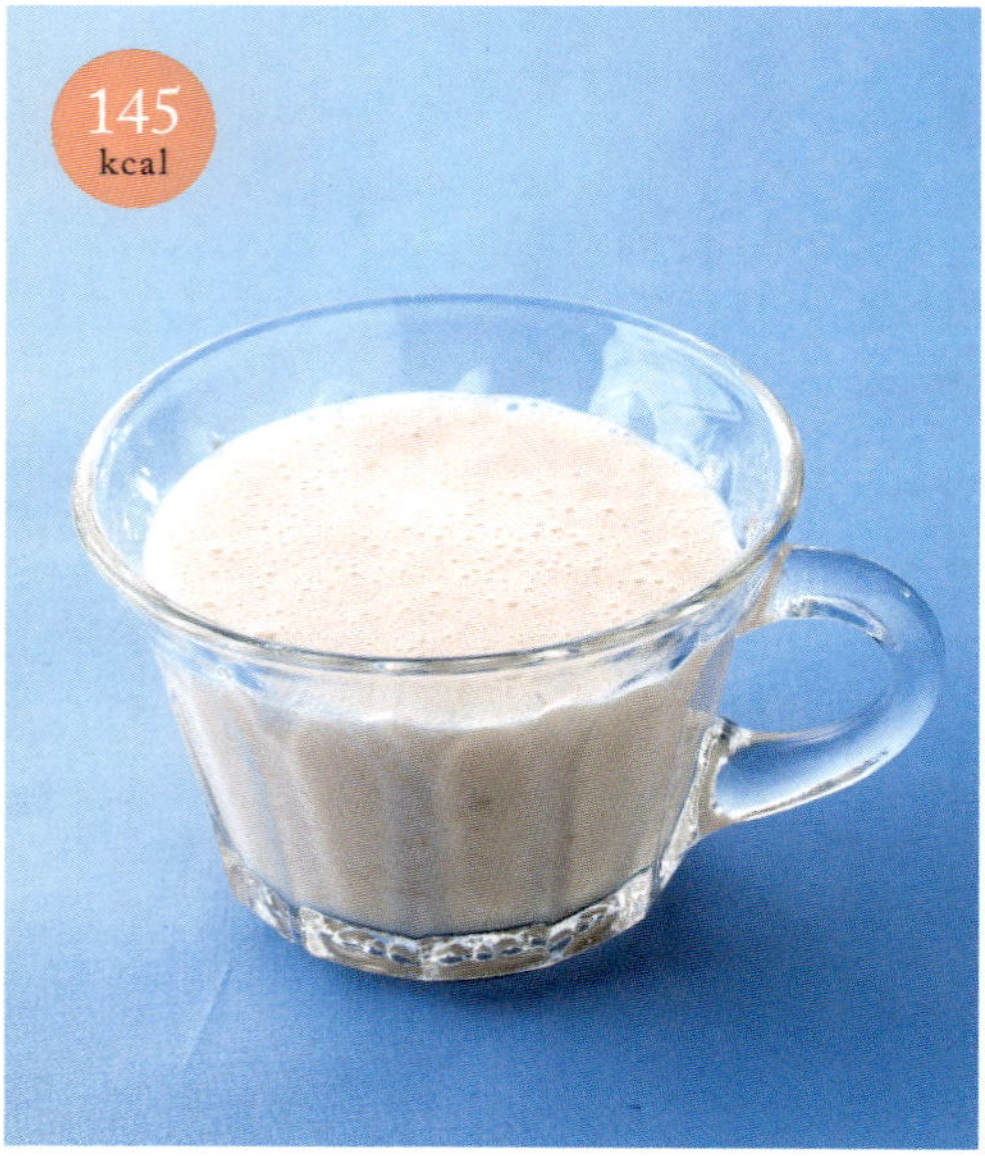

バナナとザクロのヨーグルトドリンク

材料（2人分）

バナナ…1本（ひと口大に切る）、ザクロジュース…1カップ、ヨーグルト（カップ・無糖）…2個（冷凍しておく）

作り方

1　ミキサーにすべての材料を入れてペースト状になるまで撹拌し、グラスに注ぐ。

ナッツときな粉のミルクシェイク

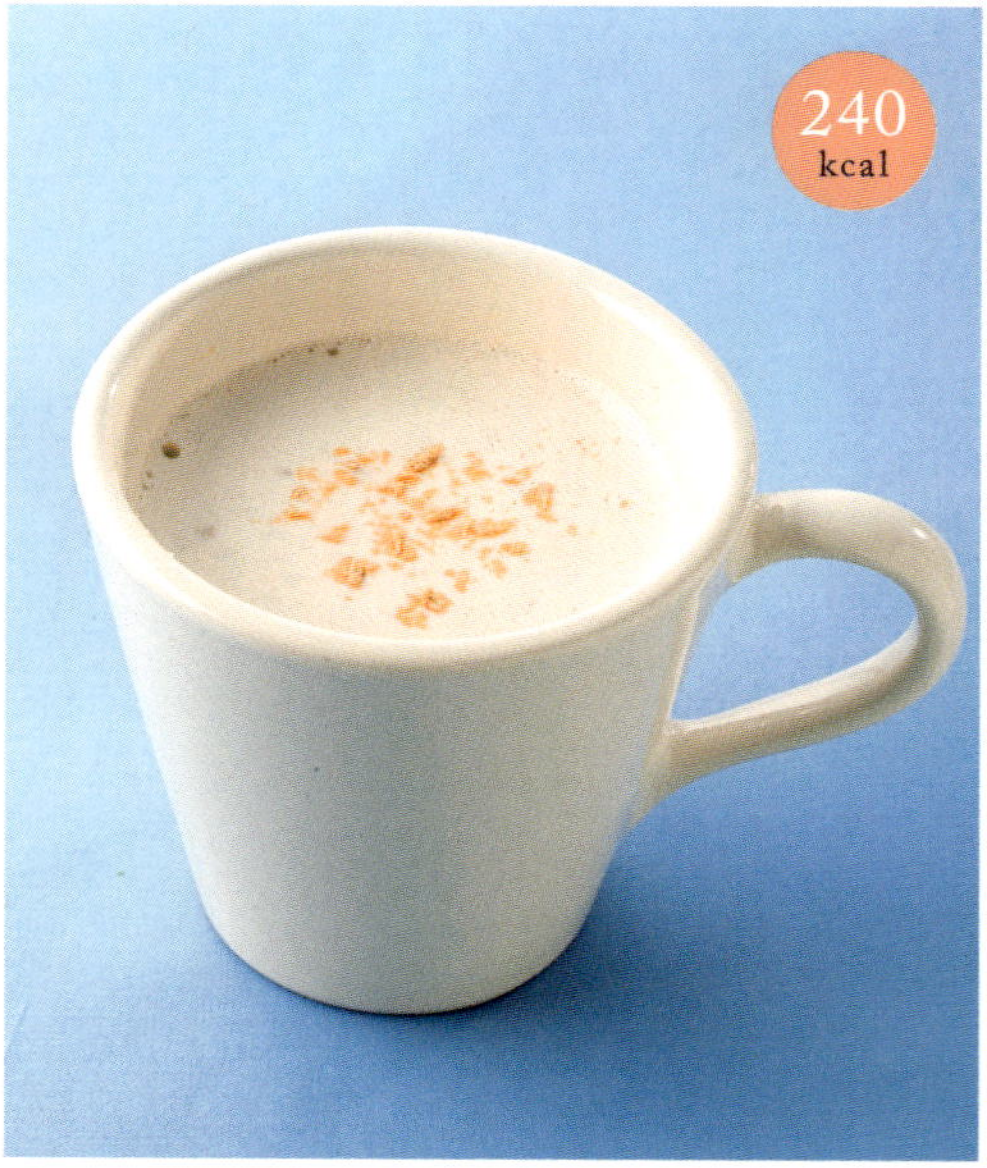

材料（2人分）

アーモンド…10g、カシューナッツ…10g、牛乳…2カップ、コンデンスミルク…大さじ1、きな粉…大さじ1

作り方

1　アーモンドとカシューナッツはから炒りして、冷ます。

2　ミキサーに**1**とほかのすべての材料を入れてペースト状になるまで撹拌する。鍋に入れて温め、カップに注いできな粉をふる。

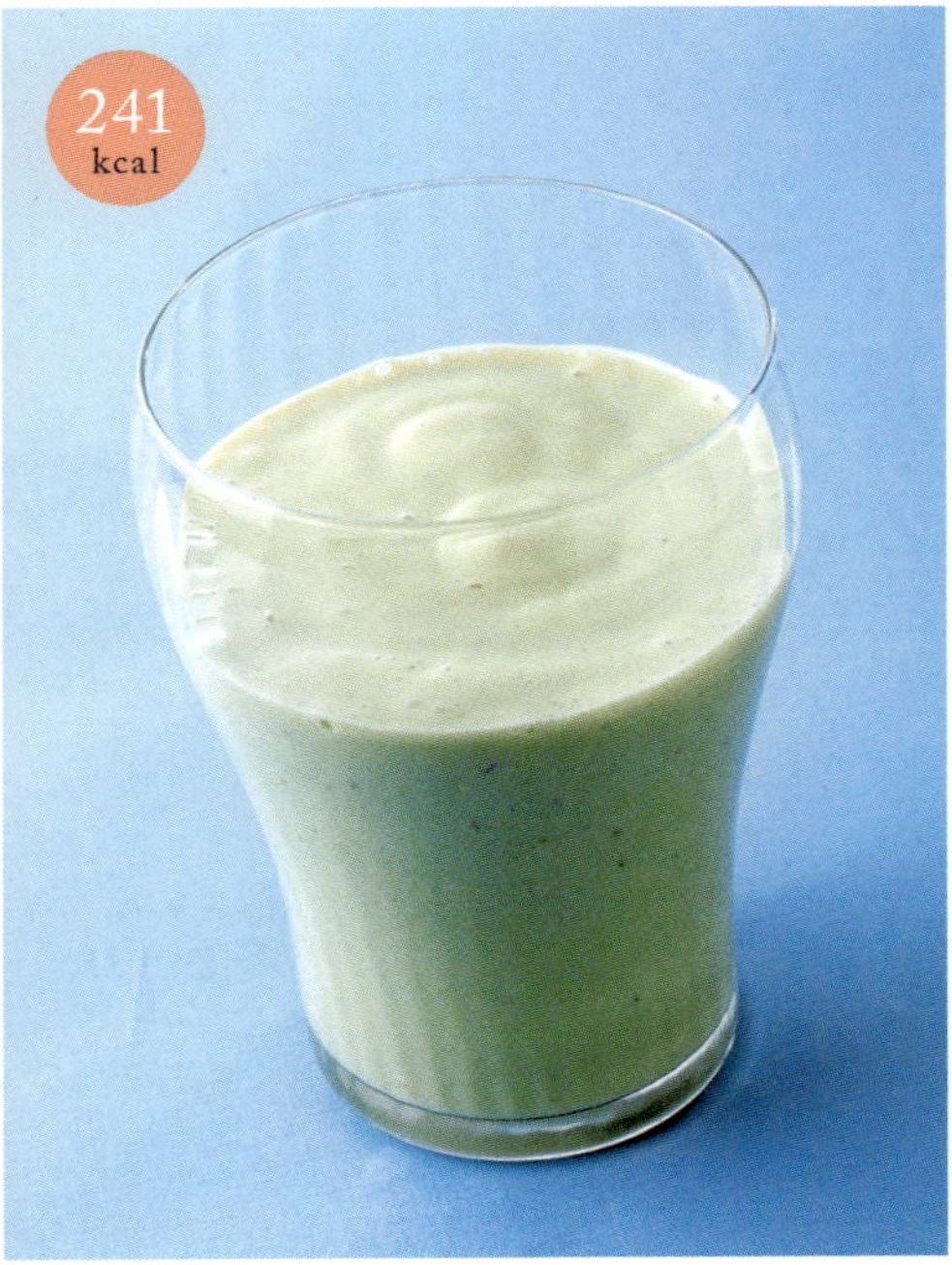
241
kcal

アボカドとレモンの豆乳ドリンク

材料（2人分）

アボカド…1個、レモン汁…大さじ1、豆乳…350ml、メープルシロップ…大さじ1

作り方

1　アボカドは皮をむき、種を除いて身を取り出す。

2　ミキサーにすべての材料を入れてペースト状になるまで撹拌し、グラスに注ぐ。

ほうれん草とりんごのスムージー

材料（2人分）

ほうれん草…100g、りんご…1/2個（ひと口大に切る）、はちみつ…大さじ2、水…300ml

作り方

1　ほうれん草は根を切り、2〜3cm長さに切る。

2　ミキサーに**1**とすべての材料を入れてペースト状になるまで撹拌し、グラスに注ぐ。

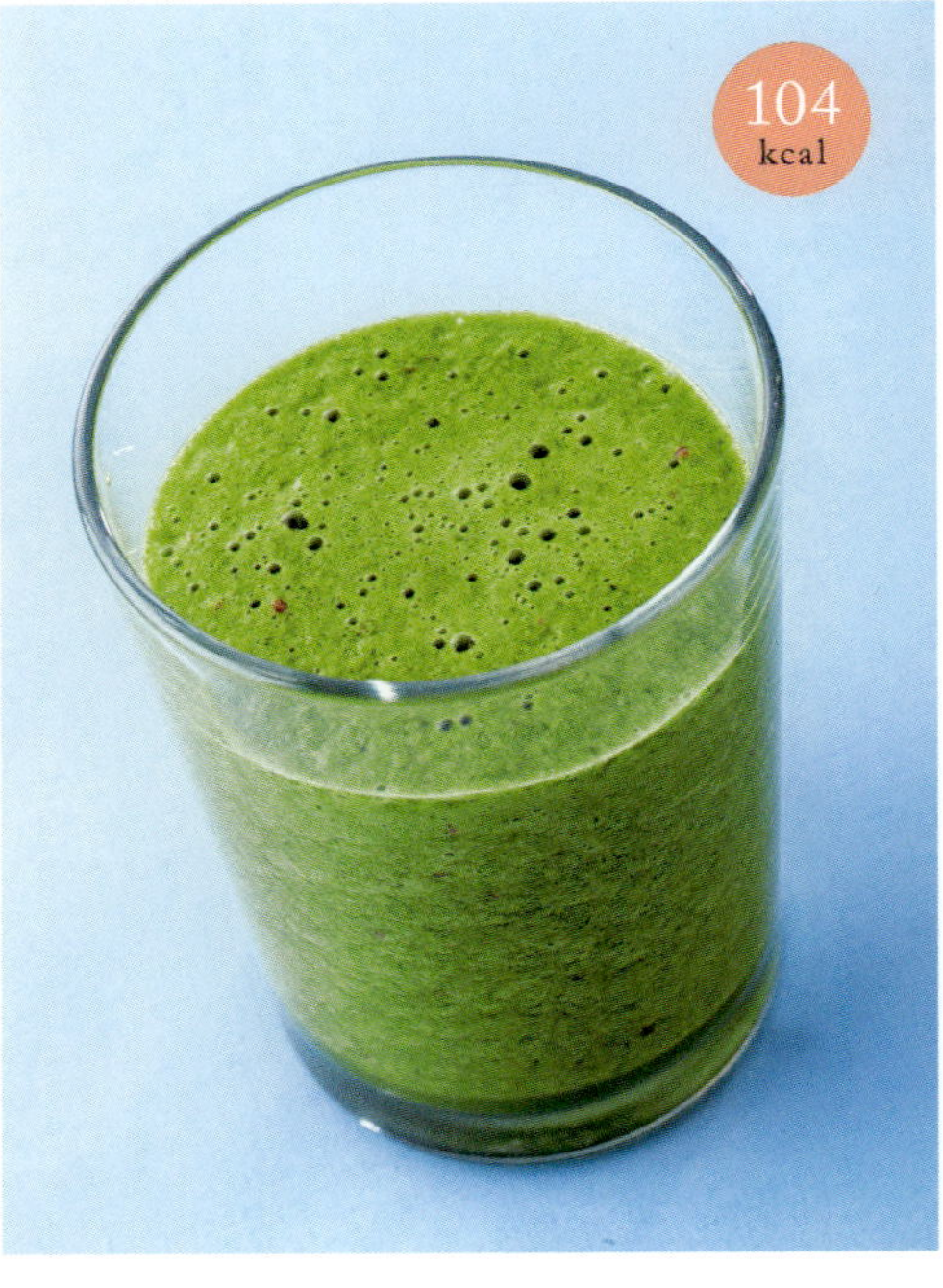
104
kcal

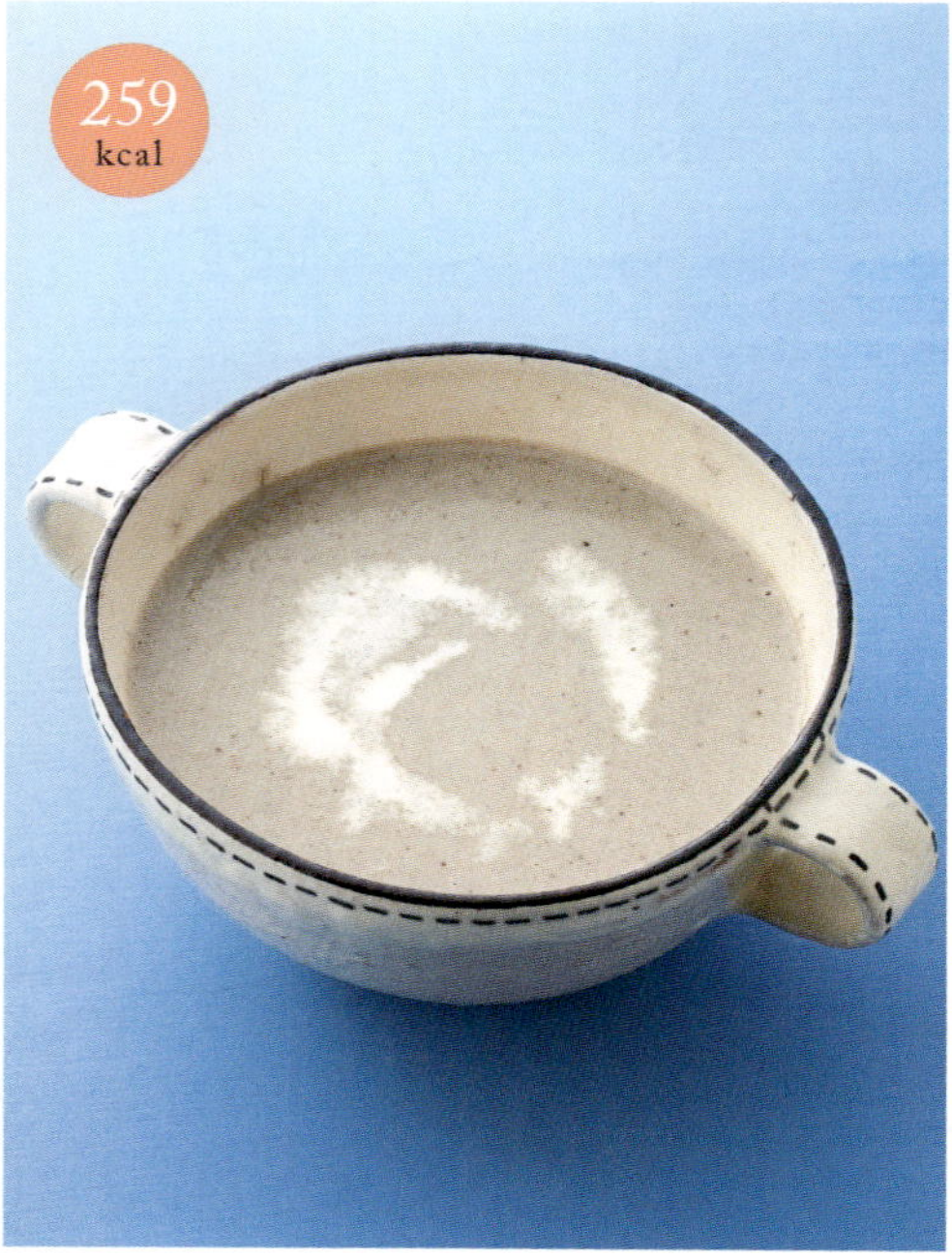

きのことごぼうの ポタージュスープ

材料（２人分）

バター…小さじ2、生しいたけ…２枚（軸をとりせん切り）、えのきたけ…50g（石突きを落とす）、まいたけ…50g（小房に分ける）、ごぼう…80g（薄切り）、小麦粉…小さじ1、コンソメ（顆粒）…小さじ1、牛乳…1カップ、生クリーム…50㎖（飾り用に少し残す）、塩・こしょう…各少々

作り方

1　鍋にバターを熱し、きのこ類とごぼうを加え炒める。しんなりしてきたら小麦粉を加え、粉っぽさがなくなるまで炒める。

2　コンソメと水1カップ（分量外）を加え、途中アクを取り除きながら7〜8分ほど煮て火を止める。

3　粗熱が取れたらミキサーにかけてピューレ状にし、鍋に戻し入れる（回りにくかったら、牛乳を少し加えてのばす）。

4　牛乳と生クリームを加えて温め、塩・こしょうで味を調える。器に盛り、生クリームをかける。

しそとしょうがの 簡単すまし汁

材料（１人分）

青じそ…２枚、のり…$1/4$枚分、あさり（水煮缶）…30g、A【あさりの缶汁…大さじ2、だし汁…1カップ、薄口醤油…小さじ2、酒…小さじ1】、しょうが…5g（せん切り）

作り方

1　青じそとのりは適当な大きさにちぎり、器に入れる。

2　鍋にあさり、A、しょうがを入れて火にかけ、温まったら1に注ぐ。

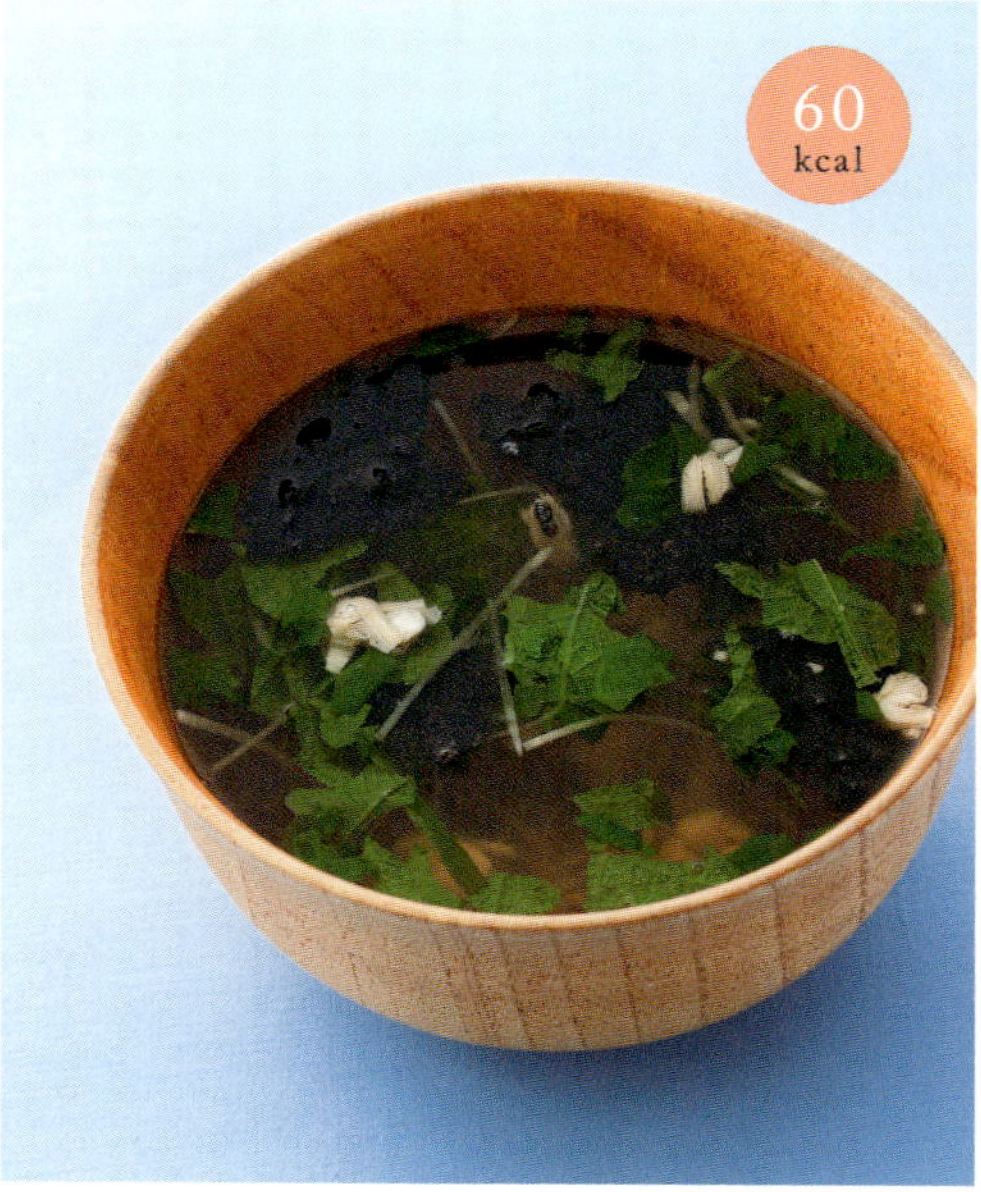

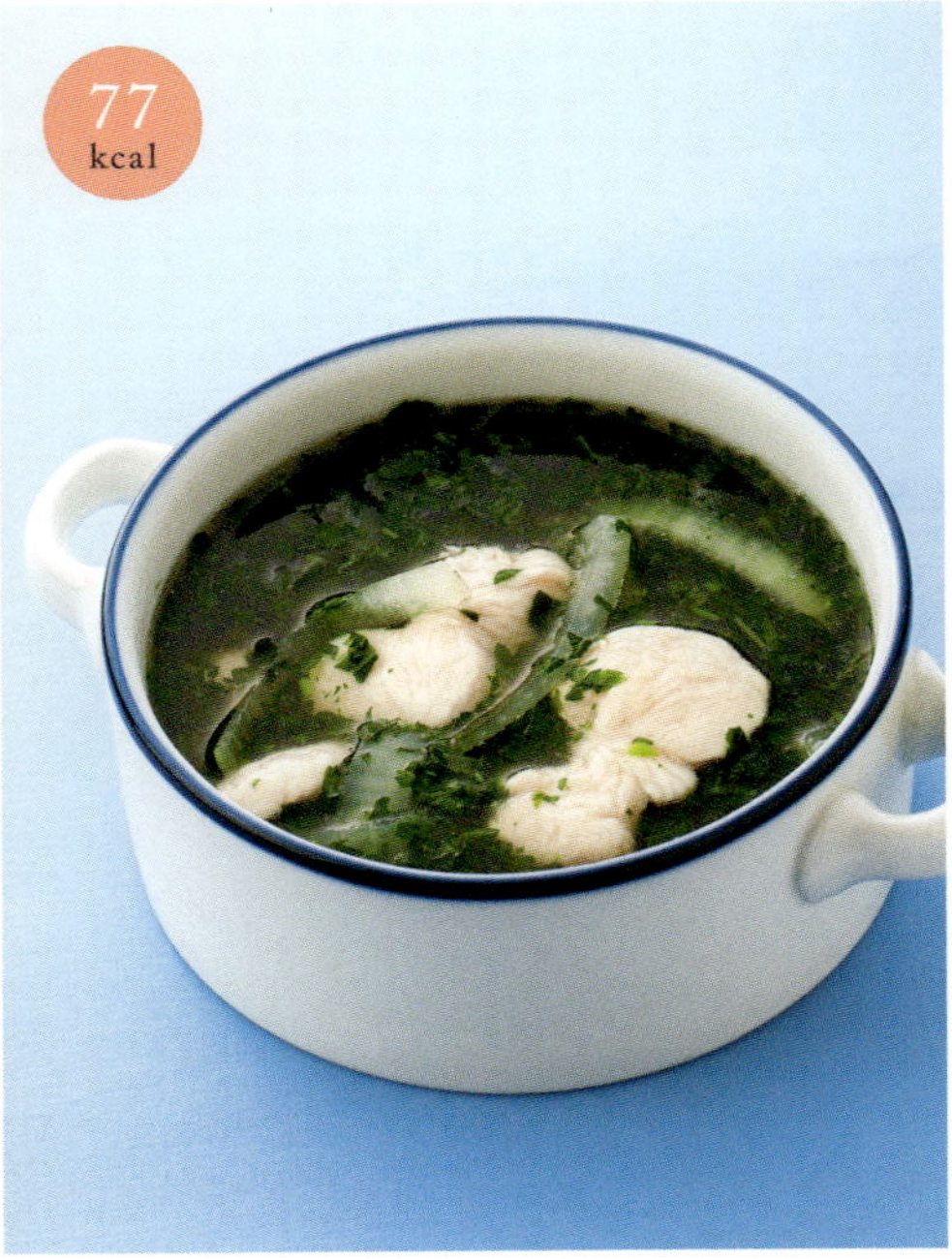

鶏ささ身とモロヘイヤのスープ

材料（1人分）

鶏ささ身…1本、モロヘイヤ…$\frac{1}{2}$束分、コンソメ(顆粒)…小さじ1、玉ねぎ…$\frac{1}{6}$個（横に薄切り）、片栗粉…少々、濃口醤油…小さじ1、黒こしょう…少々

作り方

1　鶏ささ身は筋を取り除き、そぎ切りする。モロヘイヤはつみ取った葉先を茹で、細かく刻む。

2　鍋にコンソメと水1カップ（分量外）を入れて火にかける。沸騰したら、玉ねぎと薄く片栗粉をまぶした**1**の鶏ささ身をひとつずつ加える。

3　**1**のモロヘイヤも加え、濃口醤油と黒こしょうで味を調えて器に盛る。

にんにくたっぷりのかき玉汁

材料（1人分）

にんにく…2片、鶏ガラスープの素（顆粒）…小さじ$\frac{1}{2}$、にら…30g（3㎝長さに切る）、カットわかめ（乾）…1g、塩・こしょう…各少々、卵…1個、ごま油…少々

作り方

1　にんにくは半分に切って芯を取り除く。

2　鍋に**1**のにんにくとたっぷりの水（分量外）を入れて火にかけ、沸騰したら中火にして約10分茹でる。

3　湯をすて、にんにくをつぶして鍋に戻す。水1カップ（分量外）と鶏ガラスープの素を加えて火にかける。沸騰したら、にらとわかめを加えて約1分煮て、塩・こしょうで味を調える。

4　溶きほぐした卵を回し入れてすぐに火を止め、器に盛り、ごま油をたらす。

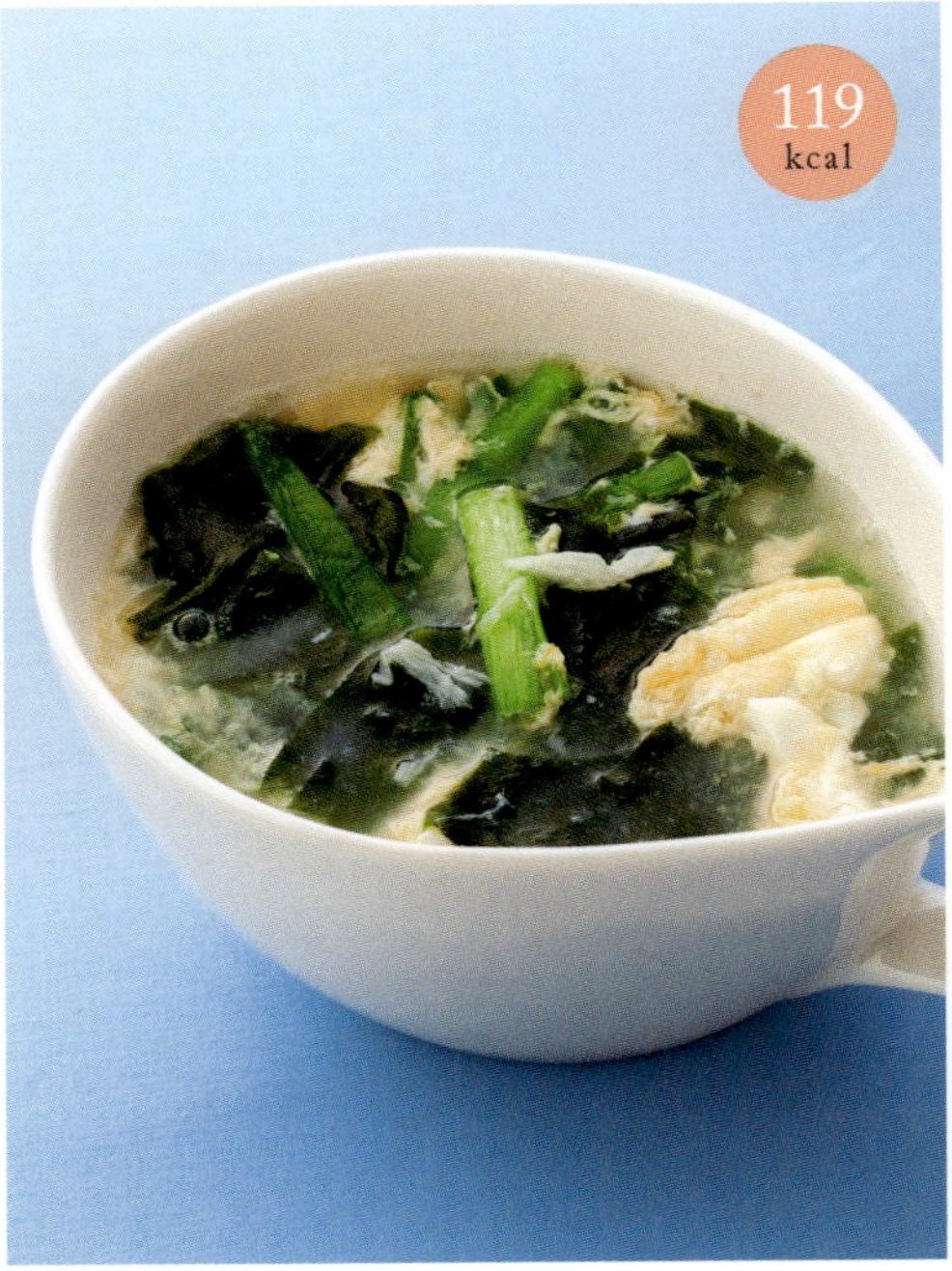

小腹がすいたら
ホルモンアップを助ける

デザート

Sweets

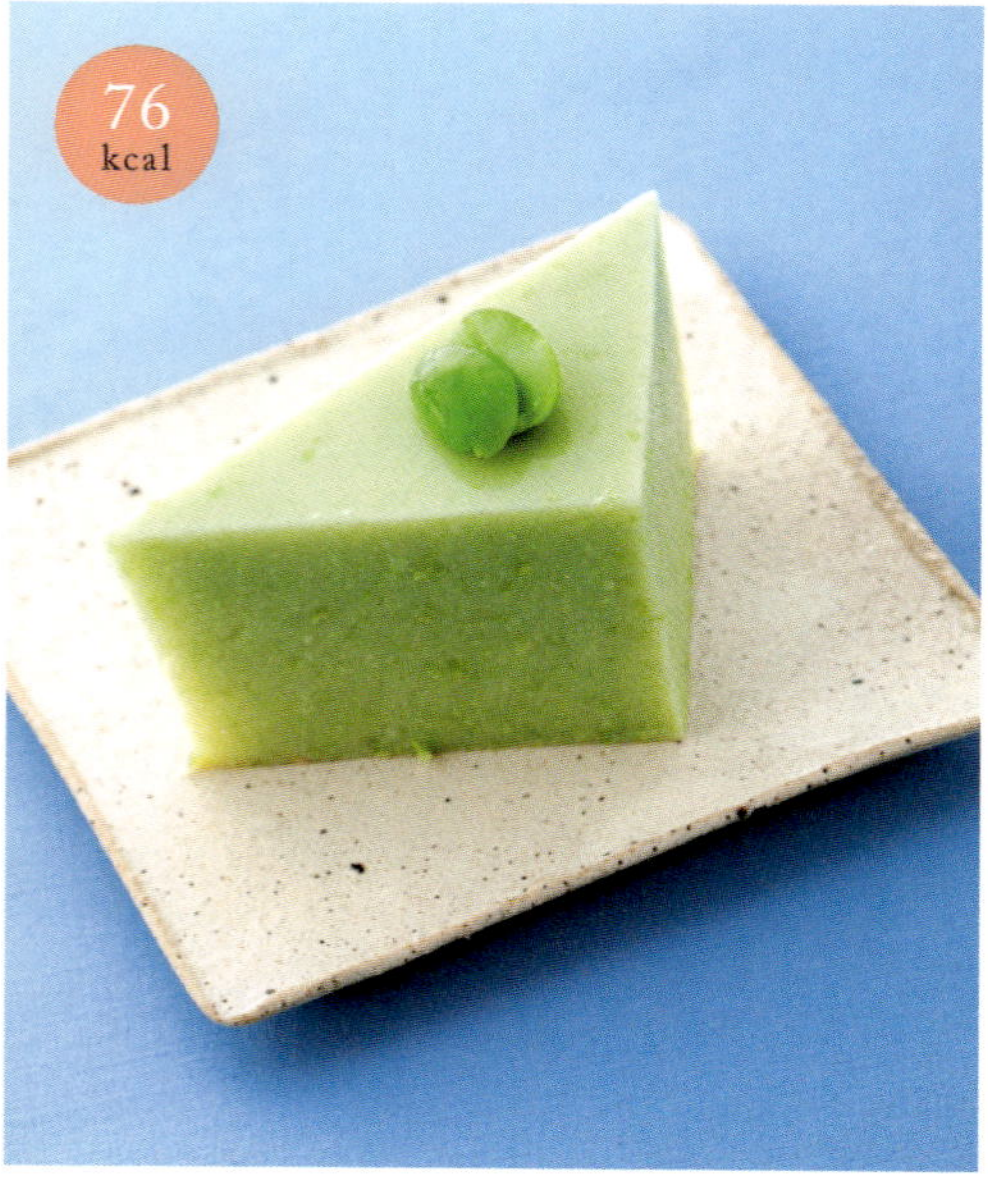

枝豆の豆乳ようかん

材料（8等分）

豆乳…300㎖、枝豆（茹でて皮をむいた状態）…200g、水…200㎖、寒天…4g、砂糖…50g

作り方

1　豆乳と枝豆をミキサーでペースト状になるまで撹拌する（枝豆は飾り用に少し残しておく）。

2　鍋に水、寒天、砂糖を入れて火にかけ、沸騰させて1～2分混ぜながら加熱する。

3　**1**を加え、1～2分混ぜながら煮て火を止める。

4　粗熱が取れたら容器に流し入れ、冷蔵庫に入れて冷やし固める。適当な大きさに切り分けて器に盛り、枝豆を飾る。

※容器は縦140㎜×横110㎜×高さ45㎜の流し缶を使用。

ザクロジュースのゼリー

材料（2個分）

ゼラチン（粉）…5g、ザクロジュース…250㎖、レモン汁…小さじ1、ヨーグルト（無糖）…150g、チャービル…少々

作り方

1　ゼラチンは5倍の水で溶かす。

2　鍋にザクロジュースを入れて火にかけ、沸騰したら火を止めて**1**のゼラチンを加えて混ぜる。

3　一度漉し、粗熱が取れたらレモン汁を加えて混ぜる。容器に流し入れ、冷蔵庫に入れて冷やし固める。

4　仕上げに水きりしたヨーグルトをかけて、チャービルを飾る。

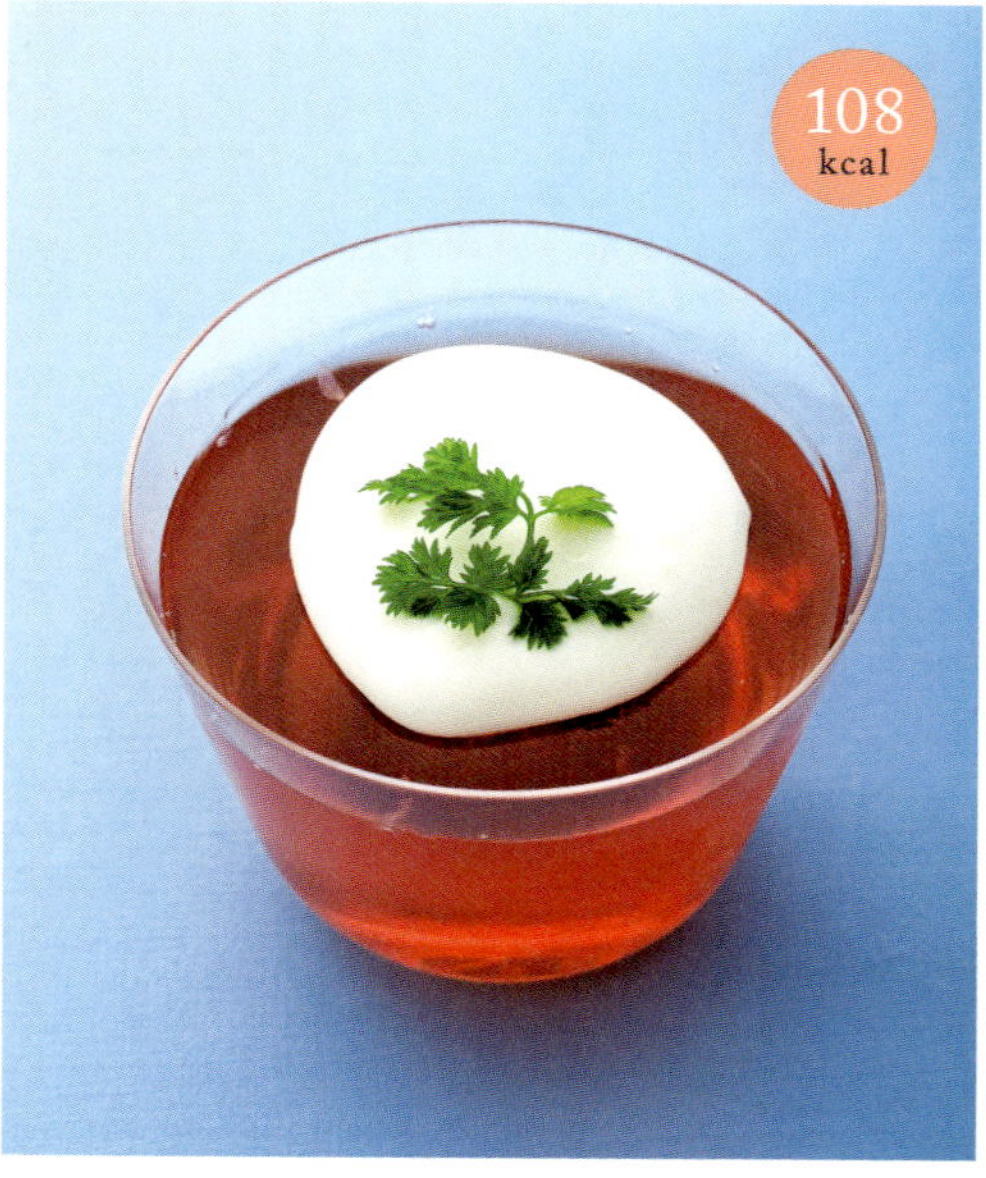

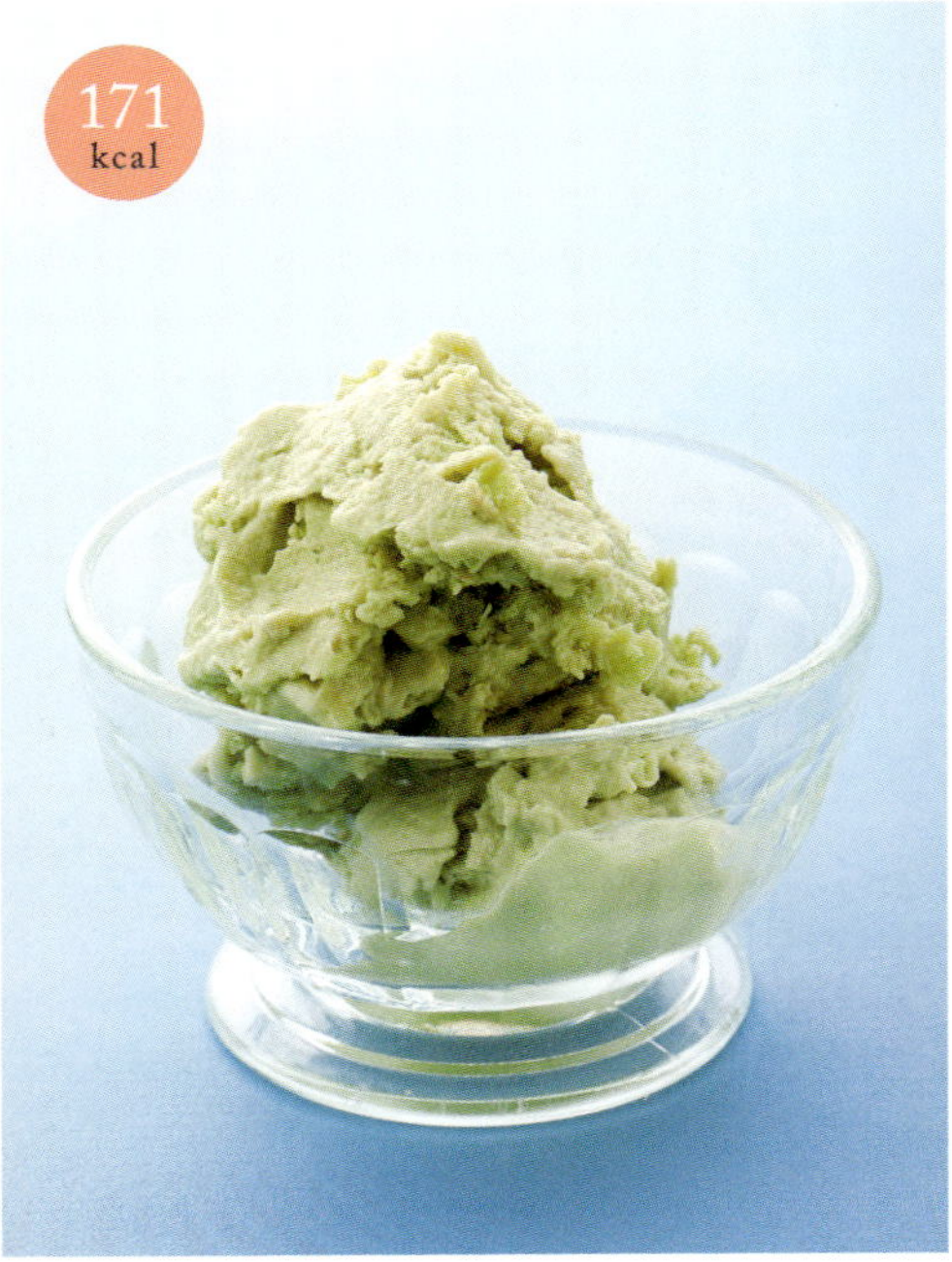

アボカドのミルクアイスクリーム

材料（6人分）

ゼラチン(粉)…5g、アボカド…2個、牛乳…150mℓ、生クリーム…50mℓ、レモン汁…大さじ2、はちみつ…大さじ3、ラム酒…大さじ1

作り方

1　ゼラチンは5倍の水で溶かす。アボカドは皮をむき、種を除いて身を出す。
2　鍋に牛乳を湯気が立つ程度に温め、火を消してから1のゼラチンを入れて溶かしておく。
3　ミキサーに1のアボカドと冷ました2、ほかのすべての材料を入れて撹拌し、ペースト状にする。
4　バットに流し入れ、冷凍庫に入れて冷やし固める。
5　途中で何度か混ぜて、なめらかになったらスプーンなどですくって器に盛る。

焼きりんごしょうがシロップがけ

材料（1個分）

りんご…小1個、干しぶどう…大さじ1/2、A【バター（無塩・室温に戻す）…小さじ1、シナモンパウダー…少々】、ブランデー…小さじ1、B【はちみつ…大さじ1、水…1/4カップ、しょうが（すりおろす）…小さじ1】

作り方

1　りんごは芯をくり抜く。干しぶどうはぬるま湯で戻し、水気をきる。
2　ボウルにAをよく練り合わせ、1の干しぶどうとブランデーを加える。
3　鍋にBを入れて火にかけ、沸騰してはちみつが溶けたら火からおろす。
4　天板にアルミホイルを器のようにして置き、1のりんごのくり抜いた部分に2を詰めてのせ、上から3をかける。
5　200℃に温めたオーブンで途中シロップをかけながら、25～30分ほど焼く。

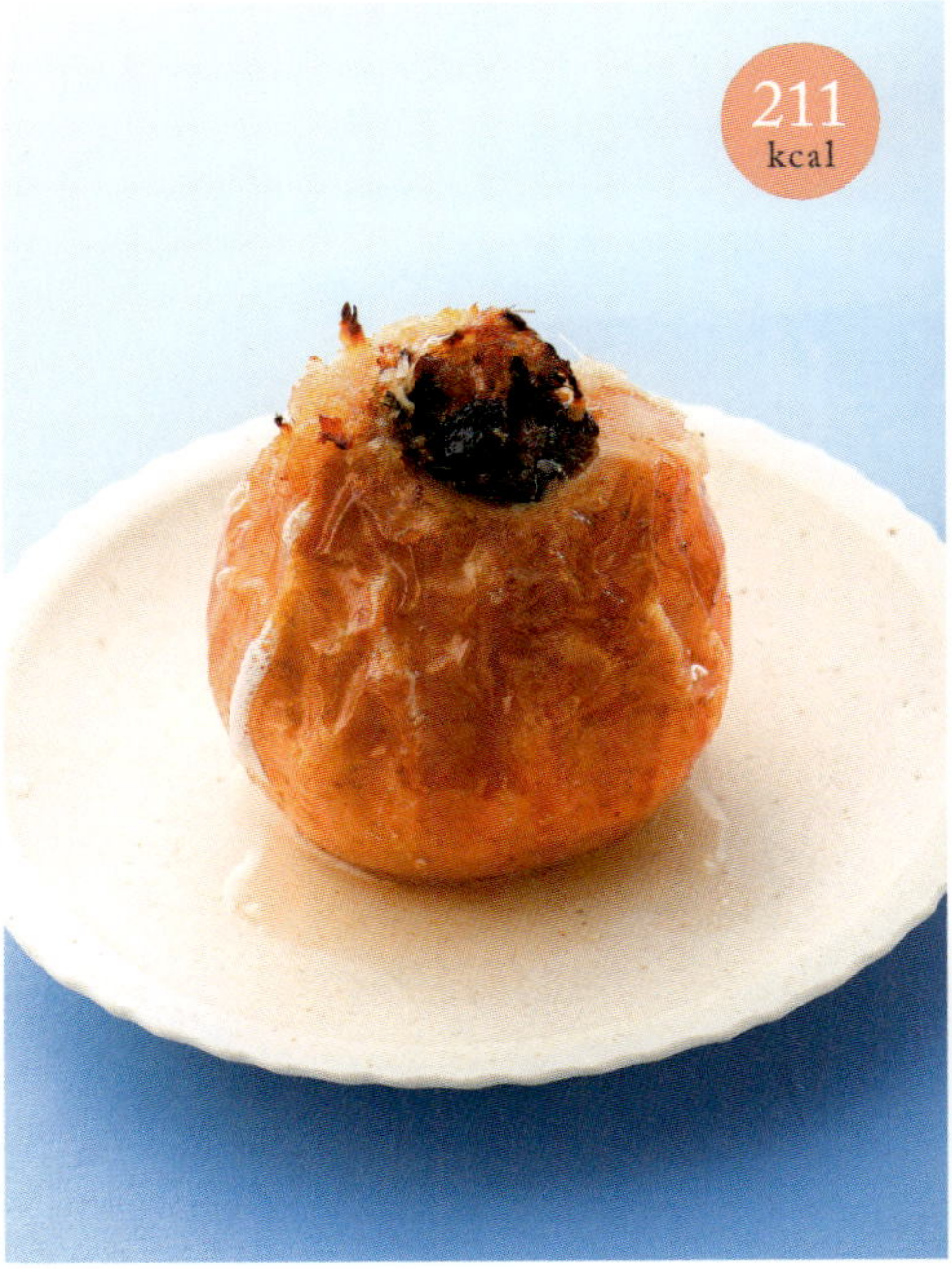

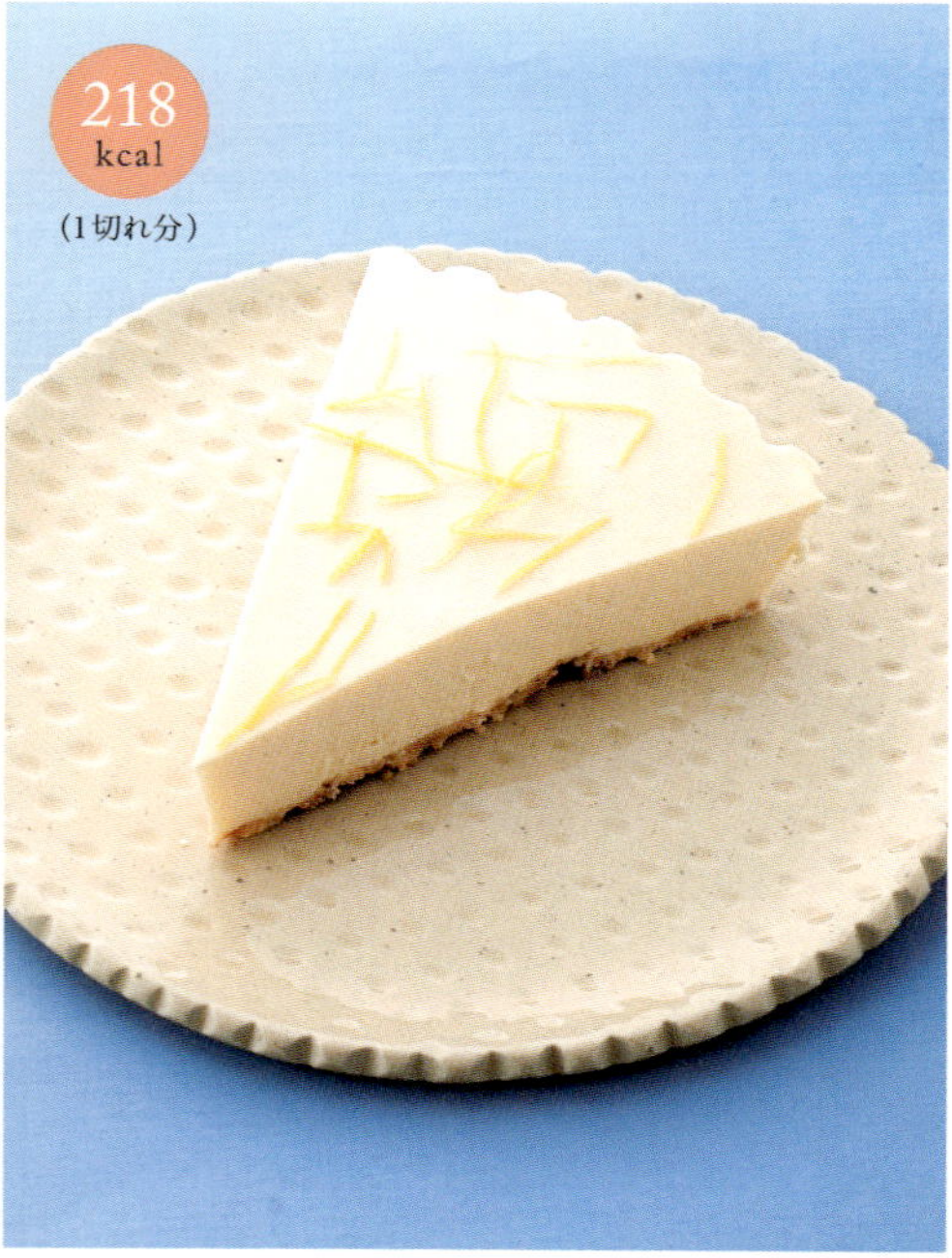
218
kcal
(1切れ分)

豆腐入りレアチーズケーキ

材料（直径16㎝タルト型1台分）

絹豆腐…小1丁、ゼラチン（粉）…5g、グラハムクラッカー（市販）…8枚、バター（無塩・溶かす）…20g、A【卵黄…1個、砂糖…20g、牛乳…50㎖】、クリームチーズ（室温に戻す）…150g、レモン汁…大さじ1、生クリーム…60㎖、レモンの皮…少々（せん切り）

作り方

1　絹豆腐はペーパータオルに包み電子レンジで約3分加熱してしっかりと水気をきる。

2　ゼラチンは水大さじ2（分量外）で溶かす。

3　グラハムクラッカーは細かくくだいてバターと合わせ、型に薄く敷く。

4　鍋にAを入れて弱火にかけ、とろみがつくまで混ぜる。火からおろして**2**を加えて溶かし、粗熱を取る。

5　ボウルにクリームチーズと**1**の豆腐をよくなじむように混ぜ、さらにレモン汁を加えて混ぜる。

6　**4**も加えてよくなじんだら、とろみがつく程度に泡立てた生クリームと合わせて型に流し、冷蔵庫に入れて冷やし固める。

7　固まったら適当な大きさに切り分けて器に盛り、レモンの皮を添える。

おからとナッツのクッキー

材料（約40個分）

おから…100g、バター（無塩・室温に戻す）…80g、粉砂糖…70g、卵黄…2個分、小麦粉…80g、くるみ・アーモンド（細かく刻む）…合わせて100g

作り方

1　おからはから炒りする。

2　ボウルにバターを入れてやわらかく練り混ぜ、粉砂糖を加えてよく混ぜる。なじんだら卵黄も加え混ぜる。

3　ふるった小麦粉と**1**とナッツ類を加えて粉っぽさがなくなるまで混ぜる。ラップに包んで冷蔵庫に入れて約2時間休ませる。

4　ラップをはがし、適当な大きさにまとめてオーブンシートを敷いた天板に間隔をあけて並べる。180℃に温めたオーブンで15～20分焼く。

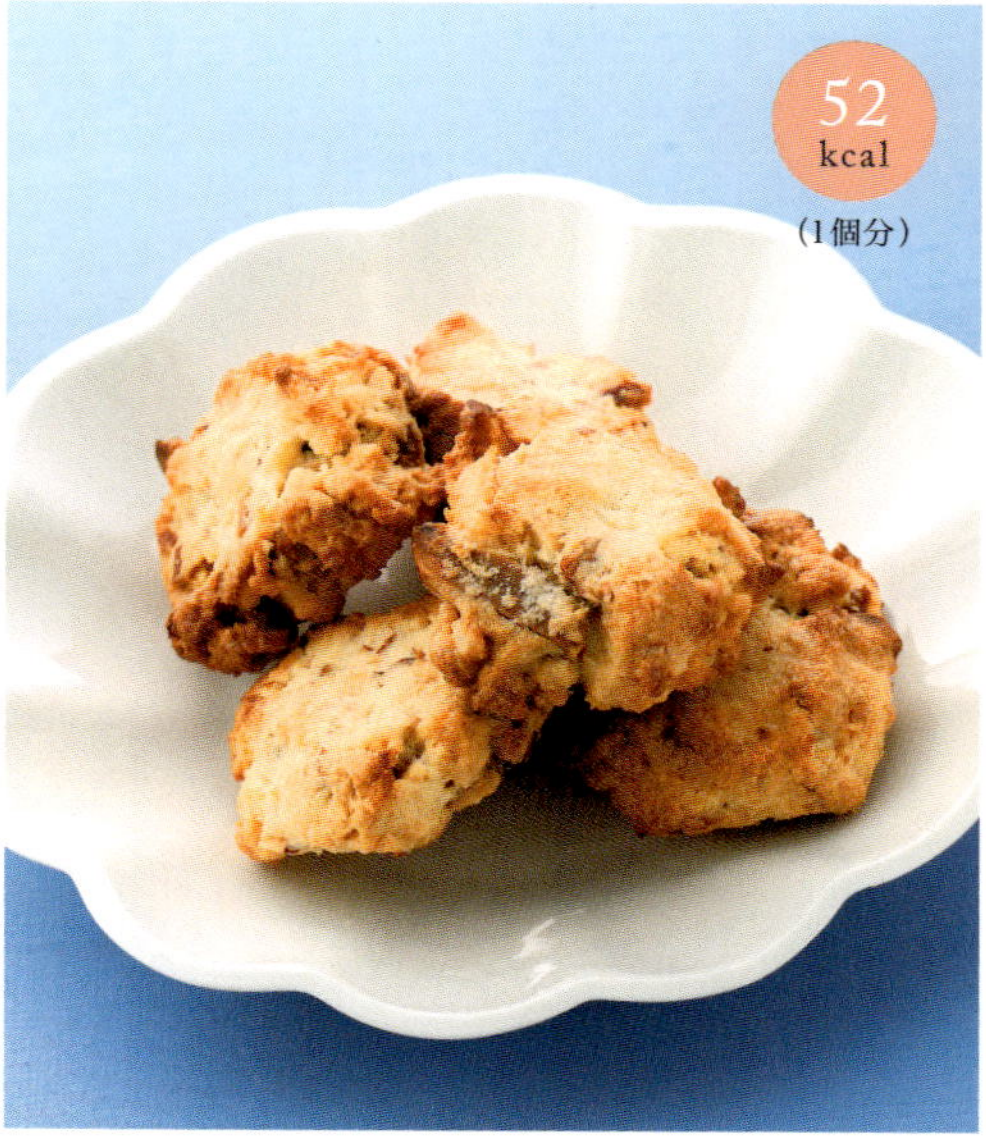
52
kcal
(1個分)

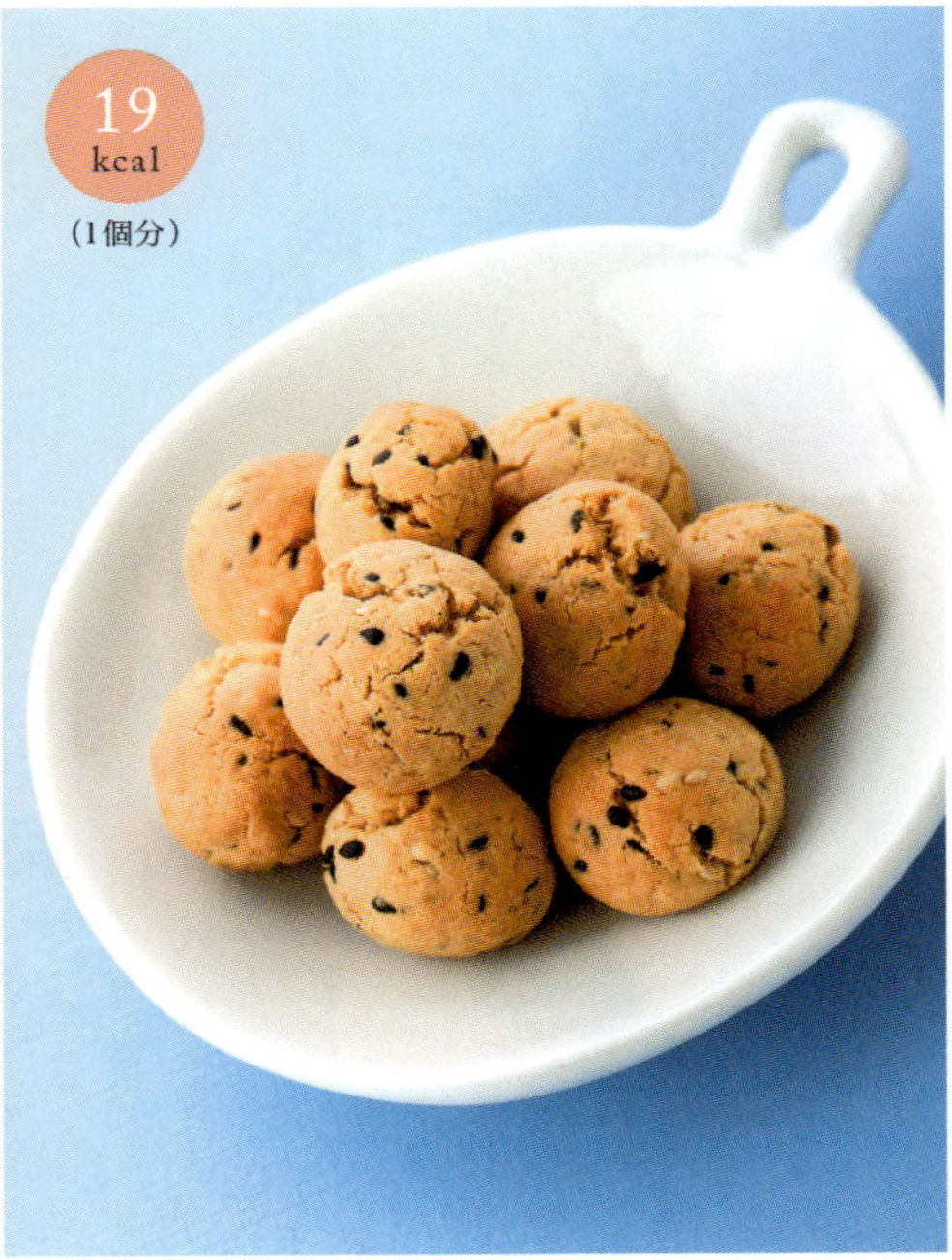
19
kcal
(1個分)

きな粉味のごまぼうろ

材料（約30個分）

A【片栗粉…20g、薄力粉…20g、きな粉…20g、重曹…小さじ$\frac{1}{3}$】、黒ごま・白ごま…各小さじ2、卵黄…1個分、砂糖…30g、塩…少々、バター（無塩・溶かす）…10g

作り方

1　Aを合わせてふるう。ごまは合わせておく。

2　ボウルに卵黄をほぐし、砂糖を加えてすり混ぜる。

3　塩とバターを加えてよく混ぜ、1を加えてゴムべらなどで粉っぽさがなくなるまで混ぜる。ラップをして、冷蔵庫に入れて20～30分休ませる。

4　生地を1.5㎝ほどの大きさに丸め、オーブンシートを敷いた天板の上にのせる。180℃に温めたオーブンで7～8分焼く。

味噌味のスイートパンプキン

材料（約8個分）

かぼちゃ…300g、味噌…20g、砂糖…30g、バター（無塩）…30g、卵黄…1個、牛乳…大さじ2、シナモンパウダー…少々、牛乳…少々（仕上げ用）

作り方

1　かぼちゃは皮をむいて乱切りし、ラップをして電子レンジで約6分温めるか、または茹でる。熱いうちにつぶす。（皮は捨てずに残しておく）

2　1に味噌、砂糖、バター、卵黄の順番に加えて混ぜる。牛乳を少しずつ加え、シナモンパウダーも加える。

3　かぼちゃの皮に適当な量の2を山状にこんもりとのせる。

4　天板に並べて表面に牛乳をぬり、オーブントースターで焼き色がつくまで焼く。

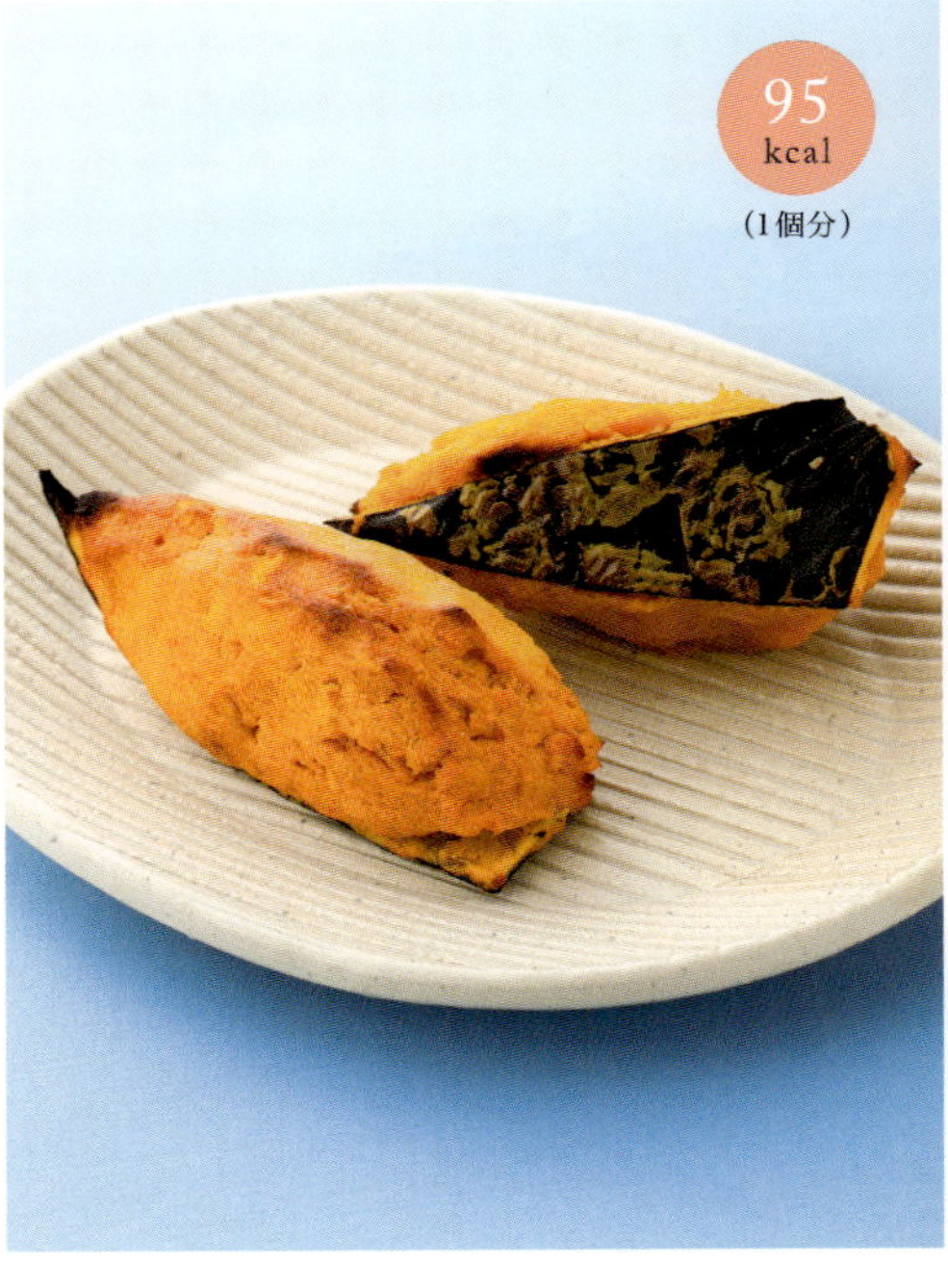
95
kcal
(1個分)

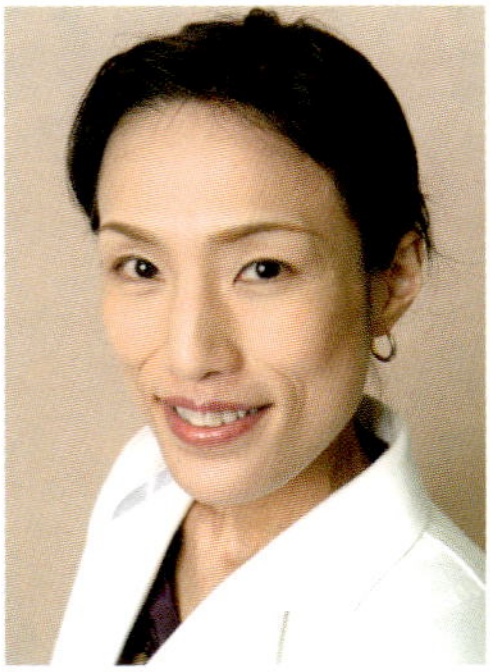

松村圭子（まつむらけいこ）

婦人科医。日本産科婦人科学会専門医。成城松村クリニック院長。広島大学医学部卒業。広島大学附属病院などの勤務を経て、2010年に成城松村クリニックを開院。月経トラブルや更年期障害といった不調や病気の治療、婦人科検診のほか、サプリメントや漢方、オゾン療法、各種点滴療法などのメディカルケアも幅広く取り入れている。テレビや雑誌などのメディア、講演や執筆でも活躍中。著書に『女性ホルモンがつくる、キレイの秘密』（永岡書店）、監修書に『“お疲れ女子”お助けレシピ』（主婦の友社）、『悩まない！オンナの病気』（竹書房）など多数。

成城松村クリニックHP
http://www.seijo-keikoclub.com

STAFF

執筆協力	大越郷子（管理栄養士） 小林邦之（パーソナルトレーナー・均整術師）
撮影	長崎昌夫 大内光弘
本文デザイン	GRiD
漫画	柏屋コッコ
本文イラスト	エダりつこ スタジオ モーニートレイン
モデル	浦西千織
ヘア&メイク	猪久保 悟（hairmake IDEA）
編集協力	バブーン株式会社 （古里文香、長縄智恵、矢作美和）
衣装協力	イージーヨガジャパン http://www.easyoga.jp/ ヨギー・サンクチュアリ （ロハスインターナショナル） http://www.yoggy-sanctuary.com/
画像協力	オムロンヘルスケア株式会社（32ページ） 松村圭子（52ページ） Fotolia

http://jp.fotolia.com/
© blanche ／ Robert Kneschke ／ Africa Studio ／ kei u ／ NOBU ／ kuppa WavebreakmediaMicro ／ blanche ／ kaikaiboy- Fotolia.com

女性ホルモン美バランスの秘訣

2014年11月7日　発行

著　者	松村圭子
発行者	佐藤龍夫
発　行	株式会社 大泉書店
住　所	〒162-0805 東京都新宿区矢来町27
電　話	03-3260-4001（代）
FAX	03-3260-4074
振　替	00140-7-1742
印　刷	半七写真印刷工業株式会社
製　本	株式会社明光社

URL　http://www.oizumishoten.co.jp/
ISBN 978-4-278-04267-2 C0077
落丁、乱丁本は小社にてお取替えいたします。
本書の内容についてのご質問は、ハガキまたはFAXにてお願いいたします。